臨床病理検討会の進め方・活かし方

CPCの作法

clinicopathologic conference

総編集

青笹克之, 菅野祐幸

分担編集

長沼 廣, 松原 修, 手島伸一, 中塚伸一, 岡 一雅, 谷本昭英

中山書店

序

　臨床研修施設では clinicopathologic conference（CPC）が日常的に開催されている．本書は CPC の内容を詳しく解説したわが国最初の本である．CPC とは，剖検症例を用いて生前の診断，治療行為の妥当性を検証するもので，症例担当の医師による臨床所見，経過の説明と臨床上の疑問点の提示に続き，CPC に参加する施設内外の医師による質疑応答が行われる．次いで病理医が剖検の肉眼および顕微鏡所見の説明と剖検診断を示す．CPC は患者病態の全体像の理解の場となる．このように CPC への参加は臨床研修医のみならず，一線で活躍中の医師にとって大変に有意義なものであり，医療の質の担保になくてはならないものである．

　CPC は剖検例を題材として開催される．剖検では病に倒れた患者を解剖することにより，全身臓器に生じた病変の肉眼的，顕微鏡的な変化の詳細な観察が行われる．剖検による全身病変の把握を通して，患者病態を総合的に理解することが可能となる．このため臨床研修においては剖検例を用いた学習は重要であり，医師初期臨床研修では最低一例の剖検症例を経験することが必須となっている．平成 29 年より始まる専門研修プログラム（内科領域）では，専攻医は最低一例の剖検症例について病歴要旨の提出が必要となる．このように剖検は臨床経験の入り口に明確に位置づけられている．もちろん，一般の医師にとっても剖検例を通して学ぶことの重要性は言をまたない．

　本書の目的は「CPC の作法」の標準を示すことにある．これまで，わが国では CPC に求められる内容や運営方法について系統的に述べた書籍はなかった．海外では *New England Journal of Medicine* の CPC 記録が有名であり，わが国でもおおむねこれを一つのお手本として CPC の運営がなされてきたように思われる．本書では 2 名の総編集者のもとに，わが国の病理学分野で活躍中の病理医から選んだ編集者より推薦された症例の中から病変，臓器の分布も考慮して症例を厳選した．

内容を簡単に紹介すると，第1章の序論では患者の死亡から剖検に至るプロセス，剖検後の病理学的検索のプロセス，CPCの準備，CPCにおける進行方法についてのモデルを提示している．次項では，臨床医からみたCPCの意義，CPCに何を求めるかが具体的に示されている．第2章が本書の中心であり，23症例が提示されている．提示症例にはそれぞれ発症時の主要症状やキーとなる検査所見などをタイトルに織り込み，さらにキーワードに含めるようにした．キーワードは巻末に索引として示してあるため，読者は自らが症例を担当したときの参考にしたり，CPCに聴衆として参加する際の準備に大いに活用できる．もちろん，提示症例の診断名，鑑別診断名は索引として巻末にまとめてある．

　最初に述べたように，本書は「CPCの作法」を具体的に提示したわが国で最初の書籍である．これを土台として工夫を積み重ねることが充実したCPCにつながるものと確信している．本書がわが国の医療の質の向上に資することを願っている．最後に本書の作成に助言と協力を頂いた中山書店の鈴木幹彦，金橋香代子氏に感謝申し上げます．

平成28年6月
編者を代表して

青笹　克之

『臨床病理検討会の進め方・活かし方　CPC の作法』

Contents

第1章　CPC の作法

序論－ CPC の作法　　　　　　　　　　　　　　　　　　　　　青笹克之　　2

臨床医からみた CPC の作法　　　　　　　　　　　　　　　　高林克日己　　8

第2章　症例から学ぶ－ CPC の進め方・活かし方

■呼吸不全

1 顕微鏡的多発血管炎の再燃に対するリツキシマブ投与後に，
呼吸不全で死亡した女性　　　　　石津明洋，外丸詩野，堀田哲也（菅野祐幸）　17

2 Raynaud 現象出現から約 20 年間経過した後に重篤な肺高血圧症で
死亡した高齢女性　　　　　　　村上一宏，原真喜子，人見秀昭（菅野祐幸）　25

3 発熱や呼吸困難の症状と肺動脈幹腫瘤影を呈した 50 歳代半ばの男性
　　　　　　　　　　　　　　　　　　　　　　野元三治，谷本昭英（谷本昭英）　33

4 縦隔癌の化学放射線療法後に湿性咳嗽が出現した男性
　　　　　　　　　　　　　　　　　　　　　　　　松原　修，神　靖人（松原　修）　41

5 乾性咳嗽の精査加療中に関節リウマチと診断された女性
　　　　　　　　　　　　　　　　　　　　　　　　松原　修，神　靖人（松原　修）　49

6 進行性呼吸不全を呈し，短期間で死亡した 50 歳代男性
　　　　　　　　　岡﨑大武，高橋保裕，今田安津子，手島伸一，岸　宏久（手島伸一）　57

■急性死

7 心肺停止状態で発見されて搬送された 30 歳代男性
　　　　　　　　　　　　　　　　　　　　　　　　　　門間信博，長沼　廣（長沼　廣）　69

8 不明熱，全身倦怠，意識障害で発症し，急激な経過で死亡に至った
90 歳代女性　　　　　　　　　　　　　　　　　　　　長沼　廣（長沼　廣）　77

⑨ 胆道感染が疑われ発症後約1週間で死亡に至った高齢女性
那須拓馬, 馬渡耕史（谷本昭英） 85

⑩ 意識消失発作で救急搬送され, 胸部腫瘤影のみられた高齢女性
松原 修, 神 靖人（松原 修） 93

■腎障害

⑪ 感染症を契機に腎不全をきたし, 呼吸不全・脳出血で死亡した女性
下条久志, 大月聡明, 野沢修平（菅野祐幸） 103

⑫ 糖尿病, 慢性腎障害の加療中に血痰と両肺の浸潤影が出現した男性
松原 修, 神 靖人（松原 修） 111

⑬ 血尿, 下肢の発赤, 腫脹で発症し, 急激な経過で死亡に至った男性
中塚伸一, 永野輝明, 髙松純平（中塚伸一） 119

⑭ 好酸球増多症とMPO-ANCA陽性を示し急激な肝障害をきたした60歳代男性
菅野祐幸, 神應太朗, 樋口 誠（菅野祐幸） 127

■腹水

⑮ 難治性腹水をきたした, 多発性嚢胞腎および多発性肝嚢胞の男性
桑原宏子, 安田恵美（岡 一雅） 137

⑯ 難治性腹水とネフローゼ症候群をきたし, 多臓器不全で死亡に至った50歳代女性
串田吉生（岡 一雅） 145

■意識・精神障害

⑰ 発熱と腹部症状で発症し, 急速に意識障害をきたして死亡した女性
義岡孝子（谷本昭英） 157

⑱ 振戦出現後, 幻覚などの精神症状の増悪を認めた女性
畑中一仁, 藤ヶ﨑純子（谷本昭英） 165

⑲ 進行性の意識障害をきたし死亡に至った80歳代の女性
十倉 満, 手島伸一（手島伸一） 173

■その他（リンパ節腫大，移植，不明熱，Ai）

20 リンパ増殖症の寛解後，難治性肺炎を呈した男性　　　伊藤雅文（中塚伸一）　183

21 生体腎移植後に腹部腫瘤，下血をきたし難治性の経過で死亡した
30歳代後半男性　　　本間圭一郎，和田直樹，森井英一（中塚伸一）　191

22 原因不明の発熱と汎血球減少症を呈した高齢男性
　　　角谷拓哉，玉井洋太郎，田中江里，手島伸一（手島伸一）　199

23 急速増大を示した両肺多発結節影をAi-CTで認めた肺癌術後患者
　　　荒木亜寿香，原田祐治，丸山理留敬（丸山理留敬）　207

Keywords 索引　　217

索引　　219

※執筆者の最後の（　　　）はその症例の推薦者を示す．
※各症例の終わりには self-assessment を付した．

■編者・執筆者一覧（執筆者は掲載順）

総編集

青笹	克之	大阪大学名誉教授
菅野	祐幸	信州大学学術研究院医学系医学部病理組織学教室

分担編集

長沼	廣	仙台市立病院病理診断科
松原	修	平塚共済病院病理診断科／がん研究会がん研究所病理部
手島	伸一	湘南鎌倉総合病院病理診断部
中塚	伸一	関西労災病院病理診断科
岡	一雅	兵庫県立西宮病院病理診断科
谷本	昭英	鹿児島大学大学院医歯学総合研究科病理学

執筆者

高林克日己		三和病院		髙松	純平	関西労災病院救急部
石津	明洋	北海道大学大学院保健科学研究院 病態解析学分野		神應	太朗	神應透析クリニック
外丸	詩野	北海道大学大学院医学研究科分子病理学分野		樋口	誠	まつもと医療センター松本病院内科
堀田	哲也	北海道大学大学院医学研究科 免疫・代謝内科学分野		桑原	宏子	大阪医科大学病理学
村上	一宏	東北医科薬科大学病院病理診断科		安田	恵美	大阪医科大学病理学
原	真喜子	東京大学大学院医学系研究科医学部皮膚科		串田	吉生	香川大学医学部附属病院病理診断科・病理部
人見	秀昭	東北医科薬科大学病院総合診療科		義岡	孝子	国立成育医療研究センター病理診断部
野元	三治	鹿児島医療センター病理診断科		畑中	一仁	鹿児島大学大学院医歯学総合研究科 腫瘍学講座病理学分野
神	靖人	平塚共済病院呼吸器科		藤ヶ﨑純子		東京都健康長寿医療センター神経病理
岡﨑	大武	日本医科大学千葉北総病院集中治療部		十倉	満	湘南鎌倉総合病院総合内科
高橋	保裕	同愛記念病院循環器科		伊藤	雅文	名古屋第一赤十字病院
今田安津子		東京医科歯科大学医学部附属病院病理部		本間圭一郎		大阪大学大学院医学系研究科病態病理学講座
岸	宏久	同愛記念病院病理		和田	直樹	大阪大学大学院医学系研究科病態病理学講座
門間	信博	盛岡赤十字病院病理部		森井	英一	大阪大学大学院医学系研究科病態病理学講座
那須	拓馬	鹿児島生協病院病理診断科		角谷	拓哉	湘南鎌倉総合病院血液内科
馬渡	耕史	鹿児島生協病院循環器内科		玉井洋太郎		湘南鎌倉総合病院血液内科
下条	久志	信州大学学術研究院医学系学部 病理組織学教室		田中	江里	湘南鎌倉総合病院血液内科
大月	聡明	信州大学医学部附属病院臨床検査部		荒木亜寿香		島根大学医学部器官病理学講座
野沢	修平	信州大学医学部附属病院 呼吸器・感染症・アレルギー内科		原田	祐治	PCL東京 病理・細胞診センター
永野	輝明	関西労災病院病理診断科		丸山理留敬		島根大学医学部器官病理学講座

第1章
CPCの作法

序論
CPCの作法

剖検の歴史と意義

　近代医学の黎明期において，イタリアの医師モルガーニ（Morgagni, 1682-1771）は「病気の座」を求めて病理解剖（剖検）を重ねた．臓器病理学の始まりであり，現代医学の疾病観の基礎となっていった．次いで，フランスのビシャー（Bichat, 1771-1802）は病気を臓器を構成する組織レベルの異常としてとらえることを提唱した（組織病理学）．19世紀に入ると，ウィルヒョウ（Virchow, 1821-1902）は細胞を単位として疾病を観察する必要性を説いた（細胞病理学）．この時期には剖検を基盤とする病理学は疾病の研究法の中心に位置した．ウィーンのロキタンスキー（Rokitansky, 1804-1878）は生涯で約6万体にのぼる剖検を行った．

　パスツール（Pasteur, 1822-1895）による腐敗現象の原因としての微生物の存在の報告，ゼンメルワイス（Semmelweis, 1818-1865）による産褥熱の防止法の発見，コッホ（Koch, 1843-1919）による結核菌をはじめとする病原菌の発見などは，疾病の原因を探索する分野として病理学から細菌学を分離させた．やがて血清学や生化学的手法の進歩により疾病の研究法としての剖検の意義は薄れていった．20世紀後半には疾病は分子レベルの異常として把握されるようになり，生化学的手法がその解析法の中心となり，今日に至っている．

　1959年に第一輯が刊行された日本病理学会編集の『日本病理剖検輯報』（*Annual of the Pathological Autopsy Cases in Japan*）には日本病理学会の登録施設・認定施設から年間一万件を超える剖検例が報告されている（図1）．現在では剖検の目的は疾病原因の追究よりは患者病態の把握を通じた診断，治療行為の妥当性の検証となっており，臨床病理検討会（clinicopathologic conference：CPC）において，剖検例をもとにした病理と臨床科の意見交換が行われる．初期臨床研修においては，剖検，CPCへの参加が必須のものとなり，CPCレポートの作成も求められる．

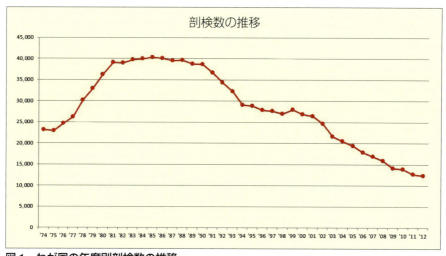

図1　わが国の年度別剖検数の推移
1980年代をピークに剖検数は減少傾向を示すが，現在でも年間一万例以上が登録される．
（日本病理学会　http://pathology.or.jp/kankoubutu/jpg/all_hyou.jpg）

剖検体制

剖検は病理解剖資格を有する者により実施されている．病理医は剖検によって得られた肉眼所見，組織所見，臨床科より提出される臨床情報を総合して，剖検診断を下す．剖検診断は病に倒れた人の最終診断となる重いものであり（**図2**），医療訴訟においては証拠書類ともなる．この剖検診断は，日本病理学会が年1回実施する病理専門医試験に合格した病理専門医の責任のもとに下される．現在のわが国の病理専門医は2,200名を超える程度であり，決して多くはない．

臨床病理検討会（CPC）の実態

わが国では厚生労働省による臨床研修指定施設の認定に際して，剖検の実施，CPCの定期的な開催は必須要件である．現在，毎年9,000名を超える医師国家試験合格者が2年間の初期臨床研修に入る．つまり2,000を超える臨床研修指定病院においてCPCが開催されていることになる．このように日常的に開催されるCPCは一定のルールのもとに運用されているのであろうか？ 従来より有名なのは *New England Journal of Medicine*（NEJM）に掲載されている伝統あるマサチューセッツ総合病院のCPCであり，毎回原著論文に匹敵する約10ページがあてられている．NEJMは医学分野で最も権威ある雑誌であることからも，医療の質の絶えざる向上のためにはCPCを通じて医療行為を検証していくことの重要性が理解されよう．NEJMに示されているCPCの運用法が一つのモデルとなる．わが国でもいくつかの雑誌にCPC記録が掲載されることがある．臨床系雑誌ではディスカッション形式が主流である．一方，病理系雑誌では病理医を対象として，比較的珍しい疾患あるいは病態を取り扱う傾向にあり，剖検を通じて得られる患者病態の統合的理解に立脚し，将来の医療に備えるという研修医や一般臨床医にとっての本来の目的に沿っていない場合もある．

CPCの作法

医療の専門化の進む現在においては，臓器レベ

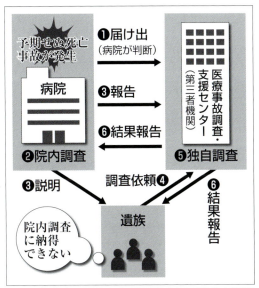

図2 診療中に発生した予期せぬ死亡事故を調査する第三者機関「医療事故調査・支援センター」（朝日新聞より）

剖検が図中の②③の主体となる．

ルの医療が一般的となっている．専門医の関心は自らの専門とする分野に限局する傾向にあり，患者病態の総合的な理解という視点が薄れている．このような状況下において病理医には剖検例の検討を通じて臨床医に病態の統合的な理解を提示することが求められている．その理由として，病理医は日常的に全身諸臓器に発生する疾患の生検・手術材料の病理診断を担当していること，剖検例の検討に際しては各臓器にみられる病変の観察を通じて，病態の統合的な把握の機会に恵まれていることがあげられる．かつて，病理医は剖検を中心とした病理業務で鍛えられ，病態把握の能力を磨いてきた．近年の生検・手術件数の激的な増加，煩雑な検体取り扱いルール，病理専門医数の相対的な減少のなかで病理専門医を取り巻く環境は厳しいものとなっている．医療の専門化・細分化の進むなかで病理医は病理診断学あるいは診断病理学という言葉に表される臓器病理診断の枠内に押し込められる傾向にあり，このことが病理医の病態把握の総合的能力を低下させる一因となっている．しかしながら，研修医をはじめ臨床科の担当医に剖検例の検討を通じて，全身病態の連繋を統合的に示すことは病理医にゆだねられた重要な任

務である．病理医はこのことを自覚し，研鑽を重ねることが必要である．

悪性腫瘍で亡くなった症例のCPCで原発巣のみならず，各転移巣の組織像を形式的に示す例が見かけられる．原発巣の組織像のみで十分であり，転移巣はその分布を示すだけで十分ではなかろうか．悪性腫瘍症例において，生前に種々の抗体試薬を用いて抗原蛋白発現を調べ，設定された基準に基づき"分子標的薬"の投与の可否を判定しているような症例では，剖検時に治療法の適否の判断を下すことの意義は低くない．以上のような例をあげるまでもなく，現在のCPCには改善すべき点が少なからず存在する．

本書の目的と構成

剖検例の検討を通して，患者病態を統合的に理解するうえで有効なCPC運用のパターンを示すことが本書の目的である．本書の症例の提示パターンを表1に，剖検からCPCまでの流れを図3に示す．意義のあるCPCを実施するためにはこの流れを理解することが病理医および担当科の医師双方に求められる．臨床科側がCPCへ取り組む姿勢については次項の「臨床医からみたCPCの作法」を参照されたい．2章で，症例を具体的にCPC形式で提示し，読者の理解が深まるようにした．本書では臨床所見および剖検所見の総合により病態を明解に説明できる症例を用い，生前に焦点となった病態にポイントを絞った記述となっている．運用の基本的なパターンは稀少例や難解例においてもほぼ同様となろう．症例の解説では病態との関連で着目すべき病理所見や判断のポイントを簡潔に示してある．文献引用は単なる文献考察ではなく，剖検例に即して実際的な知識が得られるように工夫してある．各症例のあとには提示症例に関連した設問と解答を示し，読者のセルフアセスメントの参考とした．また，索引には疾患名のほかに，キーワードとして不明熱，皮疹，下痢などの提示症例にみられた主要な病態に関連した症状などの項目を設けて，CPCの準備などに役立つようにした．

本書に示したCPC運用のパターン（作法）をたたき台として，臨床および教育現場で実りあるCPCの運用法についての意見交換が活発となることを期待している．このことが，わが国の医療の質の向上につながるものと確信する．

（青笹克之）

表1 本書の症例の構成と内容

1. 提示症例の内容を表すタイトル	
2. 臨床経過	①現病歴，検査値，画像の提示 ②入院時の臨床鑑別診断とその根拠 ③入院後経過（経過表，画像など），生検，手術所見 ④最終的な臨床診断とその根拠 ⑤剖検における検索希望事項：主な病態に絞る
3. 剖検所見	①肉眼所見 ②顕微鏡所見 ③剖検所見のまとめ：主な病態に絞る ④剖検診断 ⑤剖検所見をもとにした病態のまとめ
4. 症例の解説	焦点となった病態に関して，診断手法，診断プロセス，病因，治療法に関する事柄など

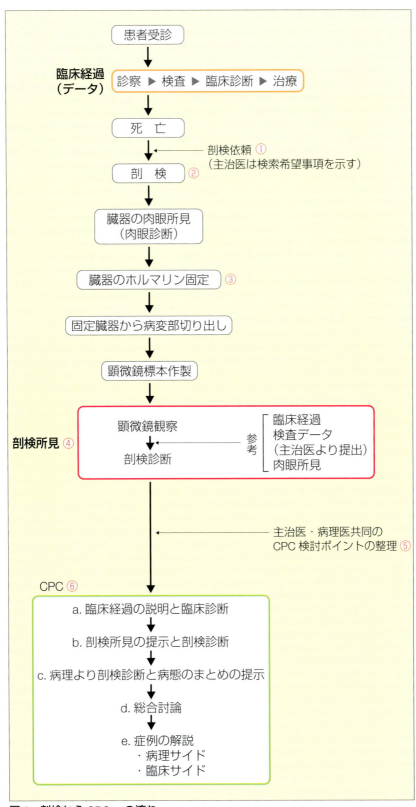

図3 剖検からCPCへの流れ

CPC の準備と運用の実際

①剖検依頼

　患者の死亡後，主治医は臨床経過の説明とともに剖検に際しての主な検索希望事項を示して剖検依頼を行うことになる．剖検は検索希望事項に沿って行われることにより，生前の診断，治療など診療上の問題点をできるだけ明らかにすることが求められる．

　この際に，剖検依頼症例が診療において「予想された死亡例」なのか「予期せぬ死亡事故」であるのかについて臨床医は慎重に判断する必要がある．2015年10月より「医療事故調査制度」が発足した（図2）．この制度の目的は起きてしまった医療事故における個人の責任追及ではなく，原因究明と再発防止にある．この制度では医療機関で「予期せぬ死亡事故」が発生した場合は（社）日本医療安全調査機構（医療事故調査・支援センター）への報告と院内調査が義務づけられている．病理医は当該例が通常の病理解剖例として対処してよいか否かについて臨床医に確認することが大切である．

②剖検の実施

　病理解剖は厚生労働省より解剖資格を認定された者によって施行される．剖検に際して剖検医（通常は病理医）は臨床医より提示される所見，検索希望事項の意味を十分に理解できなければ実りある検討が行えない．剖検時には病理医は体表の所見，内臓器の肉眼変化を口述し，臨床医はこれを解剖記録用紙に記録していく．剖検終了後には，剖検医は肉眼病理解剖診断を付して，主治医に示すことになる．また，臨床医より提出された検索希望事項についても，この段階で大略，解説するように努める．

③臓器のホルマリン固定

　摘出臓器は肉眼所見を観察，記録後，直ちに10%ホルマリン固定される．剖検時の肉眼観察所見も参考にして，十分に固定された臓器の病変部から顕微鏡観察標本用に切り出しを過不足なく行う．剖検時には目立たなかった病変が10%ホルマリン固定後に明らかになることがあるため，切り出し時にも，臓器の入念な観察を心がける．

④顕微鏡標本の観察と剖検診断

　臨床経過，検査データ，画像データそして剖検時の肉眼所見などを参考にして，顕微鏡標本の観察を行い，生前にみられた臨床病態を統合的に理解することに努め，病態をシェーマとしてまとめると同時に最終の剖検診断を行う．次いで，担当科より提出された臨床上の疑問点（検索希望事項）に対する説明を考える．

⑤主治医・病理医共同のCPC検討ポイントの整理

　病理側からの剖検診断，病態シェーマの説明をもとにして検索希望事項を中心に病理側と臨床側による意見交換を行い，CPCでの検討ポイントに関する論点の整理を行う．剖検によっても病態が明確に説明できない場合は慎重な対応を心がけることが大切である．根拠の不十分なままでの強引な結論は極力避けなければならない．この段階はCPCを有意義なものにするために，特に重要である．次項と第2章を参照されたい．

⑥ CPC の実施

図3に示すように通常は以下のように進行する．

a. 臨床経過の説明と臨床診断（主治医）

主治医は臨床所見，画像所見，検査データを示し，入院時の臨床診断とその根拠を述べる．CPC参加者との質疑の後に入院後の治療による患者経過の変遷についての臨床サイドの判断と患者死亡時点における最終臨床診断とその根拠を述べる．さらには臨床上の疑問点を列挙して，病理医による剖検所見の提示への橋渡しとする．

b. 剖検所見の提示と剖検診断（病理医）

臨床担当科より提出された臨床上の疑問点に対してポイントを絞った解説を行う．主な病態以外に剖検時にみられた病変については主要なものについて説明し，そのほかは剖検診断の一覧に加えるのみとする．

剖検例に占める悪性腫瘍症例は多いが，CPCの病理所見の説明に際して，腫瘍の組織像提示は診断や治療効果の判定上，欠くべからざるものである．一方，転移腫瘍の組織像を延々と提示することは，冗長な印象を与えるので，避けるべきである．治療法や臨床経過に直結しない腫瘍の詳細な免疫組織所見の提示は臨床科の医師にとって不要なことが多いことを理解しておく．

c. 病理より剖検診断と病態のまとめの提示（病理医）

bで説明した内容をもとにして，剖検診断と病態のまとめをシェーマとして提示することになる．病理学的検討で明らかとなったこと，不明のままで残ったことを明示することが，次の総合討論と症例の解説を意義あるものとする．

d. 総合討論

症例提示側（病理医，主治医）は剖検により明らかとなった点を確認し，生前の病態を説明することになる．これを受けて，参加者による総合討論に入るが，提示者の見解に対して，第三者として客観的で説得力のある意見が述べられると，CPCの質を高めることにつながる．その場合，症例の提示者は自説に固執せず，柔軟に対応することが必要である．

e. 症例の解説

CPCの最後には症例の解説がなされるのが常である．確定した剖検診断をもとにして症例担当の研修医が指導医の協力のもとにポイントとなった病態，検査・診断法，なじみの薄い疾患についてはその知見，治療法などをあらかじめ調べておいて，紹介することになる．なぜなら，CPCを開催することの目的の一つは，参加する研修医，スタッフ，地域の開業医などに疾病の診断，治療に関するスタンダードを教育あるいは普及することにあるためである．剖検結果に基づいて生前の病態を明確に説明できる場合は，その効果は大なるものがある．一方，剖検所見をもとにしても，生前の病態が十分に合理的に説明できないとき，あるいはCPC参加者から症例提示者の診断や考え方について種々のコメントが提出されて，病態の理解において参加者の間で十分なコンセンサスが得られない場合には，「病理より剖検診断と病態のまとめの提示」と総合討論に際して，提示者の診断や見解に対して種々のコメントが寄せられることになる．そのような状況下では，CPCは提示者から参加者への一方的な意見の表明や教育になるのではなく，提示された症例の病態についての見方や対処法に関する提示者と参加者の間の意見交換の場となるように運用すると，医療内容の改善の足がかりを与える有意義なものになるであろう．症例提示者はあくまでも当初の考えに固執して解説を行うことは厳に慎まなければならない．このため研修医や指導医などの症例担当者は事前に「主治医・病理医共同のCPC検討ポイントの整理」を慎重かつ注意深く行うこと，CPCに際しては柔軟に対応することが求められる．

臨床医からみた CPC の作法

臨床からみた剖検を取り巻く環境

良い CPC（clinicopathologic conference）を行うためには，十分に吟味された剖検例が必要である．剖検が近代医学の進歩において最も重要な役割を果たしてきたことは言うまでもない．そもそも解剖学，病理学は剖検によって成立した学問であるし，臨床医にとって，一例一例の剖検はそれぞれの症例の生前不明であった部分を解明し，あるいは過ちを問い質すという意味で大変意義深いものである．症例報告をするにあたって，特に内科学会の地方会などでは剖検例でないと議論できない症例が大多数である．1960 年代は，国内主要病院では内科の剖検率は 50％以上が求められるほどに剖検はごく普通のものであった．また，剖検率の高さがその病院の活動性，quality indicator の一つになっていた．

しかし，その後剖検体数は減少の一途をたどっていく．最近のわが国の病院剖検率はわずか 2.8％，内科学会の教育病院でも 4.1％まで減少している（図1）[1]．わが国の剖検率は諸外国に比べて低いと嘆く声が聞かれるが，実はこの状況はわが国だけではなく，まったくグローバルな現象である．たとえば，オーストラリアでは病院剖検率が 1992 年の 21％から 2002 年には 12％と大幅に減少している[2]．米国でも 2006 年には 5％を割り[3]，さらに英国では 2013 年の NHS（National Health Service）の病院剖検率が 0.69％と報告され[4]，どの国でも剖検率は 1970 年代から急激に低下している（図2）[4]．

この原因としては，一般に画像診断や内視鏡などインターベンションの進歩により，以前のように剖検をしなくても十分な情報が得られるようになったためと考えられている．Ai（autopsy imaging）[5] と呼ばれる，死後に CT，MRI を撮ることで剖検の代用とすることも関係があると考える人がいるかもしれないが，Ai はむしろ病理解剖ができないからこそ考えられたことであって，剖検

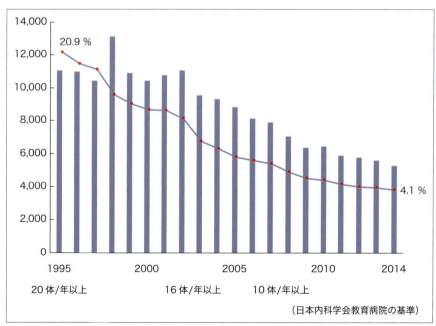

図1　わが国の剖検体数と剖検率の推移（内科学会教育関連施設）
*文献 1）参照

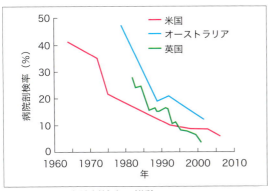

図2　各国の病院剖検率の推移
*文献4) 参照

数の減少傾向はすでに1970年代からの問題である．そして，当時からさまざまな剖検率向上の試みが提唱されていたにもかかわらず[6]，一向に剖検率の回復のないまま，現在に至っている．確かに診断精度が向上し，剖検することで想定外の事実が見つかるという事例は以前より減少したと思われるが，現在でも剖検例の23％で生前には気がつかなかった異常所見が新たに発見されるという．剖検をするといえば医療過誤があったと遺族に思われるのか，あるいは医師・患者関係の変化で医師の説得力が弱くなったのかなども考えられるが，一方で遺族側の科学的知識も向上しており，単なる慣習や宗教観から剖検を問題外として忌み嫌うような風潮でもなくなってきていることを考えると，このことが決定的な理由ではなさそうである．剖検をするためには，医療者側にとって死後もいろいろな手続きを踏まなければいけない煩雑さがある．そもそも患者遺族にこのことを説得するためには，よほど医師側に熱意がないと伝わらないし，そのための動機づけが医師になければ剖検の承諾は得られないだろう．画像診断などの進歩により，およその診断ができるようになった時代に，それ以上はあえて剖検までしなくても，という考え方が医師の間に浸透してきたことこそが，剖検の世界的退潮傾向の要因ではないかと考えている．

内科医とCPC

もちろん剖検はそもそも科学的探究心のみで，死者の尊厳を損ないたくない遺族の感情に逆らってまで行うことではないであろう．しかし，臨床医，特に内科医にとって，剖検は自らが治療にあたった患者の体内臓器を目にする唯一の機会である．自分が診療してきた患者の身体，臓器がどのような状況であったのかは，やはり剖検してみなければわからない．大量に投与した抗菌薬でも効果のなかった肺炎とはいかなるものであるのか，異常な肝機能数値を示した肝臓はどうなっていたのかは，実際に剖検をすることによって初めて説明できる．また，剖検時にマクロでは正常に思えた肝臓の病理組織を観察することで血液疾患が見つかることもあるし，あるいは剖検時には診断がつかなかった肺炎が，その後の医学の進歩で特殊な肺炎と診断できた例もある．それは医学の進歩そのものである．そしてそこには厳粛な「正解」がある．逆にいくら生前に精査をしたとしても，剖検をしない限りわれわれはそれを真の最終診断とはできない．剖検という正解を知る機会を内科医が放棄してしまうということは，医療を完全にバーチャル化してしまうのではないかという懸念さえある．画像の専門家が自らの技術を生の組織と対比させて研究するように，内科医も真の対象，実像を見る努力を怠るべきではない．このような教育的な意味での剖検の存在価値は今後も変わることはないだろう．

そのために，2017年度から始まる新しい内科専門医制度では，一専攻医につき最低一体の剖検症例の提出を求めている．国内の主要な病院は例外なく日本内科学会の教育病院か教育関連病院であって，この資格を各病院が維持するためには一定数の剖検が求められていた．この基準も剖検数の減少に伴って減少し，1963年には剖検率50％以上を求めた時代からその後実数で20例，10例と低くなってきた．そして，今回の内科専門医のプログラムが大幅に変わることで，一人一剖検例とすれば，年間最低でも3,000体の剖検が内科専門医のプログラムのために必要なことになる．これは，今行われている全剖検数からすれば十分クリアできる数であるはずだが，自らが基幹病院であることを守るために各病院は躍起になっているのが実情である．また，これと同時にCPCの位置づけもさらに強化されることになっている．

臨床医にとっての CPC

　CPCは，臨床医にとって自らが助けることのできなかった患者への最後の検討の機会である．とはいっても，すでに主治医は結論を知っているわけで，発表のため資料を再整理して準備することと，他の臨床医がどのように考えるのかを聴くことが有用となる．参加者にとっては，最終診断は病理の発表を待つまではわからないクイズ形式なので，これは演者だけでなく聴衆として参加する臨床医にとっても力試しになる．

　通常，①司会（座長）（内科部長など），②症例発表者（主治医〈担当医〉），③回答者（複数名，通常2～3名），④病理医で構成される．回答者は病理の結論を知らないという前提で行われる．できれば，見解の異なる2名の医師（研修医など）とその領域の専門医で構成したほうがディベートになって興味深いものになる．

CPC の進め方

　進行は，まず司会から回答者の紹介を行ったのち，症例発表者に臨床経過を説明させる．

　まず，①主訴，現病歴まで，②入院時所見と検査所見，③入院後の経過について話し，それぞれのセクションごとに質問を受ける．入院が数度あったり，経過が長い場合は適宜区切りを入れる．かつ，経過は今回のテーマに関係するところに絞る．

　総合的な質問を受けたうえで，症例全体のプロブレムリストを作る．ここで重要な problem は何なのかを整理し，また疑問点を浮き彫りにしていく．problem というのは Weed が提唱した POMR（problem-oriented medical record）[7] における problem のことで，それは必ずしも病名でなく，病態やあるいは包括できなければ単一の症状，検査異常であっても構わない．

　problem のなかで CPC のテーマにするのは，1回の CPC では多くても3つくらいまでで，それは司会があらかじめ用意しておく．それらについて各回答者から意見をもらう．研修医から始め，専門医は最後にする．

　参加者から，適宜それ以外の意見があるかどうか挙手して意見を出してもらう．回答者同士で意見が異なる場合には討論を促す．

　最後に全体像をまとめる．回答者ごとに最終診断とそこに至った論理を展開してもらう．

　次に，病理医から剖検診断と各臓器の病理報告の提示がある．

　さらに，病理結果を聞いたうえでの各回答者の意見を聞き，総合討論を行う．あるいは，症例についての専門的見解を専門医から解説する．

CPC 司会のこつ

　CPCの特徴は，初めは病理診断を伏せて，臨床医が臨床診断を討論するところにある．通常は症例の提示だけからすぐに診断が想起されるような疾患ではなく，稀有な疾患や複雑な症例など，とにかく推理小説のような謎解きが興味を喚起し，関心を高める．司会が用意周到に準備するか否かでその開催意義が大きく異なったものとなる．

　すなわち，CPC を成功させるためには，その準備をどれだけ十分に行うかに尽きる．あらゆる座談会がそうであるように，筋書なしの自由な発言だけでうまくまとめるのは至難の業である．CPC も通常，決まった時間のなかでまとめなければならないので，司会者はあらかじめ議論すべき内容を選別し，展開の大筋を決めておくことがきわめて重要である．すべてを芝居仕立てにすればよいというものではないが，このためには症例の提示，質問，問題点の整理，それに対する回答者の意見，回答者同士のディスカッション，臨床診断のまとめまでを，どのような時間配分で行うかを計算し，全体のスケジュールを緻密に立てておく．表1に一般的なスケジュールとその時間配分を示す．そして主な問題点をあらかじめ示し，その回答を準備するように，各回答者に前もって通知しておく．ただし，ここであまりに細かい内容まで伝えると答えがわかってしまうので，漠然としたものにとどめておく．また，議論の本筋から逸脱した話題にならないように誘導することも，司会に与えられた重要な役割である．質問も些細な徴候や検査データの存在有無などを訊かれた場合には司会が適当に打ち切って，その場で主治医が調べるなどで，大事な時間を無駄に

表1 CPCの一般的時間配分の参考例

項目	プレイヤー	所要時間
開会の挨拶	司会	2分
回答者紹介	司会	2分
症例提示	主治医	20分
提示内容への質問	演者,聴衆	10分
problem抽出	回答者	10分
problemの統合	回答者	10分
重要problemの検討（相互関係性など）	回答者	10分
最終診断とその理由	回答者	7分
病理診断と臓器提示	病理医	20分
総合討論	回答者	15分
専門的解説	専門医	30分
閉会の挨拶	司会	2分
総計		138分

これはあくまで一般例として示してあり，それぞれの配分は専門的解説の時間を含め各自アレンジされたい．

使ってはならない．

　病理診断の発表ののち，どのように診断すべきであったか，治療すべきであったかを話し合う．推理小説のように最後に病理からどんでん返しがあることなどの意外性もCPCの魅力の一つであるが，それ以上に診断が多少違っていたとしても適切な知識で論理的に組み立てて説明できることが，内科医としてCPCの発表で最も求められることであり，これが研修医，専攻医のお手本になる．そのために，必ず病理診断の前に各演者に臨床像のまとめと最終診断を発表させること，また病理診断の後に各自に改めてコメントを求めることも必要である．そして，総合診療の時代といっても，それぞれの分野の専門家が同席しないと低レベルのCPCで終わってしまう．内科のジェネラリストや研修医に対し，これら各サブスペシャリティの専門医から情報が提供されることもCPCの重要な役割である．剖検数が減るなかで症例の実像に迫るCPCの役割はますます重要となり，司会を務める内科専門医，指導医の力量が求められ，準備すればそれだけ質の高いCPCができることを司会者は忘れてはならない．

具体例での解説

　実際のCPCの症例について司会者がどのようにまとめ，進めていくかを述べる．

　以下，本書の「血尿，下肢の発赤，腫脹で発症し，急激な経過で死亡に至った男性」（第2章，p.119）を例にとって解説する．

■ 症例の提示

　主治医から，最終臨床診断までを客観的事実のみを述べる．主治医の考えや鑑別診断は原則としてあげない．

■ 問題点の抽出

　本症例では，特に検査値異常から多数のproblemがあげられる．

\# 　ショック
\# 　下肢発赤・腫脹
\# 　白血球増多とCRP亢進
\# 　肝機能障害
\# 　腎機能障害
\# 　腎気腫
\# 　低蛋白・低アルブミン血症
\# 　凝固異常
\# 　乳酸アシドーシス
\# 　横紋筋融解
\# 　高血糖

　これらは主治医に訊いてもよいし，回答者で研修医がいるならば回答者に尋ねてもよい．

　こうした異常所見，problemを抽出しつつ，次に腎機能は気腫性腎炎からの一次的なもの，それに対し他の検査異常の多くは多臓器不全によることを判別するような議論に誘導する．多臓器不全，ショックからさまざまな異常が出るが，ここではそれぞれのデータの（たとえば凝固異常など）細部にまで入っていくことは制止しないと収拾がつかなくなる．それらが不要だというのではなく，今回のCPCの議論のなかでは中心的テーマではないことを司会者は十分に理解し，逸脱しないように話を進めていく．

■ 問題点の整理

　初期の問題点は，
\#1　ガス壊疽（下腿）
\#2　気腫性腎炎
\#3　多臓器不全
\#4　糖尿病
に絞られるであろう．

　ここで，ガス壊疽の根本原因が，下肢から始まったガス壊疽なのか，それとも気腫性腎炎なのかが議論されればレベルの高い臨床鑑別診断になる（これが今回のCPCのメインテーマである）が，

もしそうした意見が出ないのであれば，病理発表後の討論の時間に割いてもよい．また，血液培養検査の結果がここでは死後に出たので割愛されているが，重要なデータであり，どこで提示するかは一考の価値がある．

■病理診断と臓器所見
病理医により，剖検所見から剖検診断までを説明する．

■剖検後の討論
下肢のガス壊疽から全身にひろがったクロストリジウム感染ではなく，腎から始まった *Klebsiella pneumoniae* による非クロストリジウム感染であったところに本症例の意外性があるが，この鑑別診断について議論をする．

■解説
ガス壊疽についての一般的解説を専門医が行う．

CPCにおける病理医の役割

CPCにおいて，病理医の役割は臨床の討論の後で主病変と副病変についてマクロおよびミクロの視点から解説を行い，最後にシステマチックに全体を総括することである．当然，臨床で話題になったトピックスについて，病理医からの審判が下ることになる．しかしながら，かつてのCPCで裁判官のように威厳をもって臨床医に解説していた時代と異なり，昨今のCPCでは切れ味の悪い病理の発表も珍しくない．臨床の進歩に対して従来の病理学では対応できていない例も時にみられる．今後は形態病理にこだわることなく，遺伝子解析など，さまざまな新しい手法を導入して解析しない限り，ますます臨床側に不満が残るCPCになってしまいかねない．しかし，病理から十分な回答ができないときでも，現代病理学で何がどこまで明らかになるのか，またその限界を示し，今後の進歩の可能性を述べることは，若い医師たちにとって刺激になることと考える．

（高林克日己）

文献
1) 高林克日己．剖検とCPC．日内会誌 2015；104：2180-4．
2) Davies DJ, et al. The decline of the hospital autopsy：a safety and quality issue for healthcare in Australia. Med J Aust 2004；180：281-5．
3) Hull MJ, et al. Resident physician opinions on autopsy importance and procurement. Hum Pathol 2007；38：342-50．
4) Turnbull A, et al. Hospital autopsy：Endangered or extinct? J Clin Pathol 2015；68：601-4．
5) Roberts IS, et al. Post-mortem imaging as an alternative to autopsy in the diagnosis of adult deaths：a validation study. Lancet 2012；379：136-42．
6) Roberts WC. The autopsy：its decline and a suggestion for its revival. N Engl J Med 1978；299：332-8．
7) Weed LL. The problem oriented record as a basic tool in medical education, patient care and clinical research. Ann Clin Res 1971；3：131-4．

第2章

症例から学ぶ
―CPC の進め方・活かし方

症例から学ぶ
―CPC の進め方・活かし方

呼吸不全

症例 1

顕微鏡的多発血管炎の再燃に対するリツキシマブ投与後に,呼吸不全で死亡した女性

【年齢,性】70 歳代前半,女性.
【主 訴】下腿浮腫.
【家族歴】特記事項なし.
【既往歴】約 10 年前に Sjögren 症候群とそれに伴う軽度の間質性肺炎と診断され,経過観察されていた.
【現病歴】2 年前の 8 月に関節痛の出現があり,プレドニゾロン(PSL)の投与(10 mg/日)が開始された.同年 10 月に発熱あり.血液検査で CRP 上昇と MPO-ANCA 陽性を認めたが,明らかな腎機能障害は認められなかったため,引き続き経過観察となった(発熱と CRP 上昇は抗菌薬治療により改善した).同年 12 月下旬に下腿浮腫を自覚.外来検査にて,尿潜血,尿蛋白,腎機能障害が認められたため,翌年 1 月初旬に入院となった.

入院時所見

【バイタルサイン】意識清明.体温 36.7℃.血圧 132/80 mmHg.脈拍 72 bpm・整.
【身体所見】両側下腿に浮腫を認めるほか,特記事項なし.
【血液検査】表 1 に示す.
【画像所見】特記事項なし.

入院時の臨床鑑別診断とその根拠

急速な腎機能の悪化が認められ(前回採血時のクレアチニン〈Cre〉は 0.7 mg/dL),早期治療介入を目的とした診断確定のため,腎生検(エコーガイド下針生検)が施行された.
【腎生検所見】切片中に 17 個の糸球体が観察された.そのうちの 2 個は全節性硬化に陥っていた.残りのうちの 8 個に分節性の係蹄壊死と線維細胞性半月体形成が認められた(図 1).間質の変化は障害された糸球体の周囲にとどまり,小葉間動脈や尿細管周囲の毛細血管に明らかな血管炎の所見は認めなかった.蛍光抗体法では,糸球体その他に有意な免疫グロブリンならびに補体の沈着は認めなかった.

急速進行性腎障害と MPO-ANCA 陽性,pauci-immune(微量免疫)型の半月体形成性壊死性糸球体腎炎の所見から,顕微鏡的多発血管炎(microscopic polyangiitis:MPA)と診断された.抗好中球細胞質抗体(antineutrophil cytoplasmic anti-

表 1 入院時の血液検査

血算	WBC	9,800/μL	
	RBC	212×10⁴/μL	
	Hb	7.3 g/dL	L
	Ht	21.9%	
	PLT	24.1×10⁴/μL	
生化学	TP	5.5 g/dL	
	Alb	3.9 g/dL	
	T-Bil	0.6 mg/dL	
	AST	22 IU/L	
	ALT	17 IU/L	
	LDH	378 IU/L	
	γ-GTP	16 IU/L	
	ALP	157 IU/L	
	BUN	50 mg/dL	H
	Cre	2.4 mg/dL	H
	UA	9.0 mg/dL	H
	Na	138 mEq/L	
	K	4.7 mEq/L	
	Cl	103 mEq/L	
	TC	241 mg/dL	H
	CRP	<0.24 mg/dL	
血清	ESR	26 mm/時	H
免疫	IgG	357 mg/dL	L
	IgA	95 mg/dL	
	IgM	91 mg/dL	
	C3	73 mg/dL	
	C4	28 mg/dL	
	CH50	43.8 U/mL	
	MPO-ANCA	23 EU	H
	他の自己抗体	陰性	

body：ANCA）関連血管炎の鑑別として，好酸球性多発血管炎性肉芽腫症（eosinophilic granulomatosis with polyangiitis：EGPA，旧称 Churg-Strauss 症候群）と多発血管炎性肉芽腫症（granulomatosis with polyangiitis：GPA，旧称 Wegener 肉芽腫症）があげられる．EGPA については，本症例では先行する気管支喘息などのアレルギー症状がないことから，GPA については気道領域の肉芽腫性病変を認めないことから，それぞれ除外される[1]．

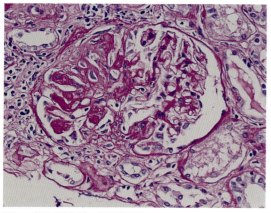

図1　初回腎生検の組織所見
分節性の係蹄壊死と線維細胞性半月体形成が認められる．PAS 染色．

入院後経過（図2）

メチルプレドニゾロン（mPSL）によるステロイドパルス療法（1 g/日）2 クール，後療法としてプレドニゾロン（PSL）40 mg/日の経口投与を行い，シクロホスファミド間欠静注療法（IVCY，500 mg/日）を併用した．治療開始 6 週後には Cre が 0.9 mg/dL まで改善したため PSL は漸減した．しかし，5 月下旬から下腿浮腫が出現し，Cre も 2.2 mg/dL と上昇したため MPA の再燃と診断し，6 月初旬に再入院となった．治療方針決定のため，2 回目の腎生検（エコーガイド下針生検）が施行された．

【2 回目の腎生検所見】切片中には 10 個の糸球体が観察され，そのうちの 3 個に初回腎生検時と同様の係蹄壊死と線維細胞性半月体形成が認められた（図3）．

初回治療が無効と考えられたため，PSL を 30 mg/日に増量するとともに抗 CD20 抗体薬であるリツキシマブによる治療を行った（375 mg/m^2，週 1 回，計 4 回投与）．治療開始後速やかに Cre は低下し，病勢は鎮静化した．しかしながら，8 月頃から帯状疱疹が出現し，尿路感染症から敗血症をきたした．抗ウイルス薬を含む各種抗菌薬と

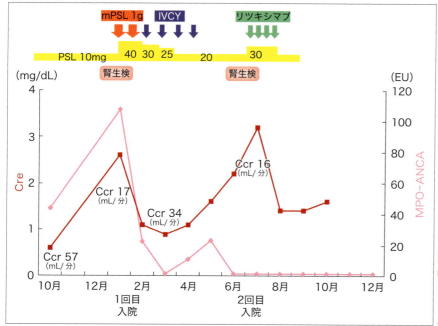

図2　臨床経過
mPSL：メチルプレドニゾロン，IVCY：シクロホスファミド間欠静注療法，PSL：プレドニゾロン，Ccr：クレアチニンクリアランス

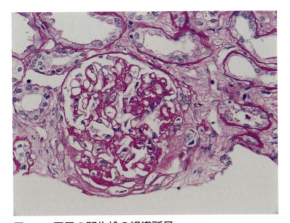

図3　2回目の腎生検の組織所見
初回腎生検と同様の所見である．PAS染色．

γ-グロブリン製剤を使用したが，治療は難渋し，11月に入って肺炎を併発．各種抗菌薬による治療を継続するが，呼吸不全により12月初旬に永眠となった．

最終臨床診断

①MPA
②肺炎
③敗血症

臨床上の問題点

■肺炎の起因菌について

肺炎を併発した11月の時点で，サイトメガロウイルス（CMV）の抗原血症が検出されており，臨床的にはCMV肺炎が考えられる．しかしながら，病室で撮影した胸部X線写真では強い浸潤影も認められており，細菌性肺炎の可能性もある．喀痰培養検査は病状不良のため施行できなかった．深在性真菌症の存在を示唆する血中のβ-D-グルカンは，経過を通じて基準値を若干超える程度であった．直接死因となった肺炎の起因菌は何であったか？

■リツキシマブの治療効果について

リツキシマブによる治療開始後，Creは速やかに低下した．糸球体病変に対するリツキシマブの効果は得られていたか？

剖検所見—死後4時間10分

【肺】右1,130g，左830gと重量が増加し，含気は乏しい．両側下葉底部は蜂巣状を呈していた（図4）．組織学的には全体に胞隔は肥厚し，随所に巨大な核内封入体を有する細胞（フクロウの目〈owl's eye〉細胞）が観察された．免疫染色によっ

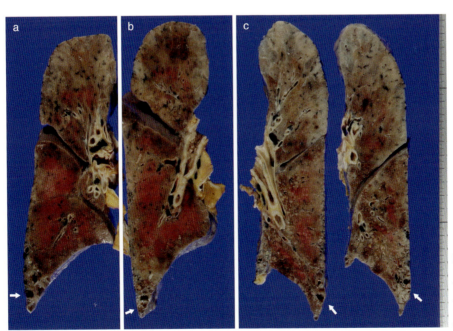

図4　剖検肺の固定後割面肉眼所見
含気は不良で，両側下葉底部は蜂巣状を呈する（⇨）．
a, b：右肺．c：左肺．

て同細胞に CMV 抗原が証明された（図5）．その他，右中葉には膿瘍があり，Y字分枝を示すPAS 陽性の菌糸が認められた．アスペルギルス肺炎と考えられる所見である（図6）．左肺下葉には気管支肺炎の所見もみられた．グラム染色では陽性球菌が証明された（図7）．

【腎】右 140 g，左 164 g．表面細顆粒状で，小囊胞が散在（図8）．組織学的には多くの糸球体に分節性の硬化所見が観察された（図9）．

【脾】重量 104 g．白脾髄がほとんど認められなかった（図10）．

【その他】唾液腺に軽度の慢性炎症像を認めた．

【剖検後に判明した事項】死亡前日の血液培養で，メチシリン耐性黄色ブドウ球菌（MRSA）が検出された．

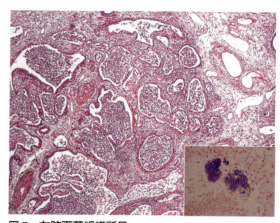

図7 左肺下葉組織所見
気管支肺炎像（inset：グラム陽性球菌）．

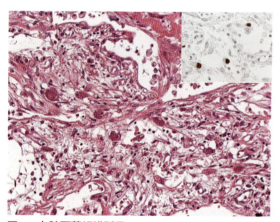

図5 右肺下葉組織所見
胞隔は肥厚し，フクロウの目細胞が散見される（inset：CMV 免疫染色）．

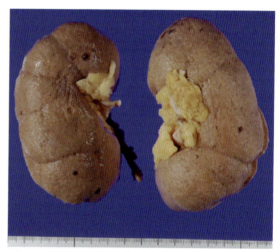

図8 剖検腎肉眼所見（固定後）
表面細顆粒状で，小囊胞が散在．

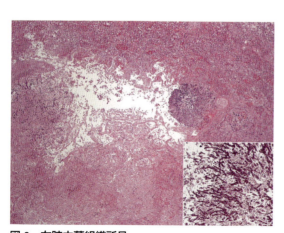

図6 右肺中葉組織所見
空洞を伴う膿瘍形成（inset：Y字分枝を示す PAS 陽性の菌糸）．

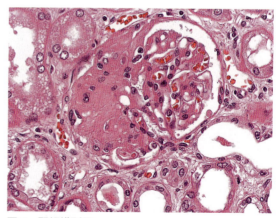

図9 腎組織所見
分節性の糸球体硬化．

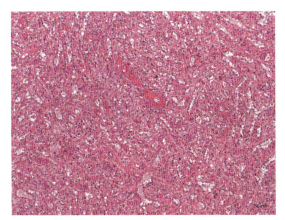

図10　脾組織所見
白脾髄の消失.

臨床上の問題点に対する回答

■肺炎の起因菌について

　肺は間質性肺炎を背景とし，CMV肺炎とアスペルギルス肺炎，グラム陽性球菌による気管支肺炎が合併した重症肺炎の所見である．剖検後にMRSAによる敗血症が証明されており，組織学的に認められたグラム陽性球菌はMRSAと考えられる．これらはいずれも代表的な日和見感染症である．

■リツキシマブの治療効果について

　剖検時の腎糸球体では，病変の活動性を示唆する係蹄壊死や細胞性半月体形成は認められず，多くが分節性硬化像を呈していた．リツキシマブ治療により，MPAの病勢は組織学的にも鎮静化していたものと考えられる．

剖検診断

1. MPA
2. 肺日和見感染症
　　①CMV肺炎
　　②アスペルギルス肺炎
　　③細菌性気管支肺炎（MRSA）
3. MRSA敗血症
4. 間質性肺炎

解説

　本症例は，ステロイドとシクロホスファミドによる寛解導入後，ステロイド減量中に再燃をきたしたMPA症例であり，リツキシマブを使用したことで病勢の鎮静化が得られたと解釈される（**病態のシェーマ**参照）．しかしながら，リツキシマブ投与後に帯状疱疹が顕性化するなど感染症が発生し始め，最終的にはCMV，アスペルギルス，MRSAといった日和見感染症により致死的な重症肺炎に至ったことから，リツキシマブを契機とした免疫抑制が死亡に関与した可能性が示唆される．

　リツキシマブは成熟B細胞の表面に発現するCD20分子を認識する抗体製剤である．CD20分子に抗体が結合することにより，成熟B細胞が補体依存性に，あるいはNK細胞などのキラー細胞を介して傷害され，または直接アポトーシスが誘導されるなどの機序により著減する．本症例の剖検脾において白脾髄がほとんど認められなかったことからも，リツキシマブのB細胞減少効果

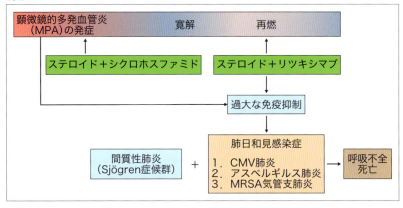

病態のシェーマ

が絶大であることが見て取れる．リツキシマブは元来，B細胞性悪性腫瘍の治療薬として開発されたが，病原性を有する自己抗体が出現する自己免疫疾患に対する適用も検討され，種々の臨床試験でその有効性が立証されている．ANCA関連血管炎に対しては，海外において2つの大規模な臨床試験（RITUXVAS[2]とRAVE[3]）が行われ，リツキシマブの有効性と安全性が報告されている．

わが国でも，2013（平成25）年以降，ANCA関連血管炎のうちMPAとGPAに対して公知申請による使用が可能となっている．しかしながら，海外および国内のコホートにおいて，ANCA関連血管炎患者に対するリツキシマブ療法では感染症発症の頻度が高い（36～62％）ことも明らかにされている．このため，厚生労働科学研究費補助金難治性疾患克服研究事業「難治性血管炎に関する調査研究班」および「進行性腎障害に関する調査研究班」ならびに日本リウマチ学会，日本腎臓学会は，MPAとGPAに対するリツキシマブ療法開始前には十分なスクリーニングを行い，適切な感染予防策を講じるとともに，リツキシマブ療法中および療法後において感染症を含む有害事象の発現に十分注意するべきであるとの内容を含むステートメント[4]を出している．

臨床医は，リツキシマブに限らず，ANCA関連血管炎に対する免疫抑制療法中には重篤な感染症の発現頻度が高いことを認識する必要がある．発生しうる感染症には，本症例で認められたCMV，アスペルギルス，MRSAのほかにも，結核，非定型抗酸菌症，B型肝炎（再活性化を含む），ニューモシスチスなどがある．最近，英国からANCA関連血管炎の寛解導入のためにステロイドと併用する免疫抑制薬の第一選択として，シクロホスファミドもしくはリツキシマブを使用するとのガイドラインが提出された[5]こともあり，今後わが国でもMPAとGPAに対してリツキシマブを使用する機会が増えるものと思われる．一人でも多くの患者がその有効性に浴することができるように，感染症を未然に防ぐ方策を含めた安全な使用法を確立する必要がある．

（石津明洋，外丸詩野，堀田哲也）

文献

1) Jennette JC, et al. 2012 revised International Chapel Hill Consensus Conference Nomenclature of Vasculitides. Arthritis Rheum 2013；65：1-11.
2) Jones RB, et al. Rituximab versus cyclophosphamide in ANCA-associated renal vasculitis. N Engl J Med 2010；363：211-20.
3) Stone JH, et al. Rituximab versus cyclophosphamide for ANCA-associated vasculitis. N Engl J Med 2010；363：221-32.
4) 日本リウマチ学会．抗好中球細胞質抗体関連血管炎に対するリツキシマブ療法に関するステートメント．2013. http://www.ryumachi-jp.com/info/130708_rituximab_sta.pdf
5) Ntatsaki E, et al. BSR and BHPR guideline for the management of adults with ANCA-associated vasculitis. Rheumatology 2014；53：2306-9.

Keywords 顕微鏡的多発血管炎，リツキシマブ，サイトメガロウイルス，アスペルギルス，メチシリン耐性黄色ブドウ球菌（MRSA），肺炎，呼吸不全，MPO-ANCA陽性

Self-Assessment Question

Question 1

誤っているものを1つ選べ

a. 顕微鏡的多発血管炎では，多くの症例がMPO-ANCA陽性を示す．
b. 好酸球性多発血管炎性肉芽腫症では，約半数の症例がMPO-ANCA陽性を示す．
c. 全身性エリテマトーデスや進行性全身性硬化症（強皮症），抗基底膜病の症例で，MPO-ANCA陽性を示すことがある．
d. 多発血管炎性肉芽腫症では，MPO-ANCA陽性を示すことはない．

Question 2

誤っているものを1つ選べ

a. 免疫抑制療法下の患者では，サイトメガロウイルス（CMV）などのウイルス感染を警戒し，適時，抗原血症の有無や抗体価のモニタリングを行う．
b. 免疫抑制療法下の患者にワクチンを接種する際には，不活化ワクチンに対する反応性が低下しているため，積極的に生ワクチンの接種を行う．
c. 免疫抑制療法下の患者では，アスペルギルスなどの真菌感染を防ぐため，抗真菌薬の予防的投与を考慮する．
d. 免疫抑制療法下の患者では，ニューモシスチス肺炎を防ぐため，ST合剤の予防的投与を考慮する．

Self-Assessment Answer

Question 1

Answer　d

多発血管炎性肉芽腫症では，MPO-ANCA陽性を示すことはない．

　原発性ANCA関連血管炎には，顕微鏡的多発血管炎（MPA），多発血管炎性肉芽腫症（GPA），好酸球性多発血管炎性肉芽腫症（EGPA）の3疾患がある．わが国のMPAでは95％以上の症例がMPO-ANCA陽性を示し，その割合は欧米に比べて高率である．一方，欧米のGPAでは多くの症例がproteinase 3（PR3）-ANCA陽性を示すが，わが国のGPAではMPO-ANCA陽性を示す症例とPR3-ANCA陽性を示す症例がほぼ同程度に経験される．EGPAでは約半数の症例がMPO-ANCA陽性を示すが，PR3-ANCA陽性を示すケースはまれである．このほか，全身性エリテマトーデス，進行性全身性硬化症（強皮症），抗基底膜病などの自己免疫疾患において，MPO-ANCAが陽性となる場合があり，ANCA陰性の場合に比べて，一般に強い病勢を示す．

Question 2

Answer　b

免疫抑制療法下の患者にワクチンを接種する際には，不活化ワクチンに対する反応性が低下しているため，積極的に生ワクチンの接種を行う．

　免疫抑制療法中には重篤な感染症が発症する頻度が高い．発症しうる感染症は，CMVをはじめとするウイルス感染症，アスペルギルスなどの真菌感染症，ニューモシスチス肺炎，メチシリン耐性黄色ブドウ球菌（MRSA）や結核といった細菌感染症など多様である．適時，抗原血症の有無や抗体価のモニタリングを行うほか，免疫抑制の程度に応じて，抗真菌薬やST合剤の予防的投与についても考慮する必要がある．肺炎球菌ワクチンやインフルエンザワクチンなど，免疫抑制療法中に接種が検討されるべきワクチンもあるが，生ワクチンの使用は免疫抑制療法終了から少なくとも3か月間は避けるべきである．

（セルフアセスメント作成：石津明洋）

症例2

Raynaud現象出現から約20年間経過した後に重篤な肺高血圧症で死亡した高齢女性

【年齢,性】70歳代後半,女性.
【主 訴】呼吸苦.
【既往歴】40歳代後半から本態性高血圧症,高脂血症で内服治療(詳細不明).
【家族歴】特記事項なし.
【現病歴】死亡18年前にRaynaud現象が出現した.死亡10年前に咳が出現し,近医で間質性肺炎の診断を受け当院紹介となった.Raynaud現象に加え手指硬化,間質性肺炎,食道蠕動能低下が認められることから全身性強皮症と診断され,以後当院で全身性強皮症の経過観察,高血圧症の加療がなされた.死亡5年前に血圧コントロール不良(220/100 mmHg)となり強皮症腎クリーゼの合併が疑われ腎生検が行われたが,全身性強皮症に関連した腎組織変化は認められなかった.死亡4年前に呼吸不全に陥り3か月間入院加療を受け,退院後に在宅酸素療法が導入された.死亡1年前に呼吸不全の増悪,心不全の合併のため2か月間再入院し加療を受け,この際に肺高血圧症の診断を受けた.死亡4か月前に呼吸不全と心不全の増悪があり最終入院となった.全身性強皮症の診断後,皮膚硬化の有意な進行は認められなかった.

入院時所見

【バイタルサイン】意識清明.体温36.7℃.血圧183/106 mmHg.心拍数126 bpm・整.呼吸42/分・整.SpO_2 84%(リザーバー付きマスク15L/分).
【身体所見】聴診上両肺野にいびき様雑音を聴取.顔面・両下肢に軽度の浮腫あり.
【血液検査】表1に示す.
【尿定性・尿沈渣】糖(−),蛋白(3+),潜血(−),赤血球1〜4/HPF,白血球20〜29/HPF,細菌(3+),蛋白定量250 mg/dL(基準値15 mg/dL).
【胸部単純X線検査】心陰影拡大あり(CTR 64%).右中下肺野・左下肺野に線維化像あり.肺野血管陰影の増強を認める.
【心電図】洞性頻脈.肺性P(II).ST軽度低下(I,aV_L).
【心エコー検査】左室壁運動低下なし.右心側〜心尖部にエコーフリースペースを認める.右心系の拡大,重度の三尖弁逆流あり.TR-P.G.* 106.8 mmHg.
【動脈血ガス分析】(リザーバー付きマスク15L/分)pH 7.276,$PaCO_2$ 44.9 mmHg,PaO_2 50.5 mmHg,HCO_3^- 20.4 mEq/L,SaO_2 80.9%.

*TR-P.G.:エコー所見からの推定肺動脈収縮期圧.

表1 入院時の血液検査

血算	WBC	9,600/μL	H
	RBC	425×10⁴/μL	
	Hb	12.1 g/dL	
	Ht	38.20%	
	PLT	22.5×10⁴/μL	
生化学	CRP	0.57 mg/dL	
	TP	8.6 g/dL	
	Alb	4.4 g/dL	
	AST	32 IU/L	
	ALT	20 IU/L	
	ALP	375 IU/L	
	ChE	397 IU/L	
	LDH	304 IU/L	H
	T-Bil	0.6 mg/dL	
	BUN	36 mg/dL	H
	Cre	2.0 mg/dL	H
	UA	8.6 mg/dL	
	AMY	101 IU/L	
	TC	226 mg/dL	H
	TG	170 mg/dL	
	Na	144 mEq/L	
	K	3.9 mEq/L	
	Cl	108 mEq/L	
	Ca	9.7 mg/dL	
	P	4.3 mg/dL	

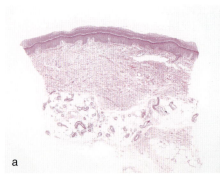
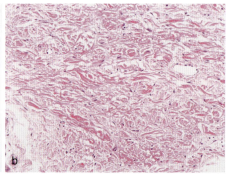

図1 生検皮膚組織所見
死亡9年前に施行された左第3指伸側からの生検組織．皮下組織側に向けて線維化がみられ（a），線維化部分には肥厚した膠原線維束の不規則な配列が認められる（b）．

入院時の臨床鑑別診断とその根拠

【全身性強皮症】本症例は抗核抗体が陽性（320倍〔<40倍〕）である一方，抗Scl-70抗体，抗セントロメア抗体，抗RNP抗体などの自己抗体が陰性であったが，Raynaud現象，胸部X線写真での両側中下肺野の間質性陰影，手指皮膚の硬化（図1），上部消化管造影検査で食道の蠕動低下を認めたことから全身性強皮症と診断された（表2）．鑑別疾患として混合性結合組織病があげられたが，本症例は抗RNP抗体陰性で診断基準を満たさなかった．

【高血圧症，腎機能障害】患者はRaynaud現象が出現する10年以上前から本態性高血圧症で加療を受けていた．当院初診時，血圧のコントロールが不良（160/110 mmHg程度）で腎機能障害（Cre 1.5 mg/dL, BUN 20 mg/dL）が認められた．当院での加療中にも血圧のコントロール不良となり強皮症腎クリーゼの合併が疑われたが，腎生検組織には小動脈の内弾性板の重層化がみられるのみで強皮症腎は否定され，以後はアンジオテンシン受容体拮抗薬，アンジオテンシン変換酵素阻害薬で血圧は良好にコントロールされた．しかし，最終入院時にはCre 2.0 mg/dL, BUN 36 mg/dLと腎機能の悪化がみられており，全身性強皮症に関連した腎病変の合併も否定できない．

【肺高血圧症】死亡1年前に肺高血圧症が顕在化しており，これも全身性強皮症に関連した病変と考えられる．全身性強皮症において肺高血圧症が生じる主な原因は，肺内の細小動脈の内膜肥厚に基づく血管抵抗の上昇によるものであるが，間質性肺病変や心機能障害も肺高血圧症の発症にかか

表2 全身性強皮症の診断基準（2010年，厚生労働省）

大基準	手指あるいは足趾を越える皮膚硬化*
小基準	1）手指あるいは足趾に限局する皮膚硬化 2）手指尖端の陥凹性瘢痕，あるいは指腹の萎縮** 3）両側性肺基底部の線維症 4）抗トポイソメラーゼⅠ（Scl-70）抗体または抗セントロメア抗体または抗RNAポリメラーゼⅢ抗体陽性

大基準，あるいは小基準1）かつ2）〜4）の1項目以上を満たせば全身性強皮症と診断．
*限局性強皮症（いわゆるモルフィア）を除外する．
**手指の循環障害によるもので，外傷によるものを除く．

わる因子である．本症例における肺高血圧症の悪化に，これらの因子が関与している可能性も考えられる．

入院後経過

入院後，呼吸状態の急激な悪化を認めたため，メチルプレドニゾロン，フロセミド，カルペリチド，硝酸イソソルビド，ドパミン塩酸塩などが投与された．これにより呼吸状態は改善し，入院2週間後にはTR-P.G.が33.2 mmHgに低下した．しかし，入院2か月目に胸部X線写真上肺血管陰影が増強しTR-P.G.が81.0 mmHgへ再上昇した．以後，呼吸不全，心不全，肺高血圧症が増悪し，入院3か月後に死亡した．この間，入院1か月後に間質性肺炎の活動性のマーカーである血中KL-6とSP-Dがそれぞれ4,661 U/mL，123 ng/mLであったものが，死亡直前にはKL-6が1,010 U/mL，SP-Dが270 ng/mLと上昇が認められ，白血球数の増加やCRP値の上昇も認められた．

最終臨床診断

①全身性強皮症
②間質性肺炎

③肺高血圧症
④慢性呼吸不全の急性増悪
⑤慢性心不全の急性増悪
⑥本態性高血圧症

臨床上の問題点

■全身性強皮症に関連した臓器病変の有無とその進展程度

本症例では，それほど皮膚硬化が強くないものの臨床的に全身性強皮症と診断された．間質性肺炎は全身性強皮症の診断の主たる根拠となった臓器病変であるが，その性状，進行度はどうか？また，肺以外の臓器に全身性強皮症に関連した変化がみられるか？

■治療抵抗性であった呼吸不全，心不全の病態について

本症例は呼吸不全，心不全のための過去2回の入院を経て最終入院となった．最終入院では，前2回の入院に比べて呼吸不全，心不全の程度が強く治療が奏効しなかった．その理由は何か？

剖検所見―死後2時間10分

【皮膚】両手指に軽度の硬化を認めるのみで，四肢，体幹には皮膚硬化や皮膚萎縮の所見は認められなかった．

【肺】両肺ともに容積が減少し，重量が増加していた（左320 g，右300 g）．右上葉下部，右中葉，右下葉，左下葉下部に線維化と牽引性気管支拡張が生じており（図2），線維化部分に上皮の腺様化生を伴った長径3 mmほどまでの微小囊胞形成，弾性線維の凝集を伴う線維増生を認めた（図3）．線維化巣内の中型筋性動脈には高度の内膜肥厚，内腔狭窄が認められた．微小囊胞内には好中球の浸潤が目立っており，細菌性肺炎の合併が考えられた．一方，右上葉上部や左肺の所々でさまざまな程度に肺胞壁の線維化，肥厚が観察された（図4）．また，小型筋性動脈枝の高度の内膜肥厚や内腔狭窄，びまん性肺胞傷害（diffuse alveolar damage：DAD）の早期の変化である肺胞腔内へのフィブリン滲出，硝子膜形成も観察された（図5）．

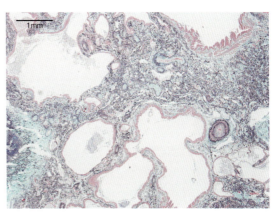

図3　右肺組織所見
微小囊胞形成と弾性線維（紺色）の凝集を伴った線維化を認める．図の右側には内腔が高度に狭窄した筋性動脈が認められる．elastica-Goldner染色．

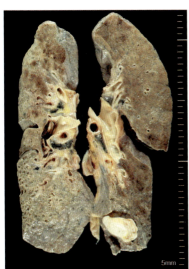

図2　肺肉眼所見
容積が減少した肺である．右肺，左肺下部の含気が低下している．

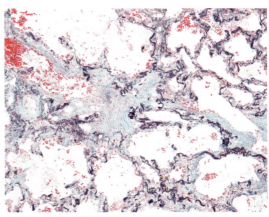

図4　左肺組織所見
含気が保たれた部分において，肺胞壁の線維性肥厚が認められる．elastica-Goldner染色．

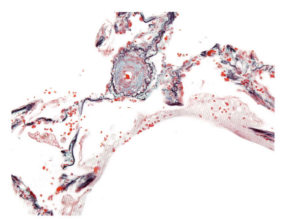

図5 左肺組織所見
径100μmの小動脈に高度の内膜肥厚，内腔狭窄を認める．肺胞内腔面には硝子膜が形成されている．elastica-Goldner染色．

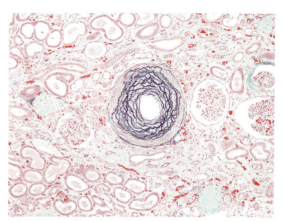

図7 腎組織所見
弓状動脈の内弾性板の高度の重層化と内腔狭窄が認められる．elastica-Goldner染色．

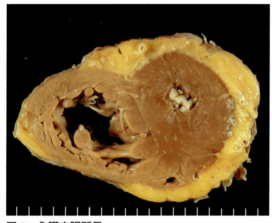

図6 心臓肉眼所見
左室の求心性肥大と右室壁肥厚，右室腔の拡張が明らかである．

【心臓】重量は400gで，淡血性の心囊液貯留（150mL）を伴っていた．左室壁の求心性肥大と左室腔の狭小化，右室壁の肥厚と右室内腔の拡張がいずれも高度に認められた（図6）．高度に肥厚した左室壁心筋内には小血管周囲性の線維化や間質性の線維化が認められ，これらは高血圧症性変化と考えられた．また，右室の変化は肺性心とされるものである．さらに，心外膜全体にわたってフィブリン析出やリンパ球浸潤を伴う心外膜炎の所見が認められた．
【大動脈】全体に粥状硬化が高度で，弓部大動脈に粥状硬化性の動脈瘤を認めた．
【腎】両側腎とも萎縮し（左90g，右80g），表面の粗顆粒状変化，皮質の高度の菲薄化を示していた．葉間動脈から弓状動脈にかけて，特に弓状動脈において内膜の弾性線維の重層化と内腔狭窄が顕著であった（図7）．小葉間動脈や輸入細動脈，糸球体には有意な組織変化を認めなかった．
【食道】中部・下部食道において，固有筋層内輪筋の菲薄化，線維化が認められた．

臨床上の問題点に対する回答

■全身性強皮症に関連した臓器病変の有無とその進展程度

肺には右肺優位の線維化が認められた．線維化部分では中型筋性動脈に，非線維化部分では小型筋性動脈に内膜肥厚，内腔狭窄像が認められた．それぞれ全身性強皮症による組織変化と判断される．右室壁の肥厚や右室腔の拡張が目立ち，肺高血圧症が高度であったことがうかがわれる．食道の固有筋層内輪筋の菲薄化，線維化という全身性強皮症に特徴的な食道病変も認められた．さらに，心囊液貯留を伴った心外膜炎が生じていたことが明らかとなり，これも全身性強皮症に伴った臓器病変と考えられる．全身性強皮症では，強皮症腎と呼ばれる腎病変の合併がときに認められるが，本症例でみられた腎動脈枝の内弾性板の重層化は高血圧性の変化と考えられるものである．本症例では，腎に全身性強皮症に関連した組織変化は認められなかった．

■治療抵抗性であった呼吸不全，心不全の病態について

本症例では右肺上葉および左肺の大部分は線維化をまぬがれており，線維化のみで高度の呼吸不全を生じるものではない．一方，肺性心の所見は高度の肺高血圧症を示唆し，左室壁の高度の求心性肥大や腎動脈枝の内弾性板の重層化は本態性高血圧症のコントロール不良期間が長期化したことを示唆する．左室機能の低下や高血圧症性の腎障害が根底にあったことが相乗し，呼吸不全や心不全が進行したものと考えられる．また，心外膜炎による心囊液の貯留は，心不全の悪化に関与していたであろう．終末期にはDADが加わり呼吸不全がより悪化したと考えられる．終末期にKL-6,SP-Dの値の上昇とともに白血球数の増加やCRP値の上昇があったことから，二次的細菌感染，肺炎の合併がDADの引き金になったものと考えられる．

剖検診断

1. 全身性強皮症（肺線維症，肺高血圧症，肺性心，食道内輪筋線維化，心外膜炎）
2. 左室求心性肥大，大動脈粥状硬化症，弓部大動脈瘤
3. 腎硬化症
4. 細菌性肺炎，DAD
5. うっ血肝

解説

本症例は重篤な呼吸不全，心不全をきたして死亡した全身性強皮症（全身性硬化症〈systemic sclerosis：SSc〉）の一例である．全身性強皮症は，皮膚や臓器の線維化と小血管障害による末梢循環障害をきたす．全身性強皮症は，かつて全身性進行性硬化症（progressive systemic sclerosis：PSS）と呼ばれていたが，進行性の症例ばかりではないことから新たな呼称が用いられるようになった．全身性強皮症は，皮膚病変の広がりの違いから，びまん性皮膚硬化型全身性強皮症（diffuse cutaneous SSC：dcSSc）と限局性皮膚硬化型全身性強皮症（limited cutaneous SSC：lcSSc）の2つに分けられる．lcSScの皮膚硬化は緩徐に進行する．

表3　全身性強皮症に合併する代表的臓器病変

消化管	食道の蠕動低下，逆流性食道炎，下部消化管の蠕動低下
肺	間質性肺炎，肺線維症，肺高血圧症，胸膜炎
心臓	心筋線維化，不整脈，心外膜炎
腎	強皮症腎，腎クリーゼ

lcSScはdcSScに比べて肺高血圧症を合併しやすいともいわれ，Raynaud現象出現後10年以上の期間を経て肺高血圧症を発症することがある[1]．本症例はlcSScに相当するものと考えられる．

全身性強皮症は，皮膚硬化に加えさまざまな臓器病変を合併する（表3）．特に間質性肺炎や肺高血圧症などの肺病変，強皮症腎に代表される腎病変，心外膜炎や心筋線維化などの心病変は全身性強皮症の予後を左右する重要な合併症である．

全身性強皮症は膠原病のなかでも特に肺病変の合併率が高く，全身性強皮症患者の80％程度に間質性肺炎の所見がみられ，その80％程度がNSIP（nonspecific interstitial pneumonia：非特異性間質性肺炎）パターン，10％程度がUIP（usual interstitial pneumonia：通常型間質性肺炎）パターン，残りが終末肺病変的な変化とされている[2-4]．ときに食道の通過障害や食道胃逆流による誤嚥性肺炎の繰り返しによる肺病変が生じることもある．本症例の剖検時点の肺病変は右肺や左肺下葉底部に線維化が生じていたが，進行したUIPパターンの特徴である蜂巣肺の所見は認められなかった．本症例肺の線維化病巣は終末肺的な像を示しており，NSIPパターンの間質性肺炎が進行し感染を繰り返すなどして終末肺的な状態に至ったものであろう．

全身性強皮症患者の10〜15％に肺高血圧症が合併する[1,5]．全身性強皮症にみられる肺高血圧症の病態として，血管抵抗上昇に起因する肺動脈性肺高血圧症と，間質性肺炎に伴った低酸素血症あるいは心筋障害に伴う二次的肺高血圧症があげられる．本症例においては，小型筋性動脈内膜の肥厚，内腔狭窄という肺動脈性肺高血圧症に特徴的な変化が認められた．肺の線維化巣内では中型筋性動脈の内膜肥厚，内腔狭窄が認められ，線維化巣内での末梢血管抵抗の上昇もあったことがうかがわれる．また，左室壁の高度の求心性肥大，

病態のシェーマ

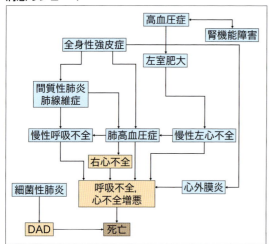

左室内腔の狭小化は，潜在的に左室機能が低下していたことを示している．終末期には肺血管影の増強が生じていたことから，左心不全による肺循環障害も肺高血圧症悪化に寄与していたと考えられる．

全身性強皮症では，心筋の線維化による拍出能低下や伝導障害などの心合併症をみることがある．本症例では，左室壁肥厚に伴った血管周囲性の軽度の心筋線維化が認められたものの，全身性強皮症によると考えられる線維化病変は明らかではなかった．一方，生前には把握されていなかった心外膜炎，心嚢液貯留が剖検で明らかになった．これは全身性強皮症に関連した心病変と考えられ，心不全増悪の要因になっていた可能性が高い．

本症例では，当院初診時にコントロール不良の本態性高血圧症と腎機能障害があり，最終入院時には腎機能障害の悪化が認められた．全身性強皮症に合併する腎病変として強皮症腎があげられる．強皮症腎の特徴は，弓状動脈や小葉間動脈に生じる内膜のムコイド肥厚，内腔狭窄である．突然の悪性高血圧の発症をみる強皮症腎クリーゼでは，これらの変化に加え輸入細動脈や糸球体にフィブリノイド壊死を認める．本症例では，経過中に施行された腎生検組織中に強皮症腎の所見は認められなかった．剖検時の腎では，小葉間動脈や弓状動脈において内弾性板の重層化が顕著であったが，この変化は高血圧のコントロールが不良であった症例の腎にしばしば観察される．本症例では，全身性強皮症発症前に腎にも高血圧性の障害が生じ，高血圧の助長や左心負荷をきたし，慢性心不全による腎血流量の低下は腎傷害性に作用し，悪循環状態にあったと考えられる．

本症例はlcSScとして，軽度の手指硬化と間質性肺炎の緩徐な経過をとっていた．しかし，肺高血圧症の発症後，それまで潜在化していた本態性高血圧症による心機能障害や腎機能障害が肺高血圧症の悪化に関与し，結果として治療抵抗性の呼吸不全や心不全を引き起こしたものと考えられる（**病態のシェーマ**参照）．全身性強皮症にみられる小血管障害による末梢循環不全は加齢性変化とも重なる．全身性強皮症は中年者に発症することが多く，しばしば長期経過をとる．本症例の病態は，全身性強皮症に長期間罹患している患者，特にもともと心血管系に障害を有する高齢患者の管理に喚起を促すものである．

（村上一宏，原真喜子，人見秀昭）

文献

1) Coghlan JG, et al. Evidence-based detection of pulmonary arterial hypertension in systemic sclerosis: the DETECT study. Ann Rheum Dis 2014; 73: 1340-9.
2) Ferri C, et al. Systemic sclerosis: demographic, clinical, and serologic features and survival in 1,012 Italian patients. Medicine (Baltimore) 2002; 81: 139-53.
3) Fischer A, et al. Clinically significant interstitial lung disease in limited scleroderma: histopathology, clinical features, and survival. Chest 2008; 134: 601-5.
4) Bouros D, et al. Histopathologic subsets of fibrosing alveolitis in patients with systemic sclerosis and their relationship to outcome. Am J Respir Crit Care Med 2002; 165: 1581-6.
5) Mukerjee D, et al. Prevalence and outcome in systemic sclerosis associated pulmonary arterial hypertension: application of a registry approach. Ann Rheum Dis 2003; 62: 1088-93.

Keywords 全身性強皮症，Raynaud現象，間質性肺炎，肺高血圧症

Self-Assessment Question

Question 1

誤っているものを1つ選べ

a. 全身性強皮症の臓器合併症の種類，程度は患者ごとに大きく異なる．
b. 全身性強皮症は種々の臓器合併症に加え，微小循環障害を伴う．
c. 限局性皮膚硬化型全身性強皮症は，手指から前腕にかけての急速な皮膚硬化を特徴とする．
d. 限局性皮膚硬化型全身性強皮症の長期経過例で肺高血圧症の発症をみることがある．

Question 2

誤っているものを1つ選べ

a. 全身性強皮症は膠原病のなかで，特に肺病変の合併率が高い．
b. 全身性強皮症に合併する間質性肺炎はUIPパターンが最も多い．
c. 全身性強皮症では，誤嚥性肺炎の繰り返しによる慢性肺病変をみることがある．
d. 全身性強皮症に合併する肺高血圧症は，肺動脈性高血圧と二次性高血圧が相乗する．

Self-Assessment Answer

Question 1

Answer　c

限局性皮膚硬化型全身性強皮症は，手指から前腕にかけての急速な皮膚硬化を特徴とする．

　全身性強皮症は皮膚硬化に加えて種々の臓器合併症を伴い，その種類や程度は患者ごとに大きく異なる．特に肺，心臓，腎の合併症の重さが患者予後に大きくかかわる．全身性強皮症にみられる末梢循環障害は加齢に伴う動脈硬化が重なって，より障害が顕在化することがあり，高齢患者では注意を要する．限局性皮膚硬化型全身性強皮症は手指から前腕中程度までの緩徐な皮膚硬化を示し，重篤な臓器合併症を伴うことはまれであるが，ときに長期経過例において重症肺高血圧症を発症することがある．

Question 2

Answer　b

全身性強皮症に合併する間質性肺炎は UIP パターンが最も多い．

　全身性強皮症は，膠原病のなかで間質性肺炎や肺高血圧症などの肺病変の合併率が特に高い．全身性強皮症に合併する間質性肺炎は NSIP パターンが最も多い．誤嚥性肺炎の繰り返しによる慢性的な肺病変がみられることもある．全身性強皮症に伴う肺高血圧症は，肺血管病変に起因する肺動脈性高血圧と，間質性肺炎や心筋障害に起因する二次性高血圧が混在し病態が複雑化するため，ほかの膠原病に伴う肺高血圧症に比べしばしば重篤となる．

（セルフアセスメント作成：村上一宏）

症例 3

発熱や呼吸困難の症状と肺動脈幹腫瘤影を呈した 50 歳代半ばの男性

【年齢，性】50 歳代半ば，男性．
【主　訴】発熱，労作時呼吸困難，腰痛．
【既往歴】死亡 24 か月前に馬尾腫瘍（硬膜外髄外，径 10 mm）が指摘されているが経過観察のみであった（画像上は神経鞘腫疑い）．
【服薬歴】なし．
【家族歴】不詳．
【その他】喫煙歴：7 本/日，飲酒歴：ビール 1 本/日．
【現病歴】受診 10 か月前の冬から Raynaud 症状が出現し，4 か月前から 38℃台の不明熱が認められるようになった．近医にて自己免疫疾患などが疑われ，発熱原因を調べたが不明であった．膠原病（Still 病）の疑いでステロイドの投与を受けるが改善なく，労作時呼吸困難も出現した．当院を受診して不明熱の精査の結果，胸部造影 CT で肺動脈に腫瘤影を認めた．血栓塞栓症を疑い抗凝固療法を行うも腫瘤は増大傾向を示し，呼吸状態も悪化したため当院 1 回目の入院となった．

入院時所見

【バイタルサイン】血圧 111/70 mmHg，心拍数 76 bpm・整．SpO_2 96％（室内気）．
【身体所見】身長 171 cm，体重 63 kg（74 kg から）．心雑音なし，胸腹部異常なし．

【血液検査】表 1 に示す．
【心電図】sinus rhythm（洞調律），心拍数 79 bpm．その他異常なし．
【胸部 X 線検査】左上肺野の線条影・顆粒状影．心胸比 55％．

表 1　初診時の血液検査

血算	WBC	90,100/μL	H	生化学	ChE	286 IU/L	
	RBC	495×10⁴/μL			LDH	303 IU/L	H
	Hb	13.8 g/dL			T-Bil	0.4 mg/dL	
	Ht	41.4 %			BUN	16.8 mg/dL	
	PLT	20.2×10⁴/μL			Cre	0.85 mg/dL	
	MCH	27.9 pg	L		UA	7.4 mg/dL	H
	MCHC	33.4 %			Glu	100 mg/dL	
	MCV	83.7 fL			TC	158 mg/dL	
	RDW-CV	13.3 %		蛋白分画	Alb	57.2 %	
	淡染性	（＋）			α₁	5.1 %	
血球	好中球	69.6 %			α₂	8.4 %	
	リンパ球	22.9 %			β	12.5 %	
	単球	4.7 %			γ	16.8 %	
	好酸球	1.6 %			A/G 比	1.34	
	好塩基球	0.4 %			乳び	（－）	
	%巨大無染球	0.9 %			溶血	（－）	
生化学	CRP	6.06 mg/dL	H	ウイルス	HBs 抗原	（－）	
	TP	6.35 g/dL	L		HCV 抗体	（－）	
	AST	18 IU/L			HTLV-1 抗体	（－）	
	ALT	18 IU/L		免疫	抗核抗体	40 倍	
	ALP	221 IU/L					

入院時の臨床鑑別診断とその根拠

【自己免疫疾患】前医では不明熱と呼吸困難から間質性肺炎を疑われたが，CT で肺病変は指摘されなかった．関節症状や筋肉症状もなく診断基準には適合しないが，Still 病を疑われてプレドニゾロンの投与を受けていた．

【肺動脈血栓塞栓症】心エコーにて右室内圧上昇と肺動脈内腫瘤を認めた．胸部 CT や MRI では，肺動脈主幹部から左右肺動脈にかけて腫瘤を認めた（図1）．さらに，肺動脈血栓塞栓症を疑い，下肢エコーを施行したが深部静脈血栓症はなかった．TAT（thrombin-antithrombin complex），FDP，D-dimer（D-D）もほぼ正常であり，血栓塞栓症としては非典型的であった．

【肺動脈原発腫瘍】最終的に肺動脈の腫瘍性病変を疑い FDG-PET を施行したところ，肺動脈主幹部（SUV* 9.2 → 11.1）・心膜（SUV 5.4 → 6.3）に異常集積を認め，腫瘍性疾患が疑われた．その他胸部 CT では縦隔リンパ節腫大，両側肺野の多発性粒状影（左＞右）を認めたが，PET での集積はなかった．悪性腫瘍を疑い，外科的切除を考慮したが，肺動脈血栓塞栓症も否定できないため，抗凝固療法を行った．しかし，失神発作や心囊液増量，下大静脈拡大など，右心不全が急速に進行した．

* SUV：standardized uptake value の略．集積の強さを表す簡易指標．

入院後経過

■1 回目

診断・治療目的にて，肺動脈内腫瘤摘出術を行った．腫瘍は肺動脈主幹部を基部とし，肺動脈弁にも癒着を認め，基部から切断・摘出した．腫瘍は残存しており，ドキソルビシンによる術後化学療法が施行された．以後外来で治療を継続した．

手術標本は，大小の充実性あるいは膜状の組織片から成る（図2）．組織学的には，卵円形から多形性の腫瘍細胞が高密度あるいは，粘液腫様の間質を伴って束状に増殖する．多核細胞が混在し，所々に壊死巣を伴う（図3）．免疫染色では，α-smooth muscle actin とビメンチンが陽性で，デスミンや muscle specific actin（HHF35）は陰性であり（表2），肺動脈の内膜肉腫（intimal sarcoma）と診断した．

■2 回目

受診 10 か月，腫瘍が再増大したため，抗腫瘍薬（ドキソルビシン→ピラルビシン＋シクロホスファミド）の変更を行い，いったん退院するも，受診 14 か月に 38℃ の高熱が出現・持続し，肺高血圧症も増悪した．ベラプロストナトリウム→シルデナフィルの対処療法のみで経過をみていたが，徐々に右心不全が悪化した．肺動脈血栓症を疑う所見もみられ，血栓溶解療法も行ったが，右心不全は改善せず，死亡となった．

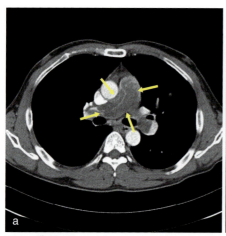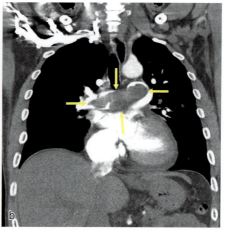

図1 造影 CT
a：水平断，b：矢状断．肺動脈本幹から左右の肺動脈にかけ，血栓様の低吸収像を認める．

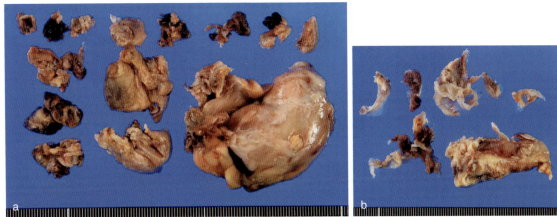

図2 肺動脈内腫瘤摘出術で採取された組織の肉眼所見
軟らかい腫瘤の断片（a），膜状の断片（b）が採取されている．

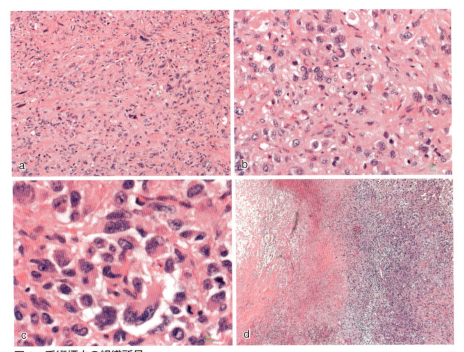

図3 手術標本の組織所見
紡錘形細胞の錯綜する束状増殖が主体（a）で，多形性に富む細胞（b）や多核細胞（c）が含まれている．
壊死性変化を伴っている（d）．HE染色．

表2 切除標本の免疫染色結果

陽性	陰性
ビメンチン	デスミン
α-smooth muscle actin	HHF35
	CD34
	S-100

最終臨床診断

①肺動脈幹原発内膜肉腫
②腫瘍塞栓による肺高血圧症

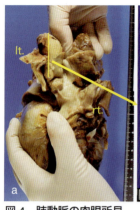
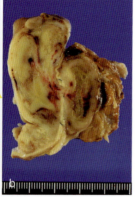

図4　肺動脈の肉眼所見
a：肺動脈主幹部から左肺動脈にかけて連続性に径55×40×25 mmの腫瘍があり、肺動脈壁が全体に肥厚している。
b：腫瘍割面では末梢側に一部壊死がみられる。手術瘢痕に沿う形で、ダンベル状に肺動脈壁外に浸潤している。

臨床上の問題点

■肺動脈腫瘍の性状・占拠状態、肺動脈血栓の有無は？

CTや心エコーなどの画像所見では、腫瘍か血栓の鑑別が困難であり、抗凝固療法の強化の有無などの治療方針の決定に難渋した。

■腫瘍の転移の有無、腹水の性状は？

患者状態により（動くことが困難）、フォローアップのCTなどの画像検査は行うことができず、転移の有無は不明であった。

同様に腹水穿刺は行っていないが、肺動脈内占拠性病変により右心不全が増悪したことによる漏出性腹水と推察し、利尿薬の増量を行った。ただし、転移による滲出性腹水の可能性も否定できず、その場合は利尿薬の増量のみでは腹水改善は難しいと考えられた。

剖検所見─死後9時間43分

【外表所見】解剖時には、四肢末端までの全身の著明な浮腫と黄色透明、7,500 mLの腹水貯留を認めた。
【肺】左肺は770 g、右肺は900 gと重量増加し、著しいうっ血がみられる。肺動脈本幹から左肺動脈にかけて腫瘍を認め、肺動脈弁にも腫瘤形成を認める。左肺動脈末梢側には腫瘍塞栓を認める（図4）。腫瘍の組織像は手術材料と同様で、多形

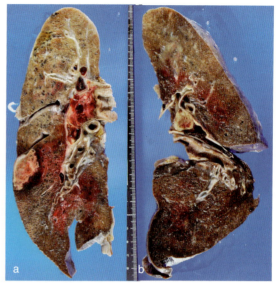

図5　肺の割面の肉眼所見
a：右肺の割面（900 g）。右肺動脈内に腫瘍塞栓・血栓あり。右下葉に一部分陳旧性梗塞あり。下葉はやや褐色調で出血を伴う（→慢性肺うっ血）。
b：左肺の割面（770 g）。左肺動脈内に腫瘍塞栓（径14 mm）、腫瘍周囲に血栓あり。腫瘍は内部壊死を伴う。全体的に褐色調を呈し出血を伴う（→慢性肺うっ血）。
上葉は数か所白色に変化（→虚血）（器質化血栓か腫瘍塞栓によるものか）。
所々大小さまざまな小囊胞を認める（→やや気腫性変化あり）。

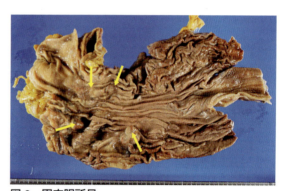

図6　胃肉眼所見
3 cm以下の粘膜内腫瘍が散在している。

性に富んだ異型の強い腫瘍細胞が柵状からシート状に増殖しており、内膜肉腫の再発である。左右肺上葉では肺動脈内に多数の器質化塞栓を認めた。比較的新しい肺動脈塞栓内には腫瘍細胞を認めた。腫瘍塞栓の末梢動脈への播種が左上葉と右下葉の肺梗塞の原因であると考えられる（図5）。
【右心不全】右室壁の著しい肥厚を伴う遠心性心肥大（800 g）があり、下大静脈の壁肥厚が著明

であった．全身の浮腫を認め，腹水貯留と右胸水（200 mL）もみられた．肝，腎，腸管などの諸臓器にはうっ血と浮腫もみられる．肝は割面がニクヅク様で，中心静脈周囲にはうっ血，胆汁うっ滞および線維化を認め，右心不全による所見である．
【胃】多発ポリープ（図6）では，粘膜内に原発巣と同様の腫瘍細胞を認めた．

臨床上の問題点に対する回答

■肺動脈腫瘍の性状・占拠状態，肺動脈血栓の有無は？

腫瘍は，肺動脈本幹から左肺動脈にかけてダンベル状に増殖しており，右肺動脈幹と肺動脈弁，左肺動脈下幹にも腫瘍を認めた．

右肺上葉を中心に肺動脈内には多数の器質化塞栓を認め，比較的新しい肺動脈塞栓内には腫瘍細胞がみられる．

■腫瘍の転移の有無，腹水の性状は？

転移は，肺，胃にみられた．

腹水は黄色透明であり，腹膜に転移はない．右心不全による腹水貯留である．

以上の所見から，直接の死因は，肺動脈内膜肉腫の再発と，続発した肺動脈腫瘍塞栓症による肺高血圧症および右心不全と考えられた．

剖検診断

1. 内膜肉腫（肺動脈幹および右肺動脈，剖検時腫瘍径55×40×25 mm，術後再発および化学療法後状態）転移（肺動脈弁，肺，胃），腫瘍塞栓による肺梗塞を伴う．
2. 肺高血圧症
   ①右心遠心性肥大（800 g）
   ②腹水貯留（7,500 mL）
   ③右胸水（200 mL）
   ④全身浮腫
3. 中枢神経系，馬尾腫瘍については検索を行わず．

解説

肺動脈にみられる腫瘍性病変の鑑別診断を**表3**に示す．肺動脈血栓塞栓症を除外したうえで，腫瘍性病変の鑑別が必要となる．

本症例では造影CTで肺動脈に腫瘤影を認めた

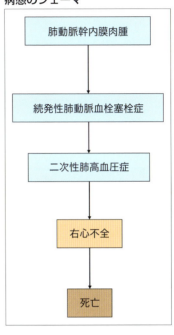

表3 肺動脈腫瘤性病変の鑑別疾患
- 肺動脈血栓塞栓症
- 肺動脈良性腫瘍
- 肺動脈原発肉腫
- 内膜肉腫
- 平滑筋肉腫
- 横紋筋肉腫
- 血管肉腫
- 転移性腫瘍
- 肺癌など

病態のシェーマ

肺動脈幹内膜肉腫 → 続発性肺動脈血栓塞栓症 → 二次性肺高血圧症 → 右心不全 → 死亡

が，まず血栓症を疑い，抗凝固療法が行われたものの，腫瘤影は増大傾向を示した．PETにより，肺動脈内の腫瘍性病変が疑われ，腫瘍摘出術が施行された．本症例ではRaynaud症状，呼吸困難や38℃台の不明熱のために，当初自己免疫疾患を疑っている．前二者は，二次性肺高血圧症によると推測されるが，原発性の肺高血圧症のほか，間質性肺炎や膠原病が鑑別診断にあがる．原発性肺高血圧症では，Raynaud症状を伴う場合は，伴わない場合に比して生存率が短くなる[1]とされている．発熱は，感染症と膠原病を除外できれば，おそらく腫瘍熱と考えられる．特に詳しい記載はみられないが，不明熱を伴う呼吸促迫を示した一例も報告されている[2]．しかし，引き起こされる症状は，発生部位によって大きく異なると思われ，症状から肺動脈疾患，特に肺動脈原発の悪性

腫瘍を疑うことは，実際的には不可能といわざるを得ない．

　肺動脈に発生する腫瘍について，良性腫瘍の報告例は散発的である．肺癌や縦隔腫瘍の進展などで肺動脈が狭窄することが成書では記載されている．大血管に発生する悪性腫瘍は，血管内膜の間葉系細胞由来であり，未分化ないわゆる内膜肉腫が1/3程度で，平滑筋肉腫がそれに次いで約1/5を占める．そのほかには，横紋筋肉腫や血管肉腫が報告されている[3]．さらに大血管に発生する平滑筋肉腫に限れば，下大静脈，肺動脈，胸部大動脈が大多数を占める[4]．一般的に予後は不良であり，末梢肺に腫瘍塞栓をきたした症例では外科的切除を施行しても，非塞栓症群よりもさらに予後は不良である（9.9か月 vs 17.9か月）[5]．

（野元三治，谷本昭英）

文献

1) D'Alonzo GE, et al. Survival in patients with primary pulmonary hypertension. Results from a national prospective registry. Ann Intern Med 1991；115：343-9.
2) Hayata T, Sato E. Primary leiomyosarcoma arising in the trunk of pulmonary artery：a case report and review of literature. Acta Pathol Jpn 1977；27：137-44.
3) Kim JH, et al. Primary leiomyosarcoma of the pulmonary artery：a diagnostic dilemma. Clin Imaging 2003；27：206-11.
4) Székely E, et al. Leiomyosarcoma of great vessels. Pathol Oncol Res 2000；6：233-6.
5) Nicotera SP, et al. Postoperative outcomes in intimal aortic angiosarcoma：a case report and review of the literature. J Vasc Surg 2009；50：186-9.

Keywords Raynaud症状，肺動脈腫瘍，内膜肉腫，肺動脈血栓塞栓症，肺高血圧症，不明熱，労作時呼吸困難

Self-Assessment Question

Question 1

肺動脈腫瘤性病変により引き起こされにくい症候を1つ選べ

a. 肺梗塞
b. 腹水
c. 肺高血圧症
d. チアノーゼ

Question 2

肺動脈に発生する悪性腫瘍性病変として考えにくいものを1つ選べ

a. 平滑筋肉腫
b. 血管肉腫
c. 脂肪肉腫
d. 内膜肉腫

Self-Assessment Answer

Question 1

Answer　d
チアノーゼ

肺動脈腫瘤性病変では，肺動脈圧の上昇に伴って，肺高血圧症や続発する肺塞栓，右心不全症状（肝うっ血，消化管うっ血，腹水）などが起こるが，チアノーゼは末期になるまで現れにくい．

Question 2

Answer　c
脂肪肉腫

平滑筋肉腫，内膜肉腫，血管肉腫などは，もともと血管の構成成分である内膜や平滑筋由来と考えられる．脂肪肉腫が発生することはほとんどない．

（セルフアセスメント作成：野元三治）

症例 4

縦隔癌の化学放射線療法後に湿性咳嗽が出現した男性

【年齢，性】70 歳代後半，男性．
【主訴】労作時呼吸困難，湿性咳嗽．
【既往歴】脳梗塞，糖尿病，前立腺肥大症，気腫合併肺線維症，多形慢性痒疹，骨粗鬆症，逆流性食道炎．
【服薬歴】シロスタゾール，ボグリボース，タムスロシン，プレドニゾロン，ST 合剤，アレンドロン酸ナトリウム，オメプラゾール．
【家族歴】特記事項なし．
【その他】喫煙歴：15 本/日×50 年間（20〜69 歳）．
【現病歴】平成 X 年 9 月に縦隔腫瘍の精査治療のため当科へ紹介受診となった．胸部 CT で中縦隔に 6×5×8 cm 大の上大静脈に浸潤している腫瘍を認め（図 1），超音波ガイド下経気管支針生検（endobronchial ultrasound-guided transbronchial needle aspiration：EBUS-TBNA）で縦隔原発の未分化癌（図 2）と診断した．同月末から同時化学放射線療法を開始した．60 Gy/30 回/44 日（前後対向 2 門，斜入 2 門でおのおの 30 Gy）での分割照射と，カルボプラチン（CBDCA）（AUC 5）＋ weekly パクリタキセル（PTX）を 6 コース施行し完全奏効（CR）となった．平成 X＋1 年 6 月，肺野には腫瘍を認めなかった．放射線照射野に一致して陰影を認め，放射線肺臓炎と診断した（図 3）．治療を要することなく陰影は器質化した．平成 X＋4 年 1 月，湿性咳嗽，呼吸困難を主訴に受診した．胸部 CT で放射線照射野に一致した部位に腫瘤影を認め，精査加療目的で入院となった．

入院時所見

【バイタルサイン】体温 36.3℃．血圧 124/93 mmHg．心拍数 92 bpm・整．呼吸数 15/分．SpO$_2$ 92％．
【身体所見】身長 155 cm，体重 53 kg，BMI 22.0．意識清明．見当識正常．皮膚：右下腿に結節痒疹を認める．胸部：肺野，背下部で fine crackle を聴取．心雑音なし．腹部：平坦・軟，圧痛なし，腫瘤を触知せず．
【血液検査】表 1 に示す．
【胸部 X 線，胸部 CT 検査】放射線照射野に辺縁が一致した腫瘤が出現し急速に増大し，右胸水も伴っていた（図 4）．
【心電図】心拍数 105 bpm，完全右脚ブロック．

入院時の臨床鑑別診断とその根拠

【右肺腫瘤】超音波気管支鏡下経気管支腫瘍生検と経気管支針吸引細胞診（transbronchial needle aspiration cytology：TBAC）（図 5）を行い，小細胞癌と診断した．放射線照射野に一致した部位に発生した癌であり，経気管支腫瘍生検および胸水中に小細胞癌（図 6）を認め，縦隔癌と組織型が異なるため縦隔癌の再発ではなく放射線誘発肺癌と診断した．放射線治療 2 年 4 か月後と比較的早い時期であったが，腫瘍の広がりが放射線照射野に一致し特徴的であったことが診断根拠になった．

入院後経過

EBUS-TBNA を行い肺小細胞癌 cTN2 M1a（stage IV）と診断．全身状態を考慮し CBDCA ＋エトポシド（VP-16）による化学療法を 3 コース行ったが，同年 5 月上旬腫瘍が増大し，全身倦怠感，咳嗽がみられ，呼吸不全となり死亡した．

最終臨床診断

①肺小細胞癌

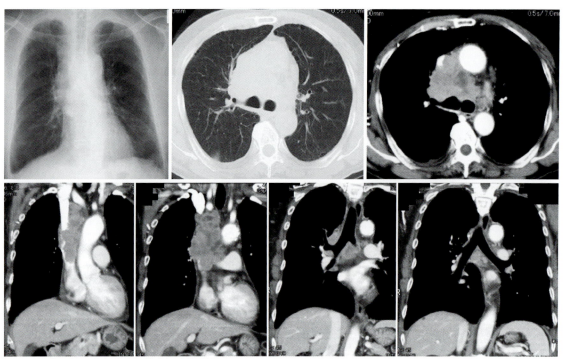

図1 平成 X 年 9 月初診時の胸部 X 線写真，CT

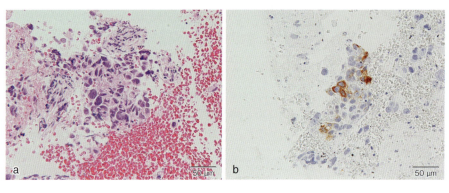

図2 EBUS-TBNA 材料

a：未分化癌．腫瘍組織は，角化，細胞間橋，腺管構造などの分化傾向を示さない．
b：IHC（immunohistochemistry）で上皮膜抗原（epithelial membrane antigen：EMA）が陽性で，腫瘍は上皮性の性格のものであることがわかる．

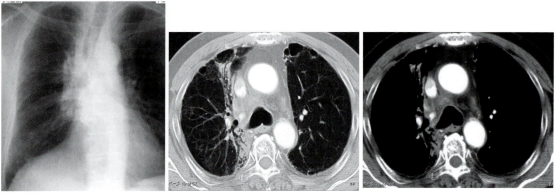

図3 平成 X＋1 年 6 月の胸部 X 線写真，CT
放射線照射野に一致した陰影が出現．

表1 入院時の一般・血液検査

尿定性	蛋白	30 mg/dL	H	生化学	ALT	53 IU/L	H
	糖	>1,000 mg/dL	H		ALP	250 IU/L	H
血清	ESR	56 mm/時	H		γ-GTP	150 IU/L	H
血算	WBC	5,500/μL			T-Bil	1.1 mg/dL	H
	RBC	341×10⁴/μL	L		Glu	300 mg/dL	H
	Hb	11.9 g/dL	L		HbA1c	6.8 %（NGSP）	H
	Ht	34.9 %			CRP	4.53 mg/dL	H
	PLT	23.5×10⁴/μL		腫瘍・線維化マーカー	KL-6	813 U/mL	H
生化学	TP	6.3 g/dL			SP-D	212 ng/mL	H
	Alb	3.2 g/dL	L		CEA	5.6 ng/mL	H
	BUN	12.9 mg/dL			SCC	1.7 ng/mL	
	Cre	0.86 mg/dL			CYFRA	4.1 ng/mL	
	Na	140 mEq/L			NSE	270 ng/mL	H
	K	3.8 mEq/L			ProGRP	36.3 pg/mL	
	Cl	1.1 mEq/L		凝固系	PT	11.4 秒	
	Ca	10.9 mg/dL	H		APTT	36 秒	
	LDH	476 IU/L	H		Fbg	682 mg/dL	H
	AST	55 IU/L	H		FDP	6 μg/mL	H

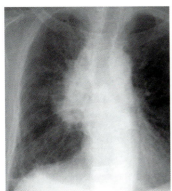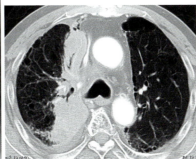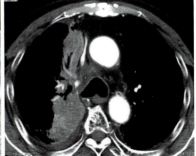

図4 平成 X＋4 年 1 月の胸部 X 線写真，CT
放射線照射野に一致した腫瘤影が出現．

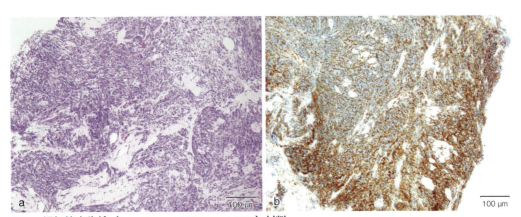

図5 経気管支生検（transbronchial biopsy：TBB）材料
a：小細胞癌．小型の腫瘍細胞が充実性に増殖し，核線（核が挫滅して引き伸ばされている像）をひく腫瘍組織が多くみられる．
b：IHC で CD56 が陽性．腫瘍細胞は CD56（別名 N-CAM：neural cell adhesion molecule）という神経のマーカーに陽性であった．小細胞癌はほかにもシナプトフィジン（synaptophysin），クロモグラニン A（chromogranin A）に陽性になることが多い．

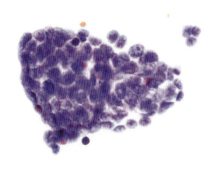

図6　右胸水穿刺材料　（小細胞癌）
小型の類円形の核，胞体の少ない小細胞癌細胞の小塊がみられる．

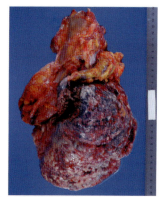

図7　右肺と縦隔肉眼所見
右肺の肺門部，上葉は強く癒着し，一塊として取り出した．胸膜表面には多数の白色の腫瘍結節がみられた．

② 縦隔癌治療後
③ 放射線肺線維症

臨床上の問題点

■肺小細胞癌の進展状況
胸部 CT 画像でみられた放射線照射野に一致した領域に肺小細胞癌を認めるかどうか．

■縦隔癌が残存しているか
初回治療時に認めた部位に腫瘍が残存しているか，もし残存しているのであれば小細胞癌との連続性はどうか．また，初回治療時の腫瘍と今回の腫瘍の組織型は異なるかどうか．

剖検所見—死後13時間

【右肺】上葉と横隔膜面を中心に腫瘍性に強く癒着しており，やや血性の胸水が貯留．縦隔面でも癒着が強かった（図7）．臓側，壁側の胸膜とも肥厚し，多数の小結節が散在し，上葉は硬度を増していた．割面では太い気管支壁は白色の腫瘍により肥厚が著しく，内腔の閉塞も著明（図8）．葉間胸膜，小葉間胸膜への腫瘍の浸潤も強い．また，肺門から下葉にかけて縦隔側の線維化がみられた．組織学的に腫瘍は壊死の強い小細胞癌で，気管支壁，胸膜，小葉間胸膜への浸潤，肺実質内の腫瘍形成，またリンパ管への侵襲が著明であった．
【左肺】胸膜の癒着なく，黄褐色で透明な胸水が少量貯留していた．胸膜肥厚はなく，表面は平滑

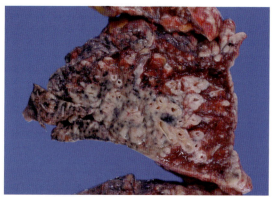

図8　右肺割面肉眼所見
太い気管支壁は白色の腫瘍により肥厚が著しく，内腔の閉塞も著明である．肺門から下葉にかけて縦隔側の線維化がみられる．

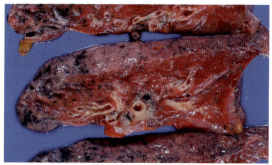

図9　左肺割面肉眼所見
上葉を中心に肺気腫がみられ，肺実質内へは転移を認めなかった．

であった．割面では，上葉を中心に肺気腫がみられた（図9）．肺門部ではリンパ節が累々と腫大し，転移と考えた．肺実質内へは転移を認めなかった．
【縦隔】両肺門部のリンパ節の腫大，右肺の気管支壁から連続した腫瘍はみられるが，縦隔自体の

なかには腫瘍はない．
【肝】重量は 980 g．小指頭大までの転移結節が多数認められた．
【心臓】左室の軽度の求心性肥大がみられた．重量は 370 g．
【脾】軽度腫大し，重量は 140 g であった．
【腎】軽度の腫大があり，重量は左 180 g，右 200 g であった．糖尿病によると思われる糸球体硬化症，diffuse lesion, nodular lesion, exudative lesion が認められた．細動脈硬化症がみられた．

臨床上の問題点に対する回答

■肺小細胞癌の進展状況
右肺の照射野に発生した小細胞癌で，肺門部，縦隔への直接浸潤，右癌性胸膜炎と肝への血行性転移がみられた．

■縦隔癌が残存しているか
縦隔腫瘍の再発はなかった．

剖検診断

1. 縦隔腫瘍
   ①未分化癌で，胸腺由来が疑われた．
   ②治療により消失，再発なし．
2. 肺の小細胞癌
   ①肺門部，縦隔への直接浸潤
   ②右肺の癌性リンパ管症
   ③右癌性胸膜炎
   ④肝への血行性転移

解説

本症例は縦隔から発生した未分化癌に対して化学放射線療法を行い，CR となった．9 か月後に放射線肺臓炎を発症し，自然経過で器質化した．3 年後に湿性咳嗽，呼吸困難を主訴に来院し，胸部 CT にて放射線照射野に一致した部位に腫瘤影を認めた．縦隔腫瘍の再発か，二次癌か鑑別に苦慮した一例である（**病態のシェーマ**参照）．

縦隔に発生する腫瘍は胸腺腫瘍，胚細胞腫瘍，神経原性腫瘍，軟部腫瘍，リンパ系腫瘍，転移性腫瘍，腫瘍様病変などと多種にわたる．縦隔は左右の胸腔に挟まれ，胸郭上部から横隔膜までに位置することから，病変部からの生検といった診断のアプローチが容易でないことが正確で迅速な診断を困難にしている．縦隔の各領域に好発する腫瘍，病変（**図 10**）[1] が異なるので，これを知っておくことが大切である．

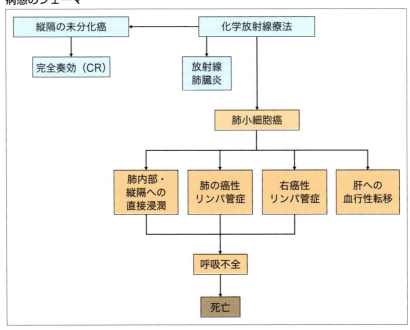

病態のシェーマ

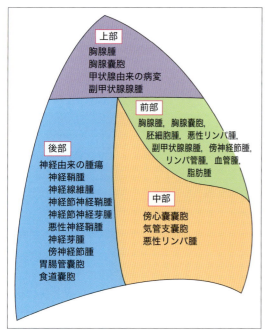

図10 縦隔に発生する腫瘍
*文献1) 参照

表2 酒井らが提唱した放射線二次癌の確信度分類

確信度		判定項目			
		組織像	発生臓器	潜伏期	発生部位
高A	1	異なる	異なる		
	2	異なる	同じ		
中B	1	同じ	異なる, 非連続	5年以上	照射野内
	2	同じ	異なる, 連続		
低C	1	同じ	同じ, 非連続		
	2	同じ	同じ, 連続		

オリジナルは文献3) で，英文で書かれているものを翻訳している．A群はWarren and Gates (1932年)の重複癌の定義を満たし，5年以上後に発生ということで，放射線誘発癌の可能性がきわめて高い．B群では発生臓器は異なるが組織型が同じであるので，再発癌，転移癌の可能性が残る．C群では組織型も発生臓器も同じなので，晩期再発癌，転移癌の可能性が高い．

本症例の縦隔腫瘍は明らかな分化傾向を示さない胸腺癌であり，角化，細胞間橋，腺管構造などは認められない．除外診断によって診断される．

縦隔腫瘍に対して，化学放射線療法を行いCRとなったが，3年後に二次癌を発生した．放射線被曝から臨床症状が出現するまでの期間から，数週間以内の急性影響，数か月以上のものを晩発性影響と呼ぶ．晩発性影響としては癌の誘発，白内障，寿命の短縮が有名である．全身被曝での誘発癌では，乳癌，甲状腺癌，肺癌，消化器癌などが知られ，固形癌以外では白血病がみられる．被曝後より，癌発生までの潜伏期間はさまざまで，広島の原爆後，3〜15年で白血病の出現が対照群より有意に高かったことが報告されている[2]．チェルノブイリ原発事故の際の小児甲状腺癌は，事故後4年から認められている．

放射線治療後の二次発癌については，古くから知られているにもかかわらず実体が明らかになっていない．この病態の定義は酒井らが提唱した確信度分類による定義（**表2**）[3]がわが国では一般的である．一次癌には子宮癌が最も多く，乳癌，悪性リンパ腫，脳腫瘍，甲状腺癌などの報告が多い．誘発された二次癌では軟部組織の肉腫，白血病が大半を占めている．二次癌としての肺癌は乳癌の照射治療後の報告が多い．

悪性腫瘍の放射線治療後の長期生存例が増加しつつあるため，二次発癌のチェックが重要と思われる．

(松原　修，神　靖人)

文献

1) Rosai J. Ackerman's Surgical Pathology. Mosby；1996. p. 436.
2) 松本康男ほか．放射線治療後の二次癌の潜伏期間に関する検討—全国アンケート調査による54例の解析．日本医学放射線学会雑誌 2002；62：27-31.
3) 酒井邦夫ほか．放射線治療後の発がんに関する全国調査．日本医学放射線学会雑誌 1981；41：24-32.

Keywords 肺小細胞癌，縦隔癌，放射線性肺臓炎，放射線誘発癌，湿性咳嗽

Self-Assessment Question

Question 1

前部縦隔腫瘍として考えにくいものを1つ選べ

a. 胸腺腫
b. 胚細胞腫
c. 悪性リンパ腫
d. 神経由来の腫瘍

Question 2

放射線治療後の二次発癌の元の一次癌で多くないものを1つ選べ

a. 乳癌
b. 肺癌
c. 悪性リンパ腫
d. 子宮癌

Self-Assessment Answer

Question 1

Answer　d
神経由来の腫瘍

縦隔腫瘍は**図10**（p.46）の通り，部位によって好発の腫瘍が知られている．前部縦隔腫瘍では，胸腺腫，胸腺囊胞，胚細胞腫，悪性リンパ腫，副甲状腺腺腫などが発生する．神経由来の腫瘍は後部縦隔に発生することが知られている．

Question 2

Answer　b
肺癌

放射線治療後の二次発癌の元の一次癌では，子宮癌，乳癌，悪性リンパ腫，脳腫瘍，甲状腺癌が多く，二次癌では肉腫，白血病が多い．

（セルフアセスメント作成：松原　修）

症例 5

乾性咳嗽の精査加療中に関節リウマチと診断された女性

【年齢，性】70 歳代前半，女性．
【主　訴】乾性咳嗽．
【既往歴】特記事項なし．
【服薬歴】不詳．
【家族歴】甥が 41 歳時に膠原病で死亡．
【その他】喫煙歴なし．飲酒歴：機会飲酒．
【現病歴】X 年 11 月中旬から乾性咳嗽があり，胸部 X 線で両側下肺野・外層優位の線状・網状影，すりガラス影を認め，容積減少も認めた．初診時に皮膚や関節の症状はなし．胸部 CT では胸膜直下に非区域性のすりガラス陰影（GGO）を認め間質性肺炎と診断した．呼吸不全はなく経過観察していたところ同年 12 月初旬から手指の関節痛と朝のこわばりが，同月下旬には右膝関節痛が出現．X＋1 年 1 月の CT（**図 1**）で両肺下葉外層および気管支血管側に沿う陰影や葉間胸膜近傍の陰影が次第に増強し，牽引性気管支拡張も出現し，増悪を認め，同年 2 月 8 日気管支鏡下の肺生検（TBLB）（**図 2**）を施行．画像所見と併せて fibrosing-nonspecific interstitial pneumonia（f-NSIP）の可能性が高いと診断し，間質性肺炎に対する治療効果は乏しいと予測されたため経過観察の方針とした．同年 2 月に整形外科で関節リウマチと診断され，メトトレキサート（MTX）の治療が開始された．3 月上旬から咳に痰を伴うようになり，3 月 24 日の CT（**図 3**）で両肺に結節影，浸潤影がみられたため，精査・治療のため入院となった．

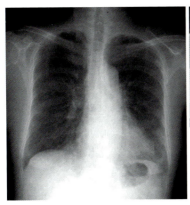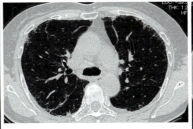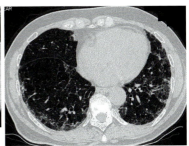

図 1　X＋1 年 1 月の胸部 X 線写真，CT

入院時所見

【バイタルサイン】体温 36.9℃．血圧 130/85 mmHg．心拍数 81 bpm・整．SpO$_2$ 95％．歩行で SpO$_2$ 90％程度まで低下する．
【身体所見】意識清明．見当識正常．胸部：肺野で fine crackle を聴取．心雑音なし．

【血液検査】表 1 に示す．
【心電図】異常なし．
【呼吸機能検査（X＋1 年 3 月 9 日）】肺活量 1.7 L，％肺活量 77.6％，FEV$_{1.0}$（1 秒量）1.43 L，FEV$_{1.0}$％（1 秒率）76.9％．

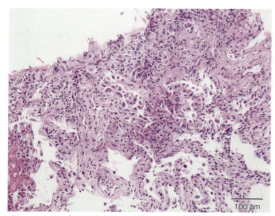

図2 X+1年2月のTBLB
肺胞壁の肥厚，細胞浸潤と軽度の線維化，2型肺胞上皮の顕在化がみられる．

入院時の臨床鑑別診断とその根拠

【間質性肺炎】 画像検査では，肺野の下葉の外層優位に区域をまたぐGGOが認められ進行していき，血液検査ではKL-6が1,130 U/mLと上昇，間質性肺炎に特徴的であるが，膠原病に合併したものであるのか，感染症を合併しているのか確定できない状況であった．

入院後経過

抗菌薬（メロペネム〈MEPM〉，カルバペネム系）で治療を開始したが改善せず，3月29日にTBLB（図4）を行い肺胞壁への細胞浸潤，Masson体（図4の→）と肺胞上皮の傷害像が認められたため，リウマチ肺に伴う器質化肺炎と考え，メチル

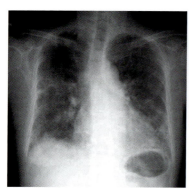
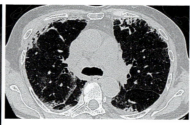
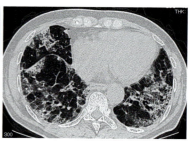

図3 X+1年3月の胸部X線写真，CT

表1 入院時の一般・血液検査

尿定性	蛋白	20 mg/dL		生化学	LDH	266 IU/L	H
	糖	(−)			AST	35 IU/L	
	ケトン体	(−)			ALT	53 IU/L	H
	潜血	(−)			ALP	738 IU/L	H
尿沈渣	RBC	1/HPF			γ-GTP	113 IU/L	H
	WBC	1/HPF			T-Bil	0.32 mg/dL	
血清	ESR	>140 mm/時	H		Glu	134 mg/dL	H
血算	WBC	7,800/μL			CRP	12.9 mg/dL	H
	RBC	325×10⁴/μL	L	その他	KL-6	1,130 U/mL	H
	Hb	9.4 g/dL	L		SP-D	246 ng/mL	
	Ht	28.2 %	L		RF	770.3 IU/mL	H
	PLT	38.1×10⁴/μL		凝固系	PT	14.6 秒	H
生化学	TP	6.4 g/dL			PT-INR	1.14	
	Alb	2.7 g/dL	L		APTT	39.4 秒	
	BUN	11.2 mg/dL			Fbg	778 mg/dL	H
	Cre	0.5 mg/dL		感染症	CMV 抗原	陰性	
	Na	136 mEq/L			CMV IgG	17.9 (+)	H
	K	4.1 mEq/L			CMV IgM	0.17 (−)	
	Cl	101 mEq/L			プロカルシトニン	0.08 ng/mL	
	Ca	8.2 mg/dL	L		β-D-グルカン	<5.0 pg/mL	

CMV：サイトメガロウイルス

プレドニゾロン 500 mg によるハーフパルス療法，その後プレドニゾロン 25 mg を維持量とした．結節影は消退傾向を示したが，新たに非区域性の GGO が出現し急速に悪化した（**図 5**）．ステロイド治療の効果が乏しく，間質性肺炎の急性増悪と診断しシクロホスファミド 500 mg 静注，2 回目のハーフパルス療法，シクロスポリンおよびシベレスタットの併用療法を行ったが改善せず，4 月 16 日呼吸不全のため死亡した．

最終臨床診断

関節リウマチに合併する間質性肺炎

臨床上の問題点

■ 臨床診断に矛盾する所見はあるか
■ ステロイド，免疫抑制薬の投与による二次的感染症を認めるか

少量・短期間であったが MTX の投与，および入院後のステロイドパルス療法，プレドニゾロン維持量，シクロホスファミドやシクロスポリンの併用療養により免疫力低下をきたし，ニューモシスチス肺炎やサイトメガロウイルス肺炎などの日和見感染症，また細菌性肺炎の合併を認めたかどうか．

■ 免疫抑制薬投与による骨髄抑制はみられるか

免疫抑制薬の投与で骨髄抑制を生じることがあるが，認められたか．

剖検所見—死後 13 時間

【肺】 両肺とも腫大し，硬度をやや増していた．重量は左 700 g，右 830 g であった．割面でびまん性に充実性で，肝臓様に硬度を増し，まだら模様のうっ血，出血巣と白っぽい斑状病変がみられた（**図 6**）．組織学的に硝子膜の出現（**図 7a**），その器質化（**図 7b**），肺胞道，細気管支の拡張，肺胞の消失，リンパ球の浸潤，好中球の浸潤がみられ，好酸球は目立たない．びまん性肺胞傷害（diffuse alveolar damage：DAD）の線維化期の像（**図 7c, d**）もみられた．加えて器質化肺炎巣（**図 8**）も散在していた．わずかに微小な肉芽腫も認められた．少数の顕微鏡的な血栓塞栓症もみられた．

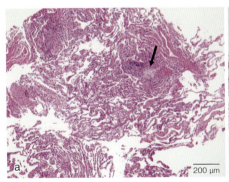
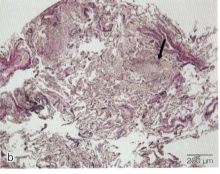

図 4　X＋1 年 2 月の TBLB
a：Masson 体（→）が 2 か所みられる．
b：a の EvG（エラスチカ・ヴァン・ギーソン）染色．

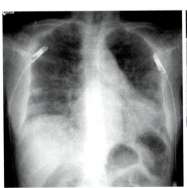
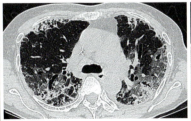
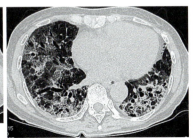

図 5　胸部 X 線写真，CT

【心臓】右室の拡張がみられた．重量は350 g．
【肝】うっ血があり，重量は1,100 g．顕微鏡的に類洞に白血球のうっ滞がみられた．
【腎】うっ血（左120 g/右100 g）．

【関節】手・膝・足関節に変形はみられなかった．
【骨髄】正形成性で，リンパ濾胞を散在性に認めた．

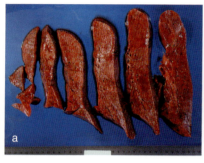
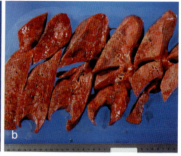

図6　肺の割面肉眼所見
a：左肺の割面．
b：右肺の割面．びまん性に充実性で，肝臓様に硬度を増し，まだら模様のうっ血，出血巣と白っぽい斑状病変がみられた．

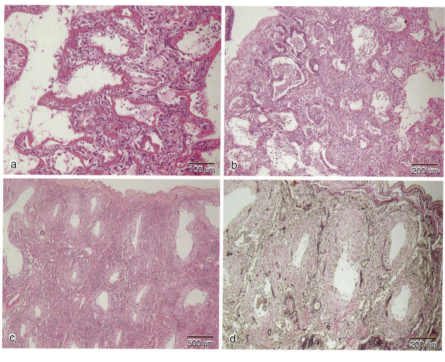

図7　肺組織所見①
a：硝子膜，びまん性肺胞傷害（DAD）の滲出期
b：DAD，器質化期
c：DAD，線維化期
d：cのEvG染色．

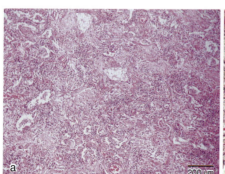
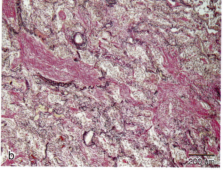

図8　肺組織所見②
a：器質化肺炎
b：aのEvG染色．肺胞腔内は線維成分で充満し，細胞浸潤もみられる．

臨床上の問題点に対する回答

■臨床診断に矛盾する所見はあるか

剖検時にみられた肺の病変はかなり多彩であった．古い変化としては胸膜下に認められた scarring scar と small honeycomb lesion があり，器質化肺炎（organizing pneumonia）も散在性にみられた．最も新しい病変は DAD で，これは線維化期（fibrosing phase），器質化期（organizing phase）と滲出期（exudative phase）の各時期の病変が認められた．総合的に考えて，これらの多彩な肺病変は関節リウマチに合併する間質性肺炎に矛盾しないと考えた．

■ステロイド，免疫抑制薬の投与による二次的感染症を認めるか

剖検で目立った感染症は認めていない．

■免疫抑制薬投与による骨髄抑制はみられるか

骨髄の血球産生は正常に行われており，抑制はなかった．

剖検診断

1. 関節リウマチに伴う間質性肺炎急性増悪
   ① 肺病変の主体は DAD，器質化期と滲出期が主体だが，一部では線維化期もみられた：硝子膜の出現，その器質化，肺胞道，細気管支の拡張，肺胞の消失，リンパ球の浸潤，好中球の浸潤する部位もみられる．好酸球は目立たない．わずかに微小な肉芽腫．
   ② 胸膜下に線維性瘢痕と小さい honeycomb lesion が散在
   ③ 器質化肺炎
   ④ 局所的に細気管支肺炎巣
   ⑤ ほかには肺実質内にリンパ球の集簇，小細動脈壁にリンパ球の浸潤，壊死性血管炎ではない血管病変，わずかな血栓塞栓，微小な骨化病変
2. 関節リウマチ（臨床的に）
   ① 関節リウマチ：臨床的に手関節痛，朝のこわばり，右膝関節痛あり，整形外科で関節リウマチの診断，血清学的に RF 770.3 IU/mL，CRP 12.9 mg/dL
   ② 関節リウマチに対して MTX の投薬治療
3. その他の所見
   ① 肺病変に対してステロイドパルス療法，ステロイド治療
   ② 肝のうっ血（1,100 g）．類洞に白血球増加
   ③ 甲状腺の萎縮
   ④ 卵巣の萎縮，静脈内に新鮮血栓

解説

本症例は，間質性肺炎急性増悪（関節リウマチに伴う）が臨床的に疑われた症例である．今回のエピソードは X 年 11 月の乾性咳嗽から始まり，近医を受診し，両側下肺野にすりガラス影，胸部 CT で胸膜直下の GGO を認めたことから，間質性肺炎と診断された．同年 12 月初旬から関節症状が始まり，整形外科で関節リウマチと診断された．MTX が処方（4 mg/週）され，胸部 CT で右上中下葉に結節影の新たな出現を認めている．翌年 3 月上旬から感冒症状が出現，呼吸器症状が急速に悪化して，メチルプレドニゾロンのハーフパルス療法，プレドニゾロン 25 mg 継続でも改善せず，呼吸不全で死亡した．

問題点は肺病変の評価である．臨床像，胸部画像と病理像を対応させてみると，

① 胸部 CT の経過（X 年 1 月）：両側下葉背側優位の網状索状影と GGO，気管支血管側に沿う陰影について，局所的に認められた線維性瘢痕巣，小さい honeycomb lesion と DAD，線維化期の病変が相当すると考えた．
② 前回認めた陰影の拡大と右肺に新たに出現した結節状陰影の病変については，関節リウマチに伴う器質化肺炎が生じていたと思われる．
③ 4 月 2 日に結節影は消失したものの，新たに両側下葉背側胸膜側優位で葉間をまたぐ非区域性の GGO が出現しているが，この病変は DAD，器質化期と滲出期の病変に相当すると考える．
④ 全般的には膠原病肺（リウマチに伴う）による間質性肺炎と考えるのが妥当と思われる．MTX 肺炎の合併という可能性は低い．
⑤ 最後の呼吸不全にはサイトメガロウイルス（CMV），ニューモシスチス肺炎（*Pneumocystis jirovecii* pneumonia），一般細菌性の肺炎，あるいは肺の血栓症の関与はなかった．関節リウマ

病態のシェーマ

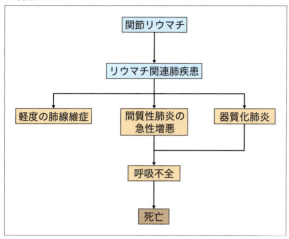

表2 リウマチ関連の肺病変

1. 間質性肺疾患（狭義のリウマチ肺 rheumatoid lung）	① UIP pattern ② NSIP pattern ③ 器質化肺炎の pattern ④ LIP pattern ⑤ DAD pattern
2. 気道の病変	① 閉塞性細気管支炎 ② 濾胞性細気管支炎 ③ DPB 類似の細気管支炎 ④ 副鼻腔気管支症候群
3. 肺の結節性病変	① リウマチ結節 ② 肉芽腫性病変 ③ Caplan 症候群
4. 肺血管の病変	① 肺の血管炎 ② 肺高血圧症
5. 胸膜の病変	① 胸水 ② リウマチ性胸膜炎 ③ 無菌性膿胸 ④ 特発性気胸
6. 二次性の病変	① 感染 ② 肺水腫 ③ 薬剤性肺炎（抗リウマチ薬，メトトレキサートなど） ④ 悪性腫瘍のリスク増加（肺癌，悪性リンパ腫） ⑤ アミロイドーシス

UIP：usual interstitial pneumonia（通常型間質性肺炎），NSIP：nonspecific interstitial pneumonia（非特異性間質性肺炎），LIP：lymphocytic interstitial pneumonia（リンパ球性間質性肺炎），DAD：diffuse alveolar damage（びまん性肺胞傷害），DPB：diffuse panbronchiolitis（びまん性汎細気管支炎）

チに伴う間質性肺炎急性増悪による呼吸不全と考える．

リウマチ関連肺疾患（respiratory complications associated with rheumatoid arthritis），リウマチ肺（rheumatoid lung）という用語が使われる[1]．リウマチ肺を広義に使ってリウマチ関連肺疾患の全部を含めて使う人や，関節リウマチに関連した間質性肺炎に限って使う人がいるが，間質性肺炎に限ってリウマチ肺という人のほうが多いように思われる．リウマチ関連の肺病変を**表2**に示す．間質性肺疾患のなかでの頻度は UIP（通常型間質性肺炎）pattern が半数，NSIP（非特異性間質性肺炎）pattern が約 1/3，器質化肺炎が 10％程度と報告されている．DAD pattern は間質性肺炎の急性増悪として現れることが多く，また予後は大変不良なものである[2]．

本症例の肺病変は，間質性肺炎が主体で，器質化肺炎と軽度の肺線維症も認められた．関節リウマチの関節症状が明らかになる前から肺病変を診断し，治療を行ったが，間質性肺炎の進行を止めることができなかった症例である．画像でも詳しく追究されており，病理像と詳しく対応が可能で

あった．

関節リウマチ患者の約半数に肺病変がみられ，死亡原因の 10〜20％は肺病変によると報告されている．約 10％の症例で，関節症状が現れる前に肺病変が先行するが，関節リウマチ関連の肺病変は重篤となることも多いので，注意が必要である．

（松原　修，神　靖人）

文献

1) Brown KK. Rheumatoid lung disease. Proc Am Thorac Soc 2007；4：443-8.
2) Lee HK, et al. Histopathologic pattern and clinical features of rheumatoid arthritis–associated interstitial lung disease. Chest 2005；127：2019-27.

Keywords 乾性咳嗽，関節リウマチ，リウマチ関連肺疾患，リウマチ肺，間質性肺炎急性増悪

Self-Assessment Question

Question 1

リウマチ関連肺疾患（リウマチ肺）における間質性肺疾患のなかで最も多いものを 1 つ選べ

a. 通常型間質性肺炎（UIP）pattern
b. 非特異性間質性肺炎（NSIP）pattern
c. 器質化肺炎（OP）pattern
d. びまん性肺胞傷害（DAD）pattern

Question 2

リウマチ関連肺疾患（リウマチ肺）の二次性の病変として頻度の最も低いものを 1 つ選べ

a. 肺感染症
b. 薬剤性肺炎
c. 悪性リンパ腫
d. 胃癌

Self-Assessment Answer

Question 1

Answer　a
通常型間質性肺炎（UIP）pattern

本文の解説の通り，UIP パターンの間質性肺病変が半数を占める．狭義のリウマチ肺には，UIP pattern のほか，NSIP pattern，器質化肺炎の pattern，LIP pattern と DAP pattern が知られている．

Question 2

Answer　d
胃癌

リウマチ関連肺疾患の二次性の病変として，肺炎を含めた感染症，肺水腫，抗リウマチ薬やメトトレキサートなどによる薬剤性肺炎，肺癌や悪性リンパ腫が有名である．

（セルフアセスメント作成：松原　修）

症例6

進行性呼吸不全を呈し，短期間で死亡した50歳代男性

【年齢，性】50歳代後半，男性．
【主　訴】呼吸困難．
【既往歴】55歳：不安定狭心症（左前下行枝にステント留置）．57歳：2型糖尿病（インスリン療法）．58歳：びまん性汎細気管支炎（diffuse panbronchiolitis：DPB）疑い．
【家族歴】父：糖尿病，母：くも膜下出血．肺高血圧の家族歴なし．
【その他】喫煙歴：40本/日×38年（18〜56歳）．飲酒歴：なし．
【現病歴】約1年前から労作時呼吸困難を自覚し，DPBの疑いにて呼吸器科で治療されていたが改善に乏しく，労作時呼吸困難が徐々に増悪したため，精査加療目的で呼吸器科に入院した．薬剤性肺炎など疑われたが確定診断に至らず，酸素投与で症状改善したため本人の強い希望で退院した．しかし，退院直後から呼吸困難が増悪し退院後6日目に受診．心臓超音波検査で著明な右心負荷とBNP（brain natriuretic peptide）上昇を認めたことから緊急入院となった．

入院時所見

【バイタルサイン】血圧88/62 mmHg．心拍数146 bpm・整．体温36.5℃．SpO₂ 94％（O₂ 6Lマスク）．
【身体所見】頸静脈怒張あり，下腿浮腫なし，四肢冷感あり．胸部聴診では下肺野優位に軽度湿性ラ音あり．心音整，第5肋間胸骨左縁にLevine Ⅱ/Ⅵの収縮期雑音あり，Ⅱ音の亢進あり．
【胸部X線検査】図1に示す．
【心電図】洞調律，心拍数88 bpm，高度右軸偏位（図2）．
【血液検査】表1に示す．

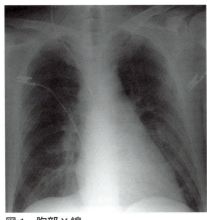

図1　胸部X線
CTR 54.8%．

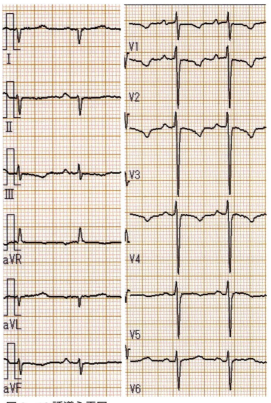

図2　12誘導心電図

【経胸壁心臓超音波検査】図3に示す．
【胸部CT検査・肺血流シンチ】図4に示す．

入院時の臨床鑑別診断とその根拠

【肺炎など肺実質疾患】約1年で増悪する進行性呼吸不全であり，当初はDPBの疑いで外来精査されていた経緯などから，DPBの悪化あるいは他の肺炎に起因する呼吸不全の可能性を考えた．しかし，前回入院時の精査で肺実質疾患や間質性肺炎，薬剤性肺炎などは否定されていた．今回入院時はCTでびまん性に小葉中心性の粒状影を認めたが，血清学的炎症反応を認めず，各種抗体検索でも膠原病・自己免疫疾患を疑う有意な所見は得られなかった．

【心原性ショック（左心不全）】入院時，血圧は88/62 mmHgと低く頻脈であり（心拍数146 bpm），末梢冷感を認めショック状態であった．BNPは599.4 pg/mLと高値であったため心原性ショックが考えられた．左心不全を鑑別したが，心エコーでの左室収縮能は保たれており，一方で右心系には著明な右心負荷を認めたことや，胸部単純X線写真で肺うっ血がごく軽度であったことなどが一般的な左心不全（心原性ショックを呈するほどの左心不全）と合致しなかった．

【肺高血圧症による右心不全】心エコーで著明な右室肥大と右室拡大を認めたことから，重症右心不全の病態と考えられた．三尖弁逆流速度から推定された右室収縮末期圧は66 mmHgであり，拡張期に心室中隔の平底化（D-shape）を認めたことから，右心不全の原因は肺高血圧症と考えられた．この時点では肺高血圧の原因は不明であったが，上述の通り左心不全に続発する肺高血圧症（肺静脈性肺高血圧症）とは考えにくく，また胸部CT・肺血流シンチなどからは急性/慢性肺血栓塞栓症や肺実質病変（肺疾患）に伴う二次性肺高血圧症も否定的であった．

以上より，肺動脈性肺高血圧症（pulmonary arterial hypertension：PAH）など，一次性に肺血管

表1　入院時の血液検査

血算	WBC	7,400/μL
	Hb	11.2 g/dL
	Ht	33.9 %
	PLT	11.2×10⁴/μL
生化学	Alb	3.2 g/dL
	BUN	18.6 mg/dL
	Cre	0.94 mg/dL
	T-Bil	1.31 mg/dL
	AST	28 IU/L
	ALT	38 IU/L
	LDH	214 IU/L
	γ-GTP	101 IU/L
	CRP	0.37 mg/dL
	HbA1c	6.2 %（NGSP）
凝固系	PT-INR	1.2
	Fbg	308 mg/dL
	D-dimer	1.0 μg/mL
その他	ESR	34 mm/時
	BNP	599.4 pg/mL
	KL-6	165 U/mL
	HIV	陰性
	IgG	1,792 mg/dL
	IgA	561 mg/dL
	IgM	358 mg/dL
	抗核抗体	80倍
血液ガス検査（O₂ 6L）	pH	7.401
	PaCO₂	24.4 mmHg
	PaO₂	102.5 mmHg
	HCO₃⁻	14.8 mEq/L
	BE	－7.9 mEq/L
	SaO₂	97.8 %
	A-aDO₂（FiO₂ 40%と仮定）	152.2 mmHg

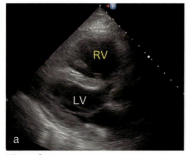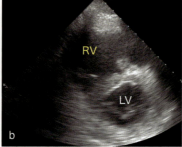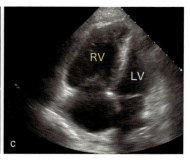

図3　心エコー
a：長軸像，b：短軸像，c：四腔像
著明な右室拡大を認め，心室中隔の平坦化を認めた．右室収縮末期圧の上昇を認め肺高血圧症が疑われた（TRPG=56 mmHg）．

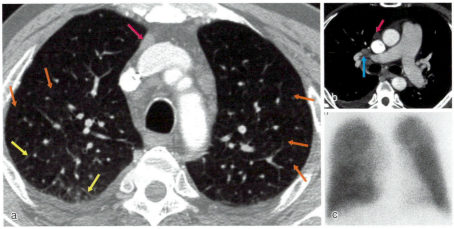

図4　胸部CT・肺血流シンチ
a：肺野条件では，縦隔リンパ節腫脹（→），小葉中心性のびまん性粒状影（→）および小葉間隔壁の肥厚（⇒）が全肺野に認められた．
b：縦隔リンパ節腫脹（→）および肺門部のリンパ節腫脹（→）を認めた．
c：肺血流シンチでは，肺血栓塞栓症は否定的であった．

抵抗が上昇する肺高血圧症が疑われた．

入院後経過

入院後，呼吸不全に対しては非侵襲的陽圧換気（NIPPV）による補助換気を行い，高度右心不全に対してドブタミン 2 μg/kg/分，ミルリノン（PDE-III阻害薬）0.25 μg/kg/分およびフロセミド 60 mg/日で初期治療を開始した．入院第3病日に心臓カテーテル検査を施行．左心カテーテル（冠動脈造影，左室造影）では異常を認めなかった．右心カテーテル所見を**表2**に示す．主肺動脈圧は 97/35（60）mmHg と著明に高値であり，肺動脈楔入圧 18/20（15）mmHg により PAH と診断した．なお，心腔内血液ガスサンプリングでシャント性心疾患は否定した．

第4病日からエンドセリン受容体拮抗薬（ボセンタン 125 mg/日）を開始．しかし，翌日の胸部X線で肺水腫の増悪を認め呼吸状態が悪化した．原因は特定できなかったが，ボセンタンにより肺血管抵抗が減少したことで左室流入血流が増加し，左室拡張末期圧上昇から肺うっ血が増悪した可能性を考えフロセミドを増量したところ，うっ血の改善が得られた．その後第5病日に PDE-V阻害薬（タダラフィル 20 mg/日）を開始したが，翌日のX線写真で再度肺水腫の悪化を認めた．強心薬増量にて再び肺うっ血は改善し，第8病日

表2　血行動態評価

肺動脈楔入圧	18/20（15）mmHg
主肺動脈圧	97/35（60）mmHg
右室拡張末期圧	24 mmHg
左室拡張末期圧	15 mmHg
右心房圧	22/20（16）mmHg
心拍出量（Fick法）	5.79 L/分
心係数	2.84 L/分/m²
肺血管抵抗	621 dyne・sec・cm^{-5}

にタダラフィル増量（40 mg/日）およびプロスタグランジン誘導体（ベラプロストナトリウム 60 μg/日）投与開始したが，その後再び肺水腫は悪化した．**図5**に急性期治療経過および**図6**に胸部X線の推移を示す．

PAH に対する特異的肺動脈拡張薬の投与で，再現性をもって肺水腫が出現または増悪した．これは前毛細血管性肺高血圧症（pre-capillary PH）では説明できない現象であった．したがって，病変部位は pre-capillary ではなく post-capillary にあり，エンドセリン拮抗薬や PDE-V阻害薬による肺細動脈の拡張で capillary への流入血流が増加した結果，capillary 内圧が上昇し肺うっ血をきたしたのであろうと考え，post-capillary PH の代表疾患である肺静脈閉塞症（pulmonary veno-occlusive disease：PVOD）を疑うに至った．

PVOD は進行性難治性の疾患であり，通常，内科的治療に抵抗性のため，肺移植（生体/脳死）

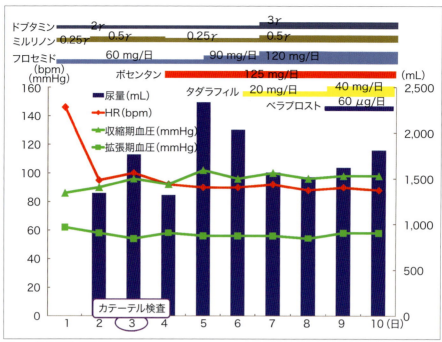

図5 急性期治療経過

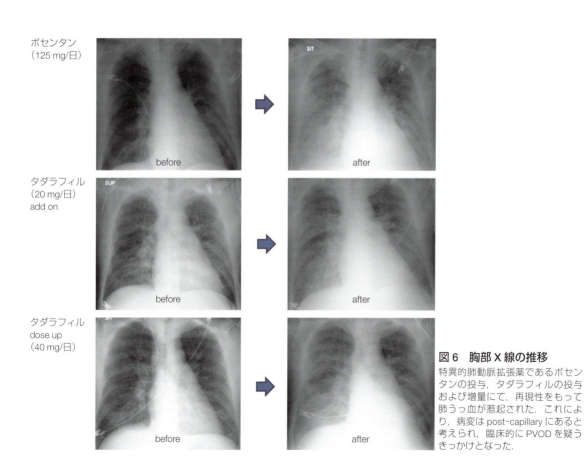

図6 胸部X線の推移

特異的肺動脈拡張薬であるボセンタンの投与，タダラフィルの投与および増量にて，再現性をもって肺うっ血が惹起された．これにより，病変は post-capillary にあると考えられ，臨床的に PVOD を疑うきっかけとなった．

を検討したが，患者の生活背景や家族の希望などから移植治療は行わない方針となった．苦肉の策としてステロイドパルス療法（mPSL 1,000 mg×3日）を行ったが，効果はごく短期的なものでありパルス療法中止と同時に呼吸状態は増悪．その後，敗血症（感染巣不明）から DIC・多臓器不全を併発し，入院24病日に死亡した．

最終臨床診断

① PVOD
② 敗血症（感染巣不明），敗血症性 DIC/多臓器不全
③ 2型糖尿病
④ 冠動脈ステント留置後（不安定狭心症）

臨床上の問題点

■ 臨床診断は PVOD だったが，それが正しいか

PVOD の本態である肺後毛細血管（post-capillary）の線維性狭窄を CT など臨床画像上で診断することは非常に困難であった．一般的に PVOD の患者は肺予備能がないため肺生検は推奨されておらず，本症例でも行わなかった．本症例は PAH であること，それにもかかわらず肺動脈拡張薬投与で再現性をもって肺うっ血が惹起されたことなどから臨床的に PVOD を疑った．剖検で PVOD に特徴的な肺組織像を認めるかどうかが最も重要な点であった．また，末期に生じた敗血症の感染病巣の検索も剖検の目的である．

剖検所見—死後18時間

【肺】重量は右1,160 g，左860 g．両肺とも高度のうっ血がみられた．割面では小葉間隔壁の肥厚が明らかであった．小葉間隔壁を走行する静脈は肥厚・拡張していた（図7）．肉眼所見から PVOD と推測できた．顕微鏡的には小葉間隔壁の高度の肥厚を認めた．隔壁内および周囲の静脈は著明に拡張していた．強拡大像では細静脈内は膠原線維の増加による内腔の狭窄と，弾性線維の増加が目立った（図8）．また，小葉間隔壁周囲の毛細血管の増生が認められた（図9）．肺胞腔内には滲出液，赤血球，ヘモジデリンを貪食したマクロファージが充満していた．

以上より，病理学的に PVOD と確定診断した．一方，肺動脈には著変を認めなかった．副所見として左右上葉の巣状肺炎がみられた．

【心臓】重量420 g．右室は拡張し壁は1.3 cm と

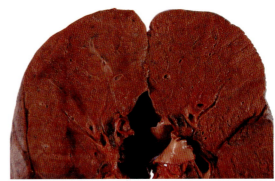

図7 右肺上葉の割面肉眼所見
小葉間隔壁の肥厚がめだつ．

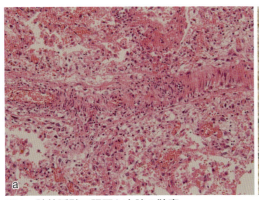
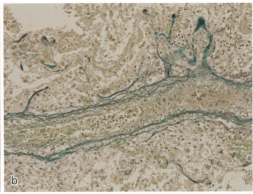

図8 肺静脈壁の肥厚と内腔の狭窄
小葉間隔壁の肺小静脈壁の肥厚が顕著で弾性線維が増加し線維性リモデリングがみられる．内腔は著明に狭窄している．post-capillary 病変である．
a：HE 染色．b：同部位のビクトリアブルー・ワンギーソン染色．

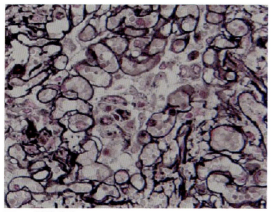

図9 肺胞病変
小葉間隔壁周囲では肺胞壁の毛細血管の著明な増生が認められ，肺胞は破壊されている．PAM染色．

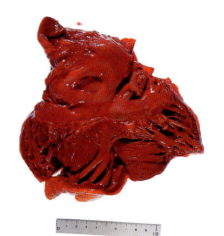

図10 右心肉眼所見
右室は拡張し，壁は1.3cmに肥厚，乳頭筋が発達している．

肥厚，乳頭筋が発達し右室肥大の所見であった．左室肥大は認めなかった．心筋壁に梗塞や線維化は認めなかった（図10）．

【肝】重量1,350g．隣接する門脈域や小葉中心部間の線維化と再生結節がみられ，うっ血性肝硬変とみなされた．

【腎】左195g，右162gで混濁腫脹がみられた．糖尿病性腎症，血管炎，膠原病などを示唆する所見は認めなかった．

臨床上の問題点に対する回答

■臨床診断はPVODだったが，それが正しいか

著明な小葉間隔壁の肥厚，隔壁内の細静脈の線維性肥厚，弾性線維の増生などの特徴的な病理所見から，PVODの確定診断に至った．また，左右上葉の巣状肺炎を併発したことも呼吸状態悪化に加担したと考えられた．巣状肺炎が敗血症の主たる病巣であると考えられた．

剖検診断

1. PVOD
2. 右室肥大
3. うっ血性肝硬変
4. 巣状肺炎（左右上葉）+敗血症疑い
5. 門脈血栓症
6. 糖尿病

解説

肺高血圧症はさまざまな原因により肺動脈圧が持続的に上昇した病態で，右心不全/呼吸不全が順次進行する予後不良の難治性疾患であり，現在は5つの病態群に分け理解されている（表3）．そのなかで肺微小循環に病変の首座があり，一次的に肺血管抵抗が上昇する病態（肺血管楔入圧は正常）が第I群のPAHである．PVODはPAHのサブグループ（第I'群）に位置づけられる非常にまれな疾患であり，その頻度は特発性肺動脈性肺高血圧症（IPAH）の10～15％といわれている[1]．肺血管抵抗上昇の原因となる線維性狭窄が生じる病変部位が，PAHは肺毛細血管床の前（pre-capillary）にあるのに対し，PVODは毛細血管の後（post-capillary）にある点が決定的に異なる[2]．PAHに対する特異的肺動脈拡張薬（エンドセリン拮抗薬，PDE-V阻害薬など）は，主にpre-capillary（動脈側）の血管を拡張し肺血管抵抗を低下させるが，PVOD患者はpost-capillary（静脈側）に狭窄があるため，肺動脈拡張薬投与によりcapillary内圧が上昇し，結果的に肺うっ血を生じる．post-capillaryの狭窄病変を生前に臨床検査で診断することは非常に困難であり，また特異的治療がなく比較的急速に進行し死に至る．生前の診断はきわめて困難であり確定診断は主として死後の病理解剖に委ねられる．

表3 肺高血圧症の分類

第I群 肺動脈性肺高血圧症（PAH）	第II群 左心性心疾患に伴う肺高血圧症
1) 特発性肺動脈性肺高血圧症（idiopathic PAH：IPAH） 2) 遺伝性肺動脈性肺高血圧症（heritable PAH：HPAH） 　1. BMPR2 　2. ALK1, endoglin, SMAD9, CAV1 　3. 不明 3) 薬物・毒物誘発性肺動脈性肺高血圧症 4) 各種疾患に伴う肺動脈性肺高血圧症（associated PAH：APAH） 　1. 結合組織病 　2. エイズウイルス感染症 　3. 門脈肺高血圧 　4. 先天性心疾患 　5. 住血吸虫症	1) 左室収縮不全 2) 左室拡張不全 3) 弁膜疾患 4) 先天性/後天性の左心流入路/流出路閉塞
	第III群 肺疾患および/または低酸素血症に伴う肺高血圧症
	1) 慢性閉塞性肺疾患 2) 間質性肺疾患 3) 拘束性と閉塞性の混合障害を伴う他の肺疾患 4) 睡眠時無呼吸症候群 5) 肺胞低換気障害 6) 高所における慢性曝露 7) 発育障害
第I'群 肺静脈閉塞性疾患（PVOD）および/または肺毛細血管腫症（PCH）	第IV群 慢性血栓性肺高血圧症（CTEPH）
第I''群 新生児遷延性肺高血圧症（PPHN）	第V群 詳細不明な多因子のメカニズムに伴う肺高血圧症
	1) 血液疾患（溶血性貧血，骨髄増殖性疾患） 2) 全身性疾患（サルコイドーシス，肺ランゲルハンス細胞組織球症，リンパ脈管筋腫症，神経線維腫症，血管炎） 3) 代謝性疾患（糖原病，Gaucher病，甲状腺疾患） 4) その他（腫瘍塞栓，線維性縦隔炎，慢性腎不全） 区域性肺高血圧症

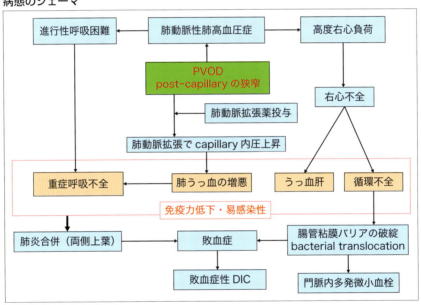

病態のシェーマ

　本症例は，右心系カテーテルでPAHと診断した時点ではPVODは疑っておらず，通常の（第I群に分類される）PAHと考え特異的肺動脈拡張薬を開始した．しかし，ボセンタン開始後，タダラフィル開始後，タダラフィル増量後などに再現性をもって肺うっ血が出現・悪化し，その一連の臨床経過からPVODを疑った．なお，PVOD同様にpost-capillary PHの病態を呈する疾患として肺毛細血管腫症（pulmonary capillary hemangiomatosis：PCH）が知られている．PCHはPVODよりもさらに希少な疾患であり，病態像が明らかになっていない点も多いが，PVODとオーバーラップする点が多く，同一疾患の異なった表現型とする考え方もある[3]．

　病理解剖では，PVODに特徴的とされる肺細静脈の弾性・膠原線維の増加に伴う肥厚と内腔の狭窄，小葉間隔壁の肥厚，肺胞壁の毛細血管増生などの所見が認められ確定診断に至った．

　確定診断は病理解剖に委ねられる希少な難病を，その特徴的な臨床経過から生前に疑い，病理

学的に証明できた貴重な症例である.
（岡﨑大武，高橋保裕，今田安津子，手島伸一，岸　宏久）

文献

1) Montani D, et al. Pulmonary veno-occlusive disease. Eur Respir J 2009；33：189-200.
2) Huertas A, et al. Pulmonary veno-occlusive disease：advances in clinical management and treatments. Expert Rev Resp Med 2011；5：217-29.
3) Lantuéjoul S, et al. Pulmonary veno-occlusive disease and pulmonary capillary hemangiomatosis：a clinicopathologic study of 35 cases. Am J Surg Pathol 2006；30：850-7.

Keywords　肺静脈閉塞症，肺動脈性肺高血圧症，呼吸不全

Self-Assessment Question

Question 1

誤っているものを1つ選べ

a. 肺動脈性肺高血圧症（PAH）では，右心系カテーテルで肺血管抵抗の上昇を認める．
b. PAHの内科的治療にはエンドセリン拮抗薬やPDE-V阻害薬，プロスタサイクリン誘導体などがある．
c. 重症PAH患者では，著明な肺うっ血を認める．
d. 肺静脈閉塞症（PVOD）に対する右心カテーテル検査では，PAHと同様の所見を得る．
e. PVODの確定診断は病理学的診断に委ねられるため，診断が困難なケースも多い．

Question 2

誤っているものを1つ選べ

a. PVODは，時に肺静脈拡張薬の投与で肺うっ血が出現，あるいは増悪する．
b. PVODの病変の主座は前毛細血管（pre-capillary）の線維性狭窄である．
c. PVODの肺病理像では，肺静脈の弾性・膠原線維の増加に伴う肥厚と内腔狭窄，小葉間隔壁の肥厚を認める．
d. PVODの診断に際しては，一般的に肺生検は推奨されていない．
e. PVODには根治的治療はなく，肺移植が唯一の根本的治療とされる．

Self-Assessment Answer

Question 1

Answer　c
重症PAH患者では，著明な肺うっ血を認める．

　肺高血圧症は，さまざまな原因により肺動脈圧が持続的に上昇した病態であるが，そのなかで肺微小循環に病変の主座があり，一次的に肺血管抵抗が上昇する病態がPAHである．その治療は，エンドセリン拮抗薬やPDE-V阻害薬，プロスタサイクリン誘導体などがある．PAHの病態は肺血管抵抗の上昇とそれに引き続く右心不全症状であり，一般的に肺うっ血は認めない．
　前毛細血管の線維性狭窄を特徴とするPAHに対し，PVODは後毛細血管（post-capillary）に線維性狭窄を認める．しかし，右心系カテーテルでは肺毛細血管楔入圧（PCWP）は正常範囲にあり，PAHと同様の血行動態所見を示す．PVODの診断は病理に依存するが，肺生検は推奨されておらず生前に診断することが困難なケースも少なくない．

Question 2

Answer　b
PVODの病変の主座は前毛細血管（pre-capillary）の線維性狭窄である．

　PVODは，PAHのサブグループに位置づけられる疾患であり，肺血管抵抗上昇の原因となる線維性狭窄が生じる病変部位が，PAHは肺毛細血管床の前（pre-capillary）にあるのに対し，PVODは毛細血管床の後（post-capillary）にある点が決定的に異なる．そのため，特異的肺動脈拡張薬投与により肺毛細血管内圧が上昇し，結果的に肺うっ血が生じる．PVODの病理像では，肺静脈の弾性・膠原線維の増加に伴う肥厚と内腔狭窄，小葉間隔壁の肥厚，肺胞壁の毛細血管増生などが特徴的である．
　PVOD患者は一般的に肺予備能がなく，肺生検は推奨されない．PVODは進行性難治性の疾患であり，通常，内科治療に抵抗性のため肺移植が治癒を目指した唯一の治療となる．

（セルフアセスメント作成：岡﨑大武）

症例から学ぶ
―CPCの進め方・活かし方

急性死

症例 7

心肺停止状態で発見されて搬送された30歳代男性

【年齢,性】30歳代前半,男性.
【主　訴】心肺停止.
【家族歴】不詳.
【既往歴】甲状腺機能亢進症（Basedow病）.
【現病歴】運送会社（宅配便）の社員で,平常通りの仕事を終えた日の夜中（午前2時頃）に職場の休憩所で白目をむいて心肺停止状態でいるところを同僚に発見され,救急搬送された.蘇生することなく,死亡が確認された.

来院時所見

【身体所見】身長164 cm, 体重67 kg, BMI 24.9であり, 小柄ながらも筋肉質で体格は良好であった. 眼球突出は認識されていない. 体表に外傷など異常を示す所見は認めなかった.

来院時の臨床鑑別診断とその根拠

【突然死】日中は仕事をして, 夜中に心肺停止状態で発見されたことから突然死と考えられる. 職場での死亡のため異状死と考えられることから, 検死も必要である. 本症例は30歳代前半と若いため, Brugada症候群を含む心臓突然死, 薬物性致死性不整脈, 肺梗塞, 胃潰瘍などの消化管出血性ショックなどが考えられる.

最終臨床診断

心臓突然死疑い

臨床上の問題点

■突然死の原因について

Basedow病の既往があるが, 最近の治療経過の詳細は不明である. 心臓突然死を疑うが, 突然死の原因について知りたい.

剖検所見―死後7時間

検死後, 臨床情報の乏しい情況下で剖検が施行された. 剖検は死亡確認の7時間後に開始され, 摘出臓器のホルマリン固定は死亡確認のおよそ9時間後である. 皮下脂肪, 内臓脂肪は少なかった.

【甲状腺】甲状腺がびまん性に腫大（図1）, 割面で結節性病変や囊胞は認められなかった（図2）. 甲状腺重量は115 gであった. 左葉が右葉より腫大していたが両葉の性状は同様であった. 組織では中型と小型のコロイド濾胞が混在しているが, 小型濾胞が目立ち, コロイドを含まない小型濾胞もしばしば認められる（図3）. コロイドの染色性は低下し, コロイド周辺部には小空胞, いわゆる吸収小胞が認められる（図4）. いずれの領域

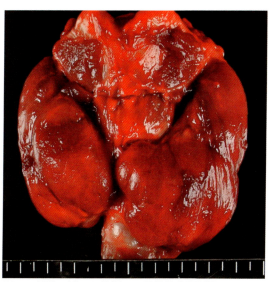

図1　喉頭に付けた状態での甲状腺肉眼所見
左葉が右葉より大きいがびまん性に腫大している.

でも核の腫大した濾胞上皮細胞が並び，時に上皮が乳頭状に突出している．間質が狭く，一部でリンパ球が浸潤し，リンパ濾胞が形成されている（図3）．以上より，Basedow病と判断される．

【肺】両肺は重く，肺重量は左が700 gで，右が660 gであった．暗赤色で湿潤しており，割面には線維化や気腫，巣状病変は認められなかった（図5）．胸膜癒着や胸腔内の液体貯留はなかった．肺動脈に新鮮血栓はみられなかった．組織はうっ血を示し，肺胞に濾出液と出血が認められた（図6）．ベルリン青染色の検索でヘモジデリンを貪食した肺胞マクロファージはみられなかった．なお，搬送されてから心肺停止の状態でおよそ500 mLの輸液が施行されている．

【心臓】重量は470 gで心肥大を示すが，形は正常で奇形もない．割面で，心筋層に線維化巣や新鮮梗塞を示す所見はなく，弁膜にも異常は認められない．右房と右室に凝血塊はない．右冠動脈の一部に75％程度の狭窄をみるが，有意か否かは

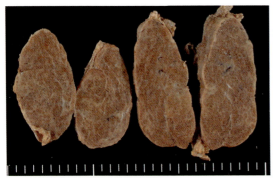

図2　甲状腺固定後の割面肉眼所見
右の2個が左葉で，左の2個が右葉．

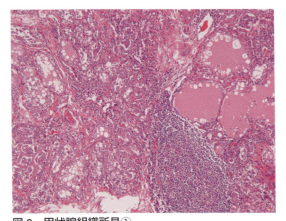

図3　甲状腺組織所見①
小型の甲状腺濾胞の存在が目立ち，コロイドを含まない小型濾胞が存在する．間質の一部にリンパ濾胞が形成されている．

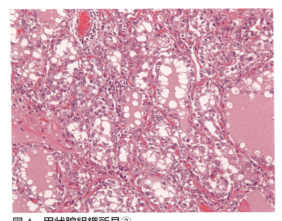

図4　甲状腺組織所見②
濾胞上皮細胞は腫大し，コロイド辺縁には吸収小胞が多数認められる．

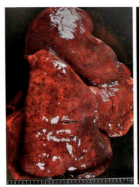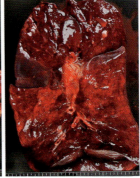

図5　肺肉眼所見
左は右肺の外表，右は左肺の割面で，浮腫，出血を伴ったうっ血像を示す．

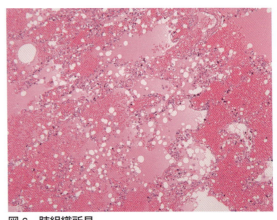

図6　肺組織所見
うっ血，浮腫，出血が認められる．

判断できない．肥大型心筋症を示唆する所見は認めなかった．

【大動脈】 大動脈には fatty streak（脂肪斑）がみられる程度で，硬化像は認めない．

【その他】 腎重量は左 210 g，右 185 g．副腎重量は左 14 g，右 19 g．両側腎と副腎にうっ血が認められた．また，顔面にもうっ血が認められた．

剖検診断

1. びまん性甲状腺腫を伴う甲状腺機能亢進症：Basedow 病（Graves 病）（甲状腺重量 115 g）
2. 肺うっ血（肺重量：左 700 g，右 660 g）
3. 心肥大（470 g）

臨床上の問題点に対する回答

■突然死の原因について

既往歴に Basedow 病があり，剖検で甲状腺の腫大が認められることから，活動性の甲状腺機能亢進症と判断されたため，既往歴の詳細を検索した．

【既往歴の詳細】 死亡のほぼ 1 年前に両肩の激痛を訴えて救急車で当院に搬送され，胸痛もあったため循環器内科へ紹介された．甲状腺腫大と甲状腺機能亢進症を指摘され，外科に甲状腺クリーゼの診断で入院した．このときの検査結果を**表1**に示す．血清中の遊離トリヨードサイロニン（FT_3）と遊離サイロキシン（FT_4）の異常高値と甲状腺刺激ホルモン（TSH）の異常低値が認められた．肝機能に異常はなく，血清クレアチニンは正常範囲である．抗甲状腺薬のチアマゾールが投与され，その後には FT_3 と FT_4 の値は低下したもののまだ高値であり，2 か月半後にはプロピルチオウラシルが追加投与された．さらにそのおよそ 1 か月半後には FT_3, FT_4 がほぼ正常化したため（**表1**），退院となった．入院中は特別なエピソードはなかった．外来でチアマゾールを経口投与しながら経過をみる予定であったが，退院後に来院することがなく，突然死している状態で発見されたのが退院のおよそ 8 か月後である．

解説

突然死は「瞬間死あるいは急性症状の発現後 24 時間以内の死亡で，事故，自殺，他殺などの外因死を除いた内因性自然死」と定義されている[1]．急変して医療機関に搬送されて死亡する症例と死亡後に発見される症例がある．突然死の約 7 割は病死であるが，近年の社会情勢から薬物性，他殺など犯罪も考慮しなければならない．病死の場合，**表2**のように約 70% が循環器疾患，消化器疾患が 9%，呼吸器疾患 7%，内分泌・栄養・代謝疾患が 3% 程度とみられる[1]．剖検では突然死の原因となり得る疾患を検討するが，心臓に器質的異常のない不整脈死（特発性心室細動を起こす Brugada 症候群）や薬物性催不整脈死もあり，原因特定には限界がある．

本症例は既往歴，甲状腺腫大，甲状腺組織像から活動性 Basedow 病（Graves 病）に罹患してい

表1 初診時および退院時の一般・血液検査

		初診時	退院時	正常値
血算	WBC	10,200/μL		
	RBC	613×10⁴/μL		
	Hb	16 g/dL		
	Ht	48.3 %		
	PLT	31×10⁴/μL		
生化学	CRP	7.32 mg/dL		
	T-Bil	0.87 mg/dL		
	AST	28 IU/L		
	ALT	37 IU/L		
	LDH	135 IU/L		
	TP	7.1 g/dL		
	BUN	18 mg/dL		
	Cre	0.36 mg/dL		
内分泌	FT_3	≧30 pg/mL	4.07 pg/mL	2.3〜4.30
	FT_4	≧10 ng/dL	0.82 ng/dL	0.7〜2.1
	TSH	0.003 μIU/mL	0.004 μIU/mL	0.50〜5.00

FT_3: free triiodothyronine, FT_4: free thyroxin, TSH: thyroid-stimulating hormone

表2 病死検案数の内訳（東京都監察医務院 2009 年集計）

循環器疾患	69.3%
消化器疾患	8.6%
呼吸器疾患	7.1%
新生物	4.6%
内分泌・栄養・代謝疾患	3.4%
神経系疾患	1.4%
泌尿器疾患	1.0%
感染症	0.9%
原因不明	0.1%
その他および不詳	3.6%

ることが判明した．長寿健康センターの報告では，男性の甲状腺重量の平均は 13.5 g±5.1 g，当施設での甲状腺に病変のない 60 歳以下の成人男性 46 例（20〜60 歳）の甲状腺重量（8〜60 g）の平均は約 20 g である．本症例の甲状腺重量は 115 g で，正常甲状腺の 5 倍以上腫大していたことになる．組織学的にも大小の濾胞がびまん性に増生し，濾胞上皮の形態から甲状腺機能亢進状態の Basedow 病として矛盾しない像であった．

　肺，腎，副腎のうっ血と顔面が肉眼でうっ血性にみえたことは心不全状態の存在を示唆し，肺のうっ血は出血を伴っているものの，ヘモジデリンを貪食した肺胞マクロファージが存在しないことから急性心不全であると判断される．心臓は肥大しているものの急性心筋梗塞，心筋症，心筋炎の所見はなく，また，冠動脈に虚血性心疾患をきたすような硬化像はみられなかったことから，Basedow 病に起因する心肥大と考えられる．若年者の心臓突然死の原因としては先天性・遺伝性心疾患が多く，肥大型心筋症，冠動脈奇形，大動脈弁狭窄症，僧帽弁逸脱症，不整脈原性右室異形成，Marfan 症候群，さらには心筋炎も重要である[2]．本症例ではこれらの心疾患は剖検により否定された．

　以上のことから，Basedow 病の甲状腺クリーゼ（thyrotoxic crisis or thryoid storm）による急性心不全で死亡に至ったと推測される．前述のように，突然死の大部分が循環器疾患で，不整脈死が多いが，不整脈の原因の一つに甲状腺機能障害があり，甲状腺クリーゼでも不整脈が急性左心不全の原因となり得る（表3）[3]．

　Akamizu ら[4]による甲状腺クリーゼに関する大規模な調査の結果を受けて，臨床的な「甲状腺クリーゼの診断基準（第 2 版）」が提唱されている（日本甲状腺学会ホームページ http://www.japanthyroid.jp/）．診断基準第 2 版では，甲状腺クリーゼとは「甲状腺中毒症の原因となる未治療ないしコントロール不良の甲状腺基礎疾患が存在し，これに何らかの強いストレスが加わったときに，甲状腺ホルモン作用過剰に対する生体の代償機構の破綻により複数臓器が機能不全に陥った結果，生命の危機に直面した緊急治療を要する病態」と定義され

表3　心臓突然死の原因となり得る疾患あるいは病態

I．器質的疾患	1. 冠動脈疾患
	2. 特発性心筋症
	3. 二次性心筋症
	4. 急性心筋炎
	5. 弁膜疾患
II．非器質的疾患	1. 遺伝性不整脈疾患
	2. 電解質失調
	3. 低酸素血症
	4. 代謝性アシドーシス
	5. 薬物中毒
	6. 甲状腺機能障害
	7. 腎障害
	8. 肺疾患
	9. 脳血管疾患
	10. 心臓振盪

＊文献3）参照

ている．診断基準の必須項目は甲状腺中毒症の存在（FT_3 および FT_4 の少なくとも一方が高値）であり，症状として①中枢神経症状（不穏，せん妄，精神異常，傾眠，けいれん，こん睡〈JCS I 以上または GCS 14 以下〉），②発熱（38℃以上），③頻脈，④心不全症状（肺水腫，肺野 50％以上の湿性ラ音，心原性ショックなどの重篤な症状），⑤消化器症状（悪心，嘔吐，下痢，血清総ビリルビンが 3 mg/dL 以上の黄疸），があげられていて，基準の充足度によって確実例と疑い例に分けている．確実例は①中枢神経症状＋他の症状項目 1 つ，または②中枢神経症状以外の症状項目 3 つ以上を満たす場合である．疑い例は①必須項目＋中枢神経症状以外の症状項目 2 つ，または②必須項目を確認できないが，甲状腺疾患の既往・眼球突出・甲状腺腫の存在があって，確実例条件の①または②を満たす場合である．本症例は臨床情報の詳細が不明であるため，厳密な意味で診断基準を満たしていない．甲状腺ホルモンの値は不明であるが，甲状腺ホルモンが著明高値でなくとも，クリーゼは起こり得る．

　甲状腺クリーゼの基礎疾患の大部分が Basedow 病で，誘因として第一に抗甲状腺薬服用の自己中断，第二に感染症，特に上気道感染，その他スト

レスなどがあげられている[4]．本症例の場合は感染症の所見はなく，治療の自己中断が最も大きな因子と考えられるが，仕事のストレスなども加わったと推測される．甲状腺クリーゼは比較的まれで，発症率は年間10万人あたり0.2人と報告され，致死率は10％程度とされる[5]．死因は多臓器不全，心不全，呼吸不全，不整脈の順である．本症例の場合は，厳密にいえば前述の甲状腺クリーゼの診断基準を満たさないが，甲状腺クリーゼの既往，Basedow病の治療歴があり，剖検によりBasedow病の甲状腺組織形態が認められたこと，全身臓器の所見より甲状腺クリーゼによる突然死が十分に考えられる．

本症例と同様にBasedow病による甲状腺機能亢進症のコントロール不良症例の突然死，あるいはBasedow病と診断されないまま突然死した症例の剖検例が数例報告されている[6-8]が，剖検ではいずれの症例でも本症例と同様に甲状腺腫大と組織学的に甲状腺濾胞上皮の過形成および肺うっ血の所見が認められている．いずれの症例でも虚血性心疾患の所見はない．強いストレスが甲状腺クリーゼの誘因にあげられているが，大きなストレスが認識されていない日常生活のなかで突然に甲状腺クリーゼが発症し，死に至る例があるように思われる．Kubotaら[9]は若いBasedow病患者が治療を怠って死亡（突然死が多い）することが多く，その理由として，若い人は身体的能力に自信があること，死に至ることもある疾患ということを知らずに病態を過小評価していること，そして患者の経済状態や精神状態も関与している場合があることをあげ，若いBasedow病患者には病態を過小評価しないように教育することの重要性を強調している．

本症例はBasedow病による甲状腺クリーゼで死亡したと推測され，甲状腺クリーゼの早期発見，早期治療の重要性を示している．Basedow病

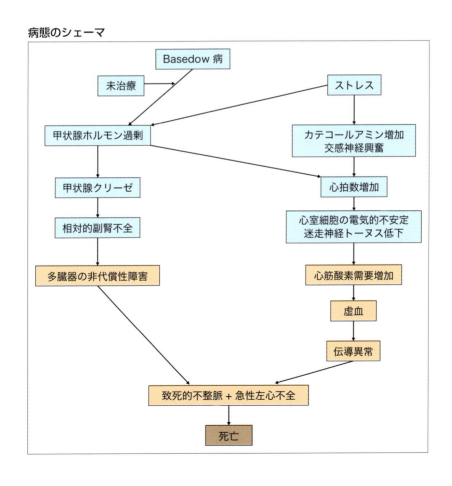

病態のシェーマ

による甲状腺クリーゼの場合，①甲状腺ホルモン産生・分泌の減弱，②甲状腺ホルモン作用の減弱，③全身管理，④誘因の除去が必要である[5]．本症例においては，Basedow病治療の継続，あるいはたとえ甲状腺クリーゼを発症しても，早期発見されれば，十分に救命できたと考えられる．Basedow病の正しい治療がいかに重要であるかを示唆する貴重な症例である．

(門間信博，長沼　廣)

文献

1) 三田村秀雄ほか．突然死の原因と頻度．治療 2011；93：1704-6．
2) 石田浩之．身体活動と突然死の因果関係─誘発要因としての身体活動．臨床スポーツ医学 2009；26：1351-9．
3) 池田隆徳．心臓突然死のリスク層別化─世界レベルでみた有用な指標を知る．Therapeutic Research 2012；33：1647-53．
4) Akamizu T, et al. Diagnostic criteria, clinical features, and incidence of thyroid storm based on nationwide surveys. Thyroid 2012；22：661-79.
5) 赤水尚史．甲状腺クリーゼの診断と治療．日本臨牀 2012；70：2000-4．
6) Hanterdsith B, Mahanupab P. Sudden and unexpected death in a young Thai female due to poorly controlled Graves' disease：a case report. Am J Forensic Med Pathol 2010；31：253-4.
7) Wei D, et al. Sudden unexpected death due to Graves' disease during physical alteration. J Forensic Sci 2013；58：1374-7.
8) Lynch MJ, Woodford NW. Sudden unexpected death in the setting of undiagnosed Graves' disease. Forensic Sci Med Pathol 2014；10：452-6.
9) Kubota S, et al. Graves' disease can be a lethal disorder in young adults. Thyroid 2008；18：915-6.

Keywords　甲状腺クリーゼ，Basedow病，突然死，急性心不全，異状死

Self-Assessment Question

Question 1

誤っているものを1つ選べ

a. 甲状腺中毒症の存在は甲状腺クリーゼの診断基準における必須項目としてあげられていない．
b. 甲状腺クリーゼの誘因として，抗甲状腺薬服用の自己中断，感染症，ストレスなどがあげられる．
c. 甲状腺クリーゼの基礎疾患の大部分はBasedow病である．
d. Basedow病と診断されないまま突然死し，剖検にて甲状腺クリーゼによる突然死と診断される症例もある．

Question 2

誤っているものを1つ選べ

a. 突然死は，「瞬間死あるいは急性症状の発現後48時間以内の死亡で，事故，自殺，他殺などの外因死を除いた内因性自然死」と定義される．
b. 甲状腺クリーゼの致死率は約1割であり，多臓器不全，心不全が死因となることが多い．
c. 甲状腺クリーゼにおいて，不整脈が急性左心不全の原因となり得る．
d. 若年のBasedow病患者には，疾患をよく理解し，病態を過小評価しないよう教育することが重要である．

Self-Assessment Answer

Question 1

Answer　a

甲状腺中毒症の存在は甲状腺クリーゼの診断基準における必須項目としてあげられていない．

　甲状腺クリーゼとは「甲状腺中毒症の原因となる未治療ないしコントロール不良の甲状腺基礎疾患が存在し，これに何らかの強いストレスが加わったときに，甲状腺ホルモン作用過剰に対する生体の代償機構の破綻により複数臓器が機能不全に陥った結果，生命の危機に直面した緊急治療を要する病態」と定義されている．『甲状腺クリーゼの診断基準（第2版）』では，甲状腺中毒症の存在を必須項目とし，症状として，①中枢神経症状，②発熱，③頻脈，④心不全症状，⑤消化器症状のうち規定の項目数を満たすものとされている．クリーゼはしばしば誘因に伴って発症し，抗甲状腺薬服用の自己中断，感染症，ストレスなどが誘因としてあげられる．甲状腺クリーゼは多くの場合，基礎疾患としてBasedow病を有するが，生前にBasedow病の診断がつかないままクリーゼを発症し，突然死に至る症例も存在する．

Question 2

Answer　a

突然死は，「瞬間死あるいは急性症状の発現後48時間以内の死亡で，事故，自殺，他殺などの外因死を除いた内因性自然死」と定義される．

　突然死は，「瞬間死あるいは急性症状の発現後24時間以内の死亡で，事故，自殺，他殺などの外因死を除いた内因性自然死」と定義される．病死の約7割を循環器疾患が占め，若年者の心臓突然死の場合，先天性・遺伝性心疾患，肥大型心筋症，心筋症などの心疾患のほか，甲状腺クリーゼによる死亡も含まれる．甲状腺クリーゼの致死率は必ずしも低くなく，10%程度と考えられている．死因として多臓器不全，心不全，呼吸不全，不整脈の順に多く，不整脈が急性左心不全の原因となり，突然死に至る場合もある．若年のBasedow病患者の場合，疾患に対する意識が低いことに起因して，突然死を招く場合もあるため，疾患に関する正しい知識を教育することも重要である．

（セルフアセスメント作成：中塚伸一）

症例8

不明熱，全身倦怠，意識障害で発症し，急激な経過で死亡に至った90歳代女性

【年齢，性】90歳代前半，女性．
【主 訴】嘔吐，発熱，全身倦怠，意識障害．
【既往歴】高血圧．
【服薬歴】抗潰瘍薬，脂質代謝改善薬，抗貧血薬，降圧薬（アンジオテンシンⅡ受容体拮抗薬〈ARB〉），骨粗鬆症治療薬，抗菌薬．
【家族歴】特記事項なし．
【現病歴】入院前日朝の体調は普通で，昼に会議に出席していた．会議中に嘔吐，応答不良が出現し，近医を受診した．受診時には悪寒発熱も始まり，意識状態が悪くなったため，近医から当院へ救急搬送された．来院時，見当識障害や明らかな麻痺は認めなかった．採血・画像所見上では感染症を強く示唆する所見はなく，発熱の原因は不明であった．高齢で，かつ一人暮らしのため帰宅不能として，経過観察入院となった．

入院時所見

【バイタルサイン】意識レベルJSC Ⅰ．体温38.8℃．血圧100/48 mmHg．脈拍97 bpm．SpO₂ 97%．

【身体所見】中肉中背．視診・触診・聴診上異常なし．
【血液検査】表1に示す．
【胸部X線検査】異常なし．

表1 入院時の血液検査

血算	WBC	4,800/μL		凝固系	APTT	23.6 秒	
	RBC	325×10⁴/μL	L		D-dimer	6.4 μg/mL	H
	Hb	10.4 g/dL	L	ウイルス	HBs 抗原	(−)	
	Ht	30.90%	L		HCV 抗体	(−)	
	MCV	94.90 fL		血液像	芽球	0%	
	MCH	31.90 pg			前骨髄球	0%	
	PLT	19.6×10⁴/μL			骨髄球	0%	
生化学	TP	6.0 g/dL	L		後骨髄球	0%	
	Alb	3.6 g/dL			好中球桿状核球	9%	
	AST	34 IU/L			好中球分葉核球	69%	
	ALT	14 IU/L			好酸球	0%	
	ALP	186 IU/L			好塩基球	0%	
	LDH	234 IU/L	H		単球	0%	
	T-Bil	0.5 mg/dL			リンパ球	22%	
	CK	147 IU/L			異型リンパ球	0%	
	BUN	20 mg/dL		血液ガス検査	pH	7.288	L
	Cre	0.9 mg/dL			pCO₂	14 mmHg	L
	Na	138 mEq/L			pO₂	186 mmHg	H
	K	3.9 mEq/L			HCO₃⁻	6.5 mmol/L	L
	Cl	104 mEq/L			ABE	−18.7 mmol/L	L
	Ca	8.9 mg/dL			SBE	−19.3 mmol/L	L
	トロポニンT	陰性			SBC	10.9 mmol/L	L
	CRP	0.21 mg/dL			SAT	98.30%	
	Glu	93 mg/dL			tHb	7.6 mmol/L	
凝固系	PT	12.6 秒			O₂ Hb	96.10%	
	PT-INR	1			CO₂ Hb	0.50%	
	PT%	100%			MetHb	1.70%	H

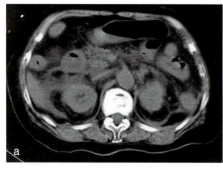
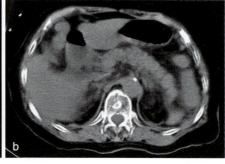

図1 腹部CT
a：左副腎を認めるスライス．左副腎内出血を同定できない．
b：右副腎を認めるスライス．aと同様所見．

【胸腹部CT検査】少量の両側胸水がみられ，脾周囲に腹水貯留を認めた．膵の腫大はなく，両側副腎周囲の脂肪組織にやや濃度上昇をみたが，明らかな血腫形成は認めなかった（図1）．
【心電図】ST変化や右心負荷所見は認めなかった．

入院時の臨床鑑別診断とその根拠

【発熱】不明熱の原因には，感染性（膿瘍，結核，骨髄炎，感染性心内膜炎など），非感染性（悪性腫瘍，自己免疫疾患など）があるが，来院時には白血球増加，CRP上昇はなく，感染症以外の全身性エリテマトーデス（SLE）などの自己免疫疾患，悪性リンパ腫や白血病などの悪性腫瘍，薬剤性などが考えられた．画像検査，血液検査（血液像）から悪性腫瘍を強く示唆する所見は得られなかった．服用していたいずれの薬剤にも発熱の副作用はあり，原因の可能性があったが，比較的長期に投与されていたものが多く，このたびの突然の発熱の原因とは考えにくかった．内分泌疾患も考慮されるが，診察時にはホルモン検査は行われなかった．経過中に嘔吐，下痢が出現したため，感染性胃腸疾患が疑われた．高齢者であることから結核も考えられたが，検査は施行されていない．敗血症では平熱，白血球減少の場合もあるため，最後まで否定はできなかった．

【全身倦怠感】急性か慢性かにより鑑別する疾患は異なるが，発熱に伴う症状の可能性や，90歳代と高齢のため，倦怠感を重要な症状ととらえるべきか意見のあるところであろう．このように考えると，貧血，悪性疾患を含めた血液疾患，内分泌疾患，糖尿病，自己免疫疾患，結核，胃腸疾患が鑑別となる．慢性的な下痢症状など胃腸症状はなかったため，炎症性腸疾患は考えにくい．

【意識障害】来院時に意識障害がみられたが，麻痺などの神経学的所見はなかった．画像所見から明らかな脳出血，脳梗塞は認めず，発熱と意識障害の症状から髄膜炎は否定できなかった．低血糖はなかった．高血圧で通院中であったので，高血圧性脳症の可能性も考えたが，来院時は低血圧であったので否定的である．

【入院時診断】感染性胃腸炎に伴う脱水（経過観察入院）．

入院後経過

入院直前に腹痛，下痢症状が出現したが，腹部に特記すべき所見はなかった．入院後，倦怠感があるも，疼痛や苦痛はなく，時折黄色の水溶性物を嘔吐した．四肢冷感，皮膚色不良，SpO$_2$が80％台に低下したため，酸素投与を開始．血液検査データに異常を認めたため，再度胸腹部CT検査を行ったところ右腎周囲にわずかに腹水をみるのみであった．検査終了後，下顎呼吸様となり，自発呼吸が停止したため呼吸管理を行った．

血液検査では白血球・血小板の低下，CRPの上昇，肝機能・腎機能の悪化を認め，感染巣不明だが，敗血症に伴う多臓器不全と診断された．家族と相談のうえ，積極的な治療を行わず，経過観察したが，入院から約14時間後に死亡した．

ショックの鑑別診断

ショックの鑑別には，①閉塞性ショック，②心原性ショック，③循環血液量減少性ショック，④血管拡張性ショックがあげられる．本症例の場合，①に関しては肺塞栓症，②に関しては心筋炎，

③に関しては消化管出血，④に関しては敗血症，副腎不全，中枢神経原性ショックがあげられる．本症例では発熱，嘔吐，下痢が出現し，CRPが上昇したことから，感染性腸炎による敗血症性ショックが考えられた．

最終臨床診断

①感染性腸炎に伴う敗血症
②敗血症性ショック

臨床上の問題点

■敗血症性ショックの疑いについて

感染巣は不明で，炎症所見に乏しいが，敗血症性ショックを疑う．消化器症状があったので，腸炎の有無を知りたい．

■肺梗塞，心筋梗塞の有無

急激な経過で，臨床的には原因不明である．肺梗塞，心筋梗塞を含めて病理学的異常はないか．

剖検所見―死後11時間

【副腎】両側副腎皮質はびまん性に黒変していた（図2）．副腎に腫瘍性変化は認めない．組織学的には副腎皮質全体にびまん性出血がみられ（図3），皮質内の毛細管類洞内に強いうっ血を認めた（図4）．出血はほぼ皮質内に限局していた．副腎周囲の血管にアミロイド沈着，血管炎などはみられなかった．鉄染色ではヘモジデリン沈着はまったくみられず，急性の特発性副腎出血の像であった．
【心臓】重量は250 g．冠動脈の動脈硬化性変化がみられ，心筋では傍血管性線維化を認めた．心肥大の像は認めなかった．
【肺】重量は左290 g，右340 g．両側胸膜の癒着がみられ，胸水は両側30 mL程度であった．組織学的には軽度の肺水腫を認めた．
【消化管】食道，胃，小腸，大腸では部分的にびらんがあるが，敗血症を引き起こすような胃腸炎の所見はなかった．
【腹水】漿液性液150 mL．

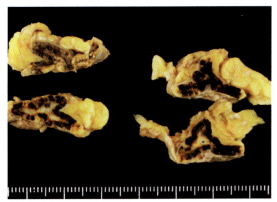
図2 両側副腎肉眼所見
両側副腎では，皮質を中心にびまん性に出血を認めた．

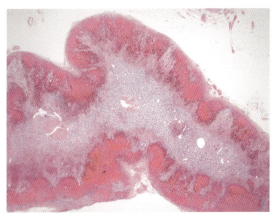
図3 副腎皮質組織所見（弱拡大）
皮質内にびまん性出血を認めた．HE染色．

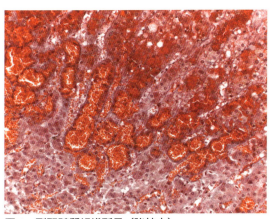
図4 副腎髄質組織所見（強拡大）
皮質類洞内にうっ血，皮質内に出血を認めた．EM染色．

臨床上の問題点に対する回答

■敗血症性ショックの疑いについて

　肺は軽度浮腫を認めたが，明らかな肺炎は認めず，その他の臓器では感染症を示す所見はなかった．消化管には軽いびらんを認めたが，出血性内容物などはみられず，敗血症を起こすほどの腸炎は認めなかった．

■肺梗塞，心筋梗塞の有無

　剖検の結果，肺梗塞はなく，心筋梗塞も認めなかった．両側のびまん性副腎出血を認め，急激な経過は副腎出血による急性副腎不全が原因と考えられた．

剖検診断

1. 急性両側性副腎出血
2. 軽度肺浮腫
3. 動脈硬化症

解説

　剖検の結果，両側の副腎出血による急性副腎不全と診断された例である．両側性副腎出血はまれであるが，発見が遅れると致死的である．本症例では，初期症状から副腎不全の診断が可能であったかが問題になる．

　本症例の主訴である発熱，全身倦怠，意識障害を示す疾患は多岐にわたっている．教科書的には敗血症，悪性腫瘍，ウイルス性髄膜炎，結核，感染性心内膜炎，脳卒中，低血糖，尿毒症，Addison病，甲状腺クリーゼ，高血圧性脳症，熱中症，中毒，ショック，薬剤性などが鑑別にあげられる．本症例の発症時症状や検査成績からは敗血症，悪性腫瘍，髄膜炎，感染性心内膜炎，Addison病，甲状腺クリーゼ，中毒などが考えられるが，まず念頭におくべきは副腎不全（Addison病）である．しかし，副腎不全の初期症状は全身倦怠，無気力，食欲不振，体重減少，吐気，腹痛，便秘，下痢，微熱など日常よくある症状のために診断は容易ではない．発熱も微熱から38℃を超える例もみられ，精神症状もみられる．経過とともに急激な脱水症状，血圧低下，呼吸困難，意識障害を呈し，ショックに陥り，治療が遅れると死亡する．初期症状が腹痛と発熱の場合は急性腹症と誤診されやすく，本症例も来院時は嘔吐があり，脱水を伴った感染性腸炎が考えられた．副腎不全の状態が12時間程度経過すると，意識障害（失認，誤認，記銘障害など）やショック症状を起こす．低血糖はまれだが，認められる場合は二次性副腎不全の疑いがある．

　副腎不全では，血中コルチゾール，尿中17-OHCSが低値となる．併せて副腎皮質刺激ホルモン（ACTH）が高値であれば原発性，低値であれば続発性と診断できる．血中コルチゾール，尿中17-OHCSを測定すれば診断は容易であるが，当院ではステロイドホルモンは外注検査となるため，緊急でデータを得るのは難しい．多くの病院でも同様と思われる．この場合は他の検査成績から推測する必要があり，血清電解質異常としては血清ナトリウム低下，カリウム上昇がみられ，Na/K比30以下，末梢血の好酸球増多と低血糖を認めた場合は副腎不全を疑う[1]．検査成績以外では画像所見が有効である．超音波検査，CT，MRIなどで副腎の腫大や単純CTでの高吸収値，MRIの信号強度から診断可能といわれる[2]．本症例では来院時，急変時のCTでは所見に乏しく，副腎周囲の脂肪組織がやや高輝度となっているほか著変がみられず，副腎出血を強く疑う像は得られず副腎出血と診断するのは困難であった．

　原発性副腎不全の原因[1-3]としては，Addison病（自己免疫性副腎炎，結核），副腎の感染症，副腎循環障害（出血，血栓症），悪性腫瘍転移，副腎皮質ホルモン合成阻害薬投与，続発性としては下垂体の障害によるACTHの分泌低下，甲状腺クリーゼ，長期の副腎皮質ステロイド投与などがある．一方，相対的不足は慢性副腎皮質機能低下症にけがや発熱，あるいは手術などの強いストレスがかかった場合に生じる．本症例にみられたような両側副腎出血はまれであるが，急性副腎不全の原因の一つであることを忘れてはならない．

　一般的に出血の原因は外傷と非外傷に分けられる．本症例にみられた非外傷性両側性副腎出血の原因を表2に示す．本症例と関係しそうな因子としては，抗凝固薬の投与，Waterhouse-Friderichsen（WF）症候群，抗リン脂質抗体症候群

表2 非外傷性両側性副腎出血のリスク因子（成人例）

1)	凝固系疾患	抗リン脂質抗体症候群，抗凝固治療，慢性的NSAIDs治療，本態性血小板減少症など
2)	副腎血管異常	動静脈循環不全，動脈瘤など
3)	ストレス	手術，熱傷など
4)	副腎腫瘍	副腎癌，転移性腫瘍，褐色細胞腫など
5)	敗血症	Waterhouse-Friderichsen症候群など
6)	長期ステロイド治療	
7)	膵炎	
8)	妊娠	
9)	高血圧	
10)	特発性	

（APS），膵炎，ストレス，高血圧があげられる．成人にみられる両側性副腎出血の1/3は抗凝固薬の使用によると報告されている[4]．抗凝固薬の使用量と副腎出血の頻度に相関はないが，動物実験では抗凝固薬にACTHを同時に負荷すると副腎出血の頻度は10倍に増加する[4]．本症例では抗凝固薬の服用はなかったが，脳梗塞後の患者，心房細動で抗凝固薬を投与されている患者では十分注意する必要がある．WF症候群は小児に起こり，流行性脳脊髄膜炎症双球菌（*Neisseria meningitidis*）およびその他の細菌による重症感染症に引き続き，皮下出血，紫斑，チアノーゼなどを呈し，急速に不可逆性のショック状態に陥って死の転帰をとり，剖検にて両側性副腎出血が証明される．本症例は高齢者で，重症感染症を示唆する所見はなく，来院時の血液培養では一般細菌，嫌気性菌いずれも陰性で，WF症候群は否定的である．しかし，発熱，意識障害を認めた本症例では鑑別しなければならない重要な疾患である．近年，APSに伴う副腎出血の報告がみられる．抗カルジオリピン抗体（aCL），ループス抗凝固因子を有し，膠原病に合併することが多い．自己免疫疾患患者で動静脈の血栓症，習慣性流産，血小板減少症などの症状があれば，APSを疑う必要がある．aPLは自己免疫疾患以外にも悪性腫瘍，血液疾患，感染症，薬剤服用でも陽性となるので，深部血栓症が疑われる患者では検査が必要となる．本症例ではaCL測定は行われなかったので，APSを完全に否定はできないが，APSを疑う症状，病理所見（血栓症など）は認めなかった．

副腎は血流循環量の多い臓器であるが，血管壁が脆弱で，静脈血の流出路に制限があり，副腎動静脈循環不全を起こしやすい[2,4]．病理学的には右側片側性出血が多く，その原因は右側副腎静脈が直接下大静脈に流入するため，下大静脈の内圧が影響するためと推察されている．一方，ストレス性の場合は両側性が多い．家兎にACTHあるいはメチラポンを投与して副腎皮質機能亢進状態にした後に，エンドトキシンを静注すると副腎出血を起こし，微小血栓を形成すると報告されている[5]．ACTHの増加やストレスだけでも出血を引き起こすことが報告されている[2,5]．剖検所見では，両側ともに副腎外の出血はみられず，出血は皮質，一部髄質にみられること，他臓器も含めて血栓症は認めないことから，副腎皮質内毛細管類洞の破綻によると考えられた．本症例では高血圧の既往があり，現在も治療中であること，高齢であること，何らかのストレスがあったことなどの因子が副腎皮質内類洞の破綻出血を起こしたと推測する．

前述のように副腎不全の診断は容易ではないため，治療が遅れる場合がある．病歴や症候，電解質，血算などの緊急検査から急性副腎不全が疑われる場合は，血中ホルモンの結果を待たずに治療を開始しなければならない[3]．急性副腎不全の治療は，①即効性の副腎皮質ホルモンの投与，②十分な補液と電解質の補正，③急性副腎不全を引き起こした原疾患に対する治療（昇圧薬，抗菌薬，止血薬などの投与）が原則である．本症例は感染性腸炎が疑われ，急変するまでは重症感がなかったことが，副腎不全の診断に至らなかった理由であろう．ショックの治療としてステロイドの投与がなされるが，副腎不全では急速・多量のヒドロコルチゾンの投与が必要である．診断を早期に確定することが重要である．

急性副腎不全は的確な診断により救命することができる．救急の現場では鑑別疾患のなかにあげ，慎重な診断，治療が望まれる．

（長沼　廣）

病態のシェーマ

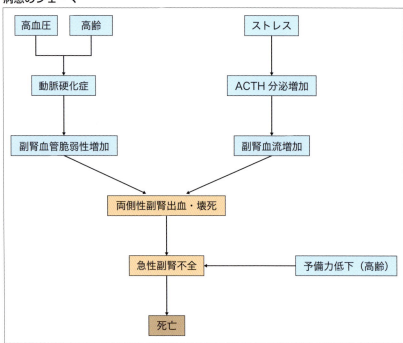

文献

1) 西川哲男ほか．急性副腎不全．Modern Physician 2009；29：657-9
2) Leong M, et al. A case of bilateral adrenal haemorrhage following traumatic brain injury. J Intensive Care 2015；3：4.
3) 新谷保実，藤中雄一．副腎クリーゼ．産科と婦人科 2002；69：371-7
4) 出村　博，出村黎子．副腎出血．日本臨牀 1984；42：2483-8.
5) 青山　弘，森　亘．副腎出血壊死－古くて，かつ新しい問題．医学のあゆみ 1985；132：1-7.

Keywords　不明熱，意識障害，急性副腎不全，副腎皮質出血

Self-Assessment Question

Question 1

誤っているものを1つ選べ

a. 不明熱の原因は感染症，膠原病および悪性腫瘍の中で鑑別すればよい．
b. 全身倦怠，意識障害を訴える患者では，貧血，悪性腫瘍，糖尿病，膠原病，結核，胃腸疾患のほかに内分泌疾患を忘れてはならない．
c. 副腎不全の初期症状は食欲不振，嘔気，腹痛，便秘，下痢などの消化器症状で始まることがある．
d. 副腎不全が長時間続くと意識障害やショック症状を起こす．

Question 2

誤っているものを1つ選べ

a. 副腎不全には原発性，続発性があり，続発性では視床下部・下垂体の機能検査が必要である．
b. 原発性副腎不全が疑われたら，副腎機能検査とともに副腎の画像検査も必要である．
c. 原発性副腎不全の原因は，ほとんどが結核性副腎不全である．
d. 副腎不全の原因のなかには副腎出血を起こすWaterhouse-Friderichsen症候群や抗リン脂質抗体症候群もあげられる．

Self-Assessment Answer

Question 1

Answer　a

不明熱の原因は感染症，膠原病および悪性腫瘍の中で鑑別すればよい．

　発熱，全身倦怠，意識障害を示す疾患は多岐にわたっている．教科書的には敗血症，悪性腫瘍，ウイルス性髄膜炎，結核，感染性心内膜炎，脳卒中，低血糖，尿毒症，Addison病，甲状腺クリーゼ，高血圧性脳症，熱中症，中毒，ショック，薬剤性などが鑑別にあげられる．種々の疾患のなかで念頭におく必要があるのは副腎不全（Addison病）である．しかし，初期症状は全身倦怠，無気力，食欲不振，体重減少，吐気，腹痛，便秘，下痢，微熱など日常よくある症状で診断は容易ではない．発熱も微熱から38℃を超える高熱もみられ，精神症状もみられる．経過とともに急激な脱水症状，血圧低下，呼吸困難，意識障害を呈し，ショックに陥り，治療が遅れると死亡する．初期症状が腹痛と発熱の場合は急性腹症と誤診されやすく，副腎不全の状態が12時間程度経過すると，意識障害（失認，誤認，記銘障害など）やショック症状を起こす．日常よく遭遇する症状を訴えた患者でも内分泌疾患は絶えず念頭においておく必要がある．

Question 2

Answer　c

原発性副腎不全の原因は，ほとんどが結核性副腎不全である．

　副腎不全の原因には原発性，続発性があり，原発性としてはAddison病，結核を含む副腎感染症，血管の閉塞，出血，悪性腫瘍転移による副腎皮質傷害あるいは副腎ステロイド合成阻害薬投与があげられ，続発性としては下垂体の障害による副腎皮質刺激ホルモンの分泌低下などがあげられる．Addison病の原因は，結核のほかに自己免疫疾患もある．副腎出血も急性副腎不全の重要な因子である．血腫を形成することがあり，画像診断も有用である．非外傷性両側性副腎出血の原因は，抗凝固薬の投与，Waterhouse-Friderichsen症候群，抗リン脂質抗体症候群，膵炎，ストレス，高血圧などである．

（セルフアセスメント作成：長沼　廣）

症例 9
胆道感染が疑われ発症後約1週間で死亡に至った高齢女性

【年齢，性】80歳代後半，女性．
【主　訴】食思不振，歩行困難．
【既往歴】発作性心房細動，閉経後骨粗鬆症，十二指腸潰瘍，切迫性尿失禁，不眠症，Alzheimer型認知症．
【服薬歴】ラロキシフェン塩酸塩（選択的エストロゲン受容体調整薬），ファモチジン（H_2受容体拮抗薬），コハク酸ソリフェナシン（過活動膀胱治療薬），ブロチゾラム（ベンゾジアゼピン系睡眠導入剤），パロキセチン塩酸塩水和物（選択的セロトニン再取り込み阻害薬：SSRI）
【家族歴】特記事項なし．
【生活歴】飲酒歴なし．喫煙歴なし．杖歩行．無職．
【現病歴】2か月ほど前に，咳嗽の症状があったが，それ以後は症状なく過ごしていた．4日ほど前から食思不振，歩行困難が出現したため，近医を受診したところ，顔面浮腫，喘鳴，体重増加が認められ，右季肋部・上腹部を中心に圧痛が認められた．血液検査にて，炎症反応と肝胆道系酵素の上昇が認められ，胸部単純X線検査（図1）で心拡大（CTR 63％）が認められたことから，胆道感染およびうっ血性心不全と診断され，精査加療目的にて入院となった．

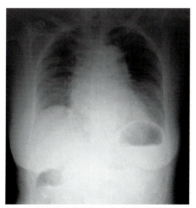

図1　前医で撮影された胸部単純X線写真（立位）

入院時所見

【バイタルサイン】血圧110/50 mmHg．脈拍100 bpm・整．体温36.7℃．意識清明．
【身体所見】身長150 cm．眼瞼結膜：貧血なし．眼球結膜：黄疸なし．胸部：聴診上異常所見なし．腹部：右季肋部から心窩部に圧痛を認め，軽度の筋性防御を伴う．

【血液検査】表1に示す．
【心電図（図2）】洞性頻脈（107 bpm），V_1〜V_4誘導で軽度のST上昇を認める．
【心エコー】EF（左室駆出率）44％，％FS（左室内径短縮率）22.0．壁運動は左室前壁中隔で消失，下壁で著明な低下を認める．右房・右室の軽度の拡大を認める．下大静脈の拡張を認める．心嚢液の貯留を認めない．
【腹部エコー】異常所見を認めない．
【胸部CT】両側性に少量の胸水を認める．そのほかには，異常所見を認めない．
【腹部CT】異常所見を認めない．

入院時の臨床鑑別診断とその根拠

【胆道感染の疑い】症状としての食欲不振，身体所見としての右季肋部・心窩部の圧痛，血液検査での白血球，CRP，肝胆道系酵素の上昇から，胆道感染が疑われる．しかし，腹部エコーや腹部CTで異常所見が認められず，確定的な診断には至っていない．
【心機能低下・心筋壁運動障害】前医にて施行さ

表1　入院時の血液検査

血算	WBC	16,080/μL	H	生化学	Cre	1.13 mg/dL	H
	RBC	395×10⁴/μL			UA	12 mg/dL	H
	Hb	12.8 g/dL			AMY	20 IU/L	L
	Ht	38.40 %			CK	127 IU/L	
	PLT	15.4×10⁴/μL			Glu	138 mg/dL	H
血液像	好中球 桿状核	1.0 %			Na	134 mEq/L	L
	好中球 分葉核	74.0 %	H		K	4.3 mEq/L	
	単球	3.0 %			Cl	96 mEq/L	L
	リンパ球	22.0 %			Ca	8.4 mg/dL	L
生化学	CRP	3.8 mg/dL	H		TC	200 mg/dL	
	TP	6.4 g/dL	L	凝固系	PT	18.4 秒	H
	AST	1,035 IU/L	H		PT-INR	2.52	H
	ALT	535 IU/L	H	ウイルス	HBs 抗原	(−)	
	ALP	113 IU/L			HCV 抗体	(−)	
	LDH	1,190 IU/L	H	血液ガス検査	pH	7.410	
	γ-GTP	39 IU/L			PaCO₂	32.0 mmHg	L
	ChE	171 IU/L	L		PaO₂	85.0 mmHg	
	T-Bil	1.4 mg/dL	H		HCO₃⁻	20.3 mEq/L	L
	D-Bil	0.8 mg/dL	H		BE	−4.3 mEq/L	
	BUN	42 mg/dL	H				

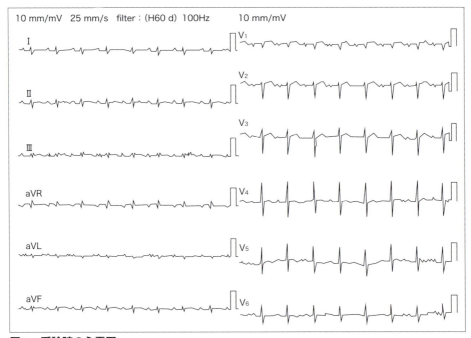

図2　受診時の心電図

れた胸部単純X線写真，胸部CTで心拡大がみられ，心エコーで駆出率の低下や心筋壁運動低下がみられることから，心機能低下・心筋壁運動障害の存在は明らかである．しかし，血液検査でクレアチンキナーゼ（CK）が正常範囲であり，心電図の変化も軽微で，原因については特定できるものはない．

入院後経過

入院後は，全身倦怠感が著しいが，意識は清明で，軽介助にてポータブルトイレへの移乗も可能であった．腹部症状の悪化もなく，体温も37℃未満であった．入院後は絶食とされ，抗菌薬の投与が開始された．入院翌日の早朝に，ポータブルトイレに移乗し，排便した後，強い腹痛を訴えた．

その後，ほどなく末梢冷感・冷汗，意識レベルの低下がみられ，酸素飽和度が80％台前半となった．30分ほどで，意識レベルはⅢ-300となり，鼠径動脈も触知しない状態となった．急変時の心電図では，房室解離・心室頻拍がみられた．まもなく心肺停止状態となり，心肺蘇生術を施行するも救命できず，永眠となった．

最終臨床診断

①胆道感染の疑い
②心機能低下・心筋壁運動障害
③原因不明の心肺停止

臨床上の問題点

■胆道感染の有無について

身体所見や血液検査からは，胆道感染が疑われたが，画像上は肝・胆道系に異常は認められない．実際には胆道感染が存在したのか？　また，肝酵素の上昇を説明できるような変化が肝にみられたのか？

■心機能低下・心筋壁運動異常の原因について

急性心筋梗塞や心筋炎の可能性が考えられるが，血液生化学検査にてCKは正常範囲であり，臨床的には考えにくい．実際にはどうであったか？

■急変の原因について

ポータブルトイレへ移乗した後に急変しているというエピソードからは，深部静脈血栓から肺血栓塞栓症を生じた可能性が考えられる．血液検査上の肝・胆道系酵素の上昇や心機能低下・心筋壁運動障害との関係に疑問が残る．

剖検所見―死後2時間

【外表所見】眼球結膜や皮膚に黄疸はみられない．両側下腿に軽度の浮腫がみられる．

【体腔所見】両側の胸腔内に胸水はない．腹腔内に腹水はない．

【心臓】重量は480gと増加していた．外観上，心外膜の一部に出血がみられた．左室壁厚は最大で18mm，右室壁厚は最大で5mmと，いずれも肥厚していた．心筋の割面では，赤褐色の部分と，灰白色の部分とがまだらに混在する像が左室・右室ともにびまん性に認められた（**図3**）．組織学的には，心筋間に，リンパ球主体の炎症細胞浸潤が高度に認められ，好中球，好酸球，マクロファージも混在していた（**図4**）．炎症細胞浸潤は，左室・右室ともに，びまん性に広がっていた．また，散在性に多核巨細胞の出現が認められ，特に心筋壊死の目立つ部分にみられた（**図5**）．

【肝】重量は920gで，軟らかい．表面は平滑で淡褐色の部分と暗赤褐色調の部分がまだらに介在していた．割面も表面同様に，全体が暗赤褐色調で黒色調の部分がまだらに介在していた．組織学的には，びまん性に小葉中心性の強いうっ血がみられ，所々で肝細胞の壊死を認めた（**図6**）．

【胆囊・胆管】肉眼的・組織学的に胆道感染の所見を認めない（**図7，8**）．

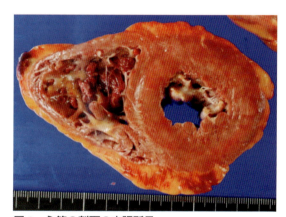

図3　心筋の割面の肉眼所見
赤褐色の部分と，灰白色の部分とがまだらに混在する像が左室・右室ともにびまん性に認められる．

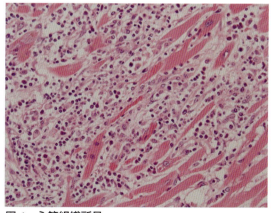

図4　心筋組織所見
リンパ球主体の炎症細胞浸潤が高度に認められ，好中球，好酸球，マクロファージが混在している．

【肺】重量は左 400 g，右 285 g で，表面には中等度の炭粉沈着が認められ，背側を中心に暗紫色調を呈していた．固定後の標本の割面では，両側肺の背側を中心に暗赤褐色調を呈していた．組織学的には，うっ血，水腫，肺胞出血が認められた（図 9）．

【腎】重量は左 165 g，右 155 g で，両側とも被膜下の表層部には，びまん性に小囊胞が多発していた．割面は皮髄境界明瞭で，髄質を中心に暗赤褐色調を呈していた．組織学的には，皮質，髄質ともにうっ血が目立ち，特に髄質で高度であった．

【死亡後に判明した血液検査所見】表 2 に死亡後に判明した血液検査所見を示す．

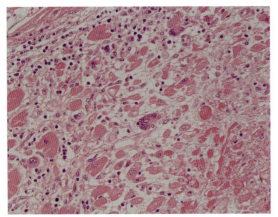

図 5　心筋組織所見
心筋壊死と多核巨細胞の出現が認められる．

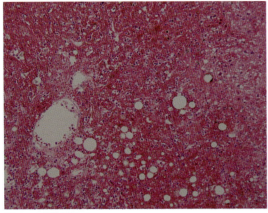

図 6　肝組織所見
小葉中心性に高度のうっ血がみられ，肝細胞の壊死を伴っている．

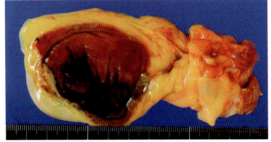

図 7　胆囊肉眼所見
著変を認めない．

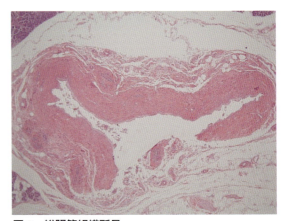

図 8　総胆管組織所見
総胆管壁に炎症細胞浸潤を認めない．

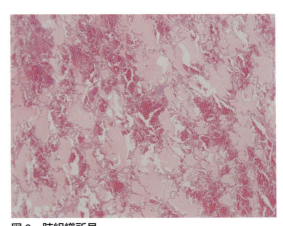

図 9　肺組織所見
うっ血，水腫，肺胞出血が認められる．

表 2　死亡後の血液検査

凝固系	FDP	≧40 μg/mL	H
	FDP-DD	27.80 μg/mL	H
	AT Ⅲ	37.3 %	L
ウイルス	IgM-HA 抗体	（－）	
	IgM-HBc 抗体	（－）	
免疫	抗ミトコンドリア抗体	（－）	

臨床上の問題点に対する回答

■胆道感染の有無について
胆嚢および胆管には，肉眼的・組織学的に著変を認めず，胆道感染はみられない．右季肋部・上腹部の圧痛や，肝・胆道系酵素の上昇の原因は，心不全に伴う肝うっ血，および肝細胞壊死と考えられる．

■心機能低下・心筋壁運動異常の原因について
原因は心筋炎であり，組織学的特徴から巨細胞性心筋炎の診断に至った．心筋梗塞を示唆する所見は認められなかった．

■急変の原因について
心筋炎に伴う心原性ショックと考えられる．

剖検診断

1. 巨細胞性心筋炎
2. 肝：うっ血，小葉中心性肝細胞壊死
3. 肺：うっ血・水腫，肺胞出血
4. 腎：うっ血
5. 多発性腎囊胞

解説

本症例は，発症から約1週間の経過で死に至った劇症型心筋炎の一例であり，剖検により死因が判明した．また，心筋の組織像から巨細胞性心筋炎の診断に至った．心筋炎の分類を**表3**[1]に示す．

心筋炎の診断は，症状，身体所見，心電図や心エコーなどの検査所見などによって推定されるが，診断の決め手は心筋生検である．最終的に心筋梗塞との鑑別が問題となることから，冠動脈造影が必須で，心筋生検による心筋細胞間への炎症細胞浸潤の証明が必要となる．しかし，本症例のような急激な経過をたどる例では，受診後すぐに心臓カテーテル検査を行い心筋生検を施行したとしても，心筋生検の病理診断結果を待つ余裕はなく，暫定的な診断で治療を開始するしかない．このような症例では，術中迅速診断による組織診断を考慮する必要もあろう．本症例では，心機能低下・心筋壁運動異常と肝・胆道系の異常を一元的に説明できるような病態を想起し，迅速に心臓カテーテル検査を施行する必要があったと考えられ

表3　心筋炎の分類

病因分類	ウイルス 細菌 真菌 リケッチア スピロヘータ 原虫，寄生虫 その他の感染症	薬物，化学物質 アレルギー，自己免疫 膠原病，川崎病 サルコイドーシス 放射線，熱射病 原因不明，特発性
組織分類	リンパ球性 巨細胞性 好酸球性 肉芽腫性	
臨床病型分類	急性 劇症型 慢性（遷延性） 慢性（不顕性）	

*文献1）参照

る．本症例では，受診時の血液生化学検査でCKが正常範囲であったが，ウイルス性および特発性心筋炎について，症例の半数近く（46.8％）で急性期のCK値が，100 IU/L未満であったと報告[2]されており，必ずしもCKの上昇がみられないことに留意する必要がある．また，うっ血性心不全に伴う肝うっ血では，本症例のようにASTが1,000 IU/Lを超える例も報告されており[3]，注意が必要である．なお，検索した範囲での肝炎関連の血清学的検査は，いずれも陰性であった．また，凝固系の異常所見からは，播種性血管内凝固症候群，肺血栓塞栓症，深部静脈血栓症などの可能性が推定されるが，剖検では凝固系の異常を説明できる所見を確認できなかった．

心筋炎の治療は，"いかに極期を乗り切るか"ということにつきる．特に，IABP（大動脈内バルーンパンピング），PCPS（経皮的心肺補助），LVAS（左心補助装置）といった循環動態補助や，体外式ペーシングによる致死的不整脈への対応に踏み切るタイミングを誤らないことが重要である．

本症例は，組織学的特徴から巨細胞性心筋炎の診断に至ったが，この組織型は劇症型心筋炎の臨床像を示すことが多く，予後がきわめて不良であり[4]，本症例もまさにそのような例であった．巨細胞性心筋炎の病因は現在のところ不明であるが，自己免疫疾患に合併する場合[4]や薬物に対するアレルギー反応で発症する過敏性心筋炎で多核巨細胞の出現が報告されている[5]．本症例では，自己免疫疾患の合併はみられず，内服中の薬剤に

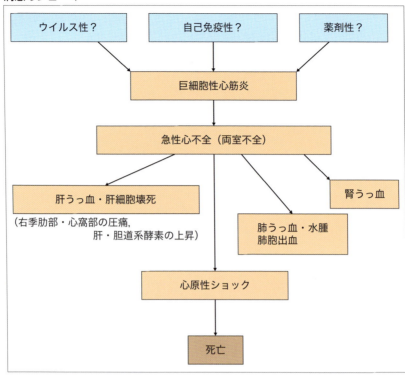
病態のシェーマ

は心筋炎を発症したとする報告は認められない．臨床経過からウイルス感染の徴候も明瞭ではなく，原因は不明であった．巨細胞性心筋炎では，ステロイドや免疫抑制薬の有効性が認められており[4]，その意味でも心筋生検による診断の確定が重要といえる．

本症例は，受診時も入院経過中も重篤感に乏しかったが，受診後30数時間で急変し死亡した症例である．このような劇症型の経過をとる心筋炎であっても，当初から必ずしも重篤な症状が現れるわけではないということを本症例は教えている．また，剖検によってはじめて死因が明らかになったという点において，剖検の重要性をあらためて認識した症例であった．

（那須拓馬，馬渡耕史）

文献

1) 和泉 徹ほか．循環器病の診断と治療に関するガイドライン（2008年度合同研究班報告）．急性および慢性心筋炎の診断・治療に関するガイドライン（2009年改訂版）．2009．p.4.
2) 河村慧四郎ほか．厚生省特定疾患特発性心筋症調査研究班病因分科会．ウイルス性あるいは特発性心筋炎に関する全国アンケート調査．第3報．昭和57年度および昭和60年度における調査の集計．1986．p.23-36.
3) Seeto RK, et al. Ischemic hepatitis: clinical presentation and pathogenesis. Am J Med 2000; 109: 109-13.
4) Cooper LT Jr, et al. Idiopathic giant-cell myocarditis—natural history and treatment. N Eng J Med 1997; 336: 1860-6.
5) Daniels PR, et al. Giant cell myocarditis as a manifestation of drug hypersensitivity. Cardiovasc Pathol 2000; 9: 287-91.

Keywords 劇症型心筋炎，巨細胞性心筋炎，うっ血性心不全，浮腫，肝機能異常

Self-Assessment Question

Question 1

誤っているものを1つ選べ

a. 急性心筋炎では，心電図においてST-T変化が高い頻度でみられる．
b. 急性心筋炎の診断では，急性心筋梗塞との鑑別が必要であり，心エコー検査により鑑別できる．
c. 急性心筋炎では，急性期にクレアチンキナーゼ（CK）の上昇のみられない例がある．
d. 心筋生検による劇症型心筋炎と非劇症型心筋炎との鑑別は困難である．

Question 2

誤っているものを1つ選べ

a. 急性心筋炎の多くは細菌やウイルスなどの感染によって発症する．
b. 急性心筋炎には，かぜ症状など非特異的症状で発症し，短期間で致死的経過をとる例がある．
c. 巨細胞性心筋炎や好酸球性心筋炎では，ステロイドの有効性が認められている．
d. IABP（大動脈内バルーンパンピング）などの循環補助は，心筋生検により心筋炎の診断が確定した後に行うべきである．

Self-Assessment Answer

Question 1

Answer　b

急性心筋炎の診断では，急性心筋梗塞との鑑別が必要であり，心エコー検査により鑑別できる．

　心筋炎の診断において，心電図は簡便で感度の高い検査法であり，特にST-T変化の頻度が高いが，限局性のST-T変化を示し心筋梗塞と類似する所見を呈する例もあり注意を要する．心エコー検査のみでは，心筋炎と心筋梗塞との鑑別は難しく，心臓カテーテル検査による冠動脈狭窄の有無の確認や，心筋生検が重要となる．心筋炎では，CKなどの心筋構成蛋白の血中濃度が一過性に上昇するが，急性期に上昇のみられない症例もまれではなく，血中CK濃度が正常範囲であっても心筋炎を否定することはできない．心筋生検は，心筋炎の確定診断に重要であるが，劇症型と非劇症型を鑑別することは困難である．

Question 2

Answer　d

IABP（大動脈内バルーンパンピング）などの循環補助は，心筋生検により心筋炎の診断が確定した後に行うべきである．

　心筋炎の多くが細菌やウイルスの感染によって発症するが，そのほか物理的刺激，薬物，免疫異常など，さまざまな原因で発症する．急性心筋炎では，かぜ症状や消化器症状など非特異的な症状の先行する例が多いが，初期症状が軽微であっても急激に致死的経過をとる例がみられ，初期段階で心筋炎を鑑別にあげることが重要である．巨細胞性心筋炎や好酸球性心筋炎ではステロイドの有効性が認められており，治療に直結するという点でこれらの心筋炎の診断は重要である．心筋炎の治療においては，自然軽快までの血行動態の維持が救命の鍵となる．心筋生検による確定診断の有無にかかわらず，循環補助に踏み切るタイミングを逸しないことが重要である．

（セルフアセスメント作成：那須拓馬）

症例 10

意識消失発作で救急搬送され，胸部腫瘤影のみられた高齢女性

【年齢，性】80歳代前半，女性．
【主訴】意識消失発作，腰痛．
【既往歴】慢性副鼻腔炎．
【服薬歴】不詳．
【家族歴】不詳．
【現病歴】自宅近くを歩行中に突然の意識消失発作が起こり，救急車で搬送された．救急車内のECGモニターのⅡ誘導でST上昇を認めた．搬送中に意識を回復したが，初診時，腰が痛いと訴え，またショックバイタルであった．救急外来での心エコーでは左室の壁運動の異常は認めず，大動脈弁閉鎖不全症（AR）と軽度の心嚢水の貯留を認めた．腹部大動脈破裂が疑われたために急速輸液を行いながら造影CT検査を行ったが大動脈には異常を認めなかった．ショックの治療と原因精査のため入院となった．

入院時所見

【バイタルサイン】体温33.9℃．血圧119/64 mmHg．心拍数97 bpm・整．SpO$_2$ 100%（酸素10 L/分投与下）．
【身体所見】意識清明．見当識正常．胸部：呼吸音異常なし．心雑音：収縮期逆流性雑音＋．
【血液検査】表1に示す．
【胸部X線検査】心陰影の拡大を認める（図1）．
【胸部CT検査】心嚢水の貯留（図2a）と左肺S4, S6の気管支拡張，細気管支拡張および気管支周囲の小粒状影（図2b）を認める．

表1 入院時の一般・血液検査

血算	WBC	9,500/μL	H
	RBC	344×10^4/μL	L
	Hb	10.5 g/dL	L
	Ht	31.7 %	L
	PLT	21.4×10^4/μL	
生化学	TP	7.1 g/dL	
	TC	200 mg/dL	
	TG	167 mg/dL	
	Cre	0.99 mg/dL	
	Na	137 mEq/L	
	K	4.5 mEq/L	
	Cl	108 mEq/L	
	Ca	8.7 mg/dL	
	LDH	290 IU/L	H
	AST	46 IU/L	H
	ALT	24 IU/L	
	ALP	192 IU/L	
	γ-GTP	11 IU/L	L
	T-Bil	0.4 mg/dL	
	CK	113 IU/L	
	CK-MB	15 IU/L	
	トロポニンⅠ	3.31 ng/mL	H
	AMY	115 IU/L	
	CRP	0.09 mg/dL	
	BNP	206.8 pg/mL	H
凝固系	PT	12.4 秒	
	PT-INR	1.02	
	APTT	29.3 秒	
	Fbg	436 mg/dL	H
	D-dimer	2.73 μg/mL	

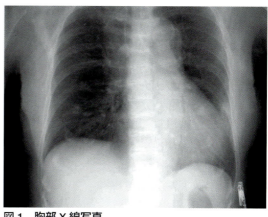

図1 胸部X線写真

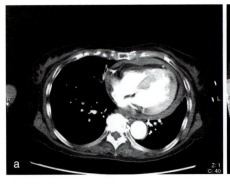 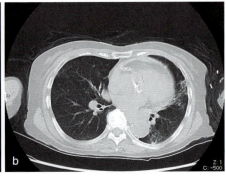

図2 胸部CT

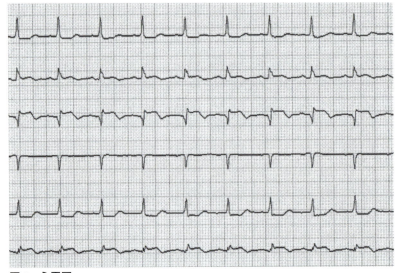

図3 心電図

【心電図】Ⅱ・Ⅲ・aV_F でST上昇，aV_L・V_5〜V_6 でST低下を認める（**図3**）．

入院時の臨床鑑別診断とその根拠

【ショック】突然の意識消失発作は血圧低下によると考えられ，来院時もショックが持続しており心原性の失神を疑いショックに対する治療と，精査を行った．突然意識消失をきたす失神以外の病態として，代謝性疾患（低血糖など），てんかん発作，中毒性疾患，椎骨脳底動脈系の一過性脳虚血発作は否定的で，致命的となる心原性の原因が一番と考え，心大血管系の精査を行うこととした．

入院後経過

集中治療室へ入室となり意識レベルは保たれていたが，腰痛が続いていた．入室時の収縮期血圧は右上肢110 mmHg，左上肢90 mmHg，下肢60 mmHg台であり，その40分後には67/44 mmHgと低下し，意識レベルも低下した．細胞外液を計3,000 mL輸液し，ドパミン，ノルアドレナリンを投与して循環動態の安定化を図ったが改善がみられなかった．CT上，心嚢水の貯留を認めていたため心臓カテーテル検査の準備を行っていたところ徐脈から心停止に至り死亡確認となった．

最終臨床診断

①心嚢水の貯留による循環不全の疑い
②上行大動脈の解離の疑い

臨床上の問題点

■循環不全をきたした基礎疾患は何か

循環不全は主要臓器の血液が低下し機能が障害されるため回復しないと死に至る．原因として，心不全や出血，重症感染症（敗血症），熱傷，アナフィラキシー，重症の代謝性アシドーシス，肺動脈血栓塞栓症などいくつかあげられるが本症例では特定されていない．

■上行大動脈の解離の疑い

心囊液の貯留がみられ心タンポナーデの可能性もあり，その原因として胸部造影 CT 検査では確認できなかったが，上行大動脈解離が原因の可能性もあると考えられた．

剖検所見─死後 13 時間

【頸部・胸部大動脈】粥状硬化が強く，外膜に出血巣がみられたが，動脈瘤は認められなかった．

【血性心囊水】心囊内には血性の液体が 150 mL 存在した．それほど濃厚なものではなかった．

【心臓】重量は 390 g．心中隔，左室と右室後壁に出血性の心筋梗塞がみられ，貫壁性で，高位の左室壁の破裂が認められた（**図 4**）．局所の心外膜の出血が縦隔へ連続して血腫を形成していた（**図 5**）．急性心筋梗塞（**図 6**）に加えて，陳旧性の小梗塞巣（**図 7**）が心尖部に，また左室壁に広範に線維化がみられた．冠動脈支配は右冠動脈優位のものであった．左下行枝，左回旋枝，右冠動脈の強い粥状硬化がみられた（**図 8**）．

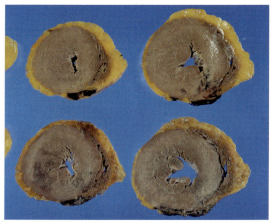

図 4　心臓の輪切りの肉眼所見
心中隔，左室と右室後壁に出血性の心筋梗塞がみられ，貫壁性のもので，高位の左室壁の破裂がみられた．

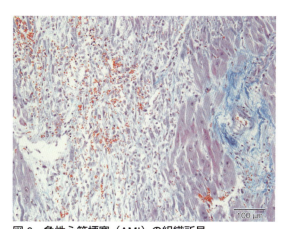

図 6　急性心筋梗塞（AMI）の組織所見
心筋壊死，細胞浸潤，幼若な線維芽細胞が出現しているのがわかる．Masson 染色．

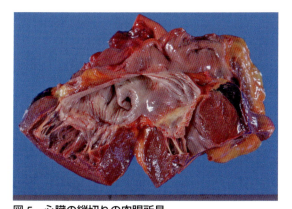

図 5　心臓の縦切りの肉眼所見
局所の心外膜の出血，また出血は縦隔へ連続して血腫を形成していた．

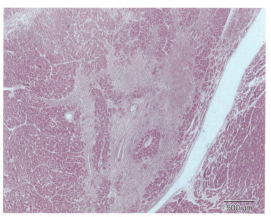

図 7　陳旧性心筋梗塞（OMI）の組織所見（顕微鏡像）
陳旧性の小梗塞巣もみられた．

【肺】外観上は強いうっ血と出血巣がみられ，重量は左 700 g，右 890 g であった（図9）．右中葉と左舌区の気管支の拡張，炎症と肺組織の線維化があり（図10），中葉症候群と考えられた．そこに小結節の散在，左肺下葉の S6 に約 1.5×1 cm 大の肺炎様の病変が認められた．組織学的に乾酪壊死を伴った類上皮細胞性の肉芽腫であった（図11）．Ziehl-Neelsen 染色で陰性であったが，非結核性抗酸菌症（nontuberculous mycobacteriosis：NTM）が一番考えられる病変であった（解説参照）．

【腎】表面は細顆粒状で，微小な囊胞も多発．重量は左右とも 120 g であった．良性腎硬化症であり，腎盂下の出血もみられた．

【肝】中心小葉性のうっ血と出血があり，重量は

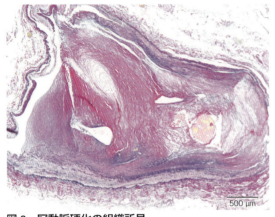

図8 冠動脈硬化の組織所見
著しい内膜の線維性肥厚があり，内腔の狭窄がみられる．EvG（エラスチカ・ヴァン・ギーソン）染色．

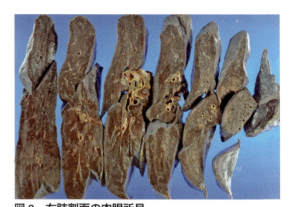

図9 右肺割面の肉眼所見
強いうっ血と出血巣，右中葉と左舌区の気管支の拡張がみられる．

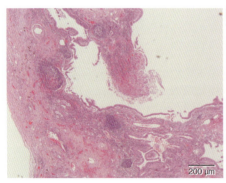

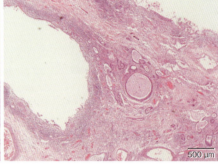

図10 右肺の中葉症候群の組織所見
気管支の拡張，炎症，周辺の肺胞組織の線維化がみられる．

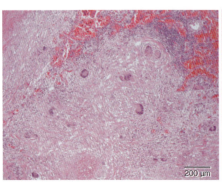

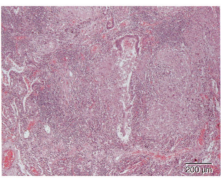

図11 右肺中葉にみられた類上皮細胞性肉芽腫の組織所見
Langhans 巨細胞を伴う類上皮細胞性肉芽腫が細気管支壁，肺実質内にみられた．

1,280 g であった．組織学的に軽度の脂肪化がみられた．

【胸腔，腹腔】胸水が左に少量，右に 150 mL あり，腹水が 390 mL みられた．

臨床上の問題点に対する回答

■ 循環不全をきたした基礎疾患は何か

右総腸骨動静脈シャントの確認に対して，シャントは存在しなかった．

■ 上行大動脈の解離の疑い

解離は存在しなかった．

剖検診断

1. 急性心筋梗塞と関連病変
   ① 急性心筋梗塞（心中隔，左室と右室後壁，貫壁性）：心臓は 390 g．局所の心外膜の出血，出血は縦隔へ連続して血腫を形成
   ② 陳旧性心筋梗塞：心尖部の小瘢痕巣，心筋線維症
   ③ 冠動脈硬化症：右冠動脈優位のもので，左下行枝，左回旋枝，右冠動脈の強い硬化
   ④ 肺の強いうっ血（左 700 g／右 890 g）と出血
   ⑤ 血性心囊水 150 mL
2. その他の所見
   ① 肺の NTM（左中葉と S6）の活動性：左肺下葉の S6 に 1.5×1 cm くらいの肺炎様の病変があり，乾酪壊死を伴った類上皮細胞性の肉芽腫．左中葉にも病巣が散在．
   ② 両肺の中葉症候群：右中葉と左舌区の気管支の拡張，炎症と肺組織の線維化
   ③ 良性腎硬化症，腎盂下の出血（左 120 g／右 120 g）
   ④ 肝の中心小葉性のうっ血と出血（1,280 g），軽度の脂肪化
   ⑤ 脾のうっ血 100 g
   ⑥ 胸水・少量（150 mL）
   ⑦ 腹水：390 mL

解説

本症例は，突然の意識喪失のため救急車で病院へ搬送され，右総腸骨動静脈シャントによる循環不全の疑いや上行大動脈の解離の疑いがもたれた．血圧低下，ショック状態で，ICU にて治療したが，徐脈から心肺機能停止（CPA）となり，死亡した．

剖検時に，大動脈の解離はなく，血性心囊水 150 mL がみられた．心臓には心中隔，左室と右室後壁に貫壁性の急性心筋梗塞があり，心室破裂の状態であった．多くは急性の変化であるが，顕微鏡的には心筋壊死，細胞浸潤，幼若な線維芽細胞が出現しているので，3〜4 日の経過で心筋梗塞が進行していたものと考えられる．加えて陳旧性の心筋梗塞巣も散在していた．冠動脈は，右冠動脈優位，左下行枝，左回旋枝，右冠動脈の順に

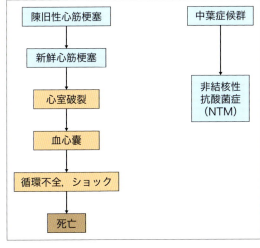

病態のシェーマ

強い硬化，狭窄を示していた．死因は急性心筋梗塞（acute myocardial infarction：AMI），心室破裂，血心嚢，縦隔への出血から循環不全，ショックと思われる（**病態のシェーマ**参照）．

肺にNTMと中葉症候群が認められた．乾酪壊死の大きいもので，結核症との鑑別が必要であるが，中葉症候群もあること，HEでの活動性があるとの所見にもかかわらずZiehl-Neelsen染色で菌が染まってこないことから，NTMのほうが妥当かと考えた．また，昔から慢性副鼻腔炎もあり，古くから中葉症候群を患っていたと思われる．

肺の中葉症候群とは，右肺の中葉，左肺の舌区に起こる無気肺や慢性の炎症を意味していた．もともとは結核などで気管支周囲のリンパ節が腫大して，気管支を圧迫して起こる病変が，長い走行で，細い気管支をもつ中葉や舌区に起こりやすいことからの名称であった[1]．現在ではこのような原因はまれで，気管支拡張症，肺癌などの原因が多い．また，最近では年配の女性のNTM（なかでも*Mycobacterium avium* complex〈MAC〉）の中葉への感染が多くみられるようになっており，Lady Windermere症候群と呼ぶ[2]．

NTMは，結核菌以外の抗酸菌による感染症で，主に肺に感染を起こす．NTM菌は120種あるが，わが国で人に病気を起こす菌は14種類で，なかでも8割がMAC菌（*M. avium* と *M. intracellulare* は類似しており，鑑別が難しく，鑑別しても臨床的にあまり意味がないということで *M. avium* complex〈MAC〉と一括している）で，1割が *M. kansasii* 菌によるものである．MAC菌は池，沼，土壌などの環境中に常在しているので，結核菌と異なり，患者から1回分離されただけでは，MAC症と診断できない．日本結核病学会では，「1年以内に少なくとも3回の喀痰または気管支洗浄液の培養を行い，塗抹陽性なら2回の培養が陽性，塗抹陰性なら3回以上培養が陽性」ならMAC症と診断すると規定している[3]．

MAC症の病理は，結核類似型，小結節・気管支拡張型，その他の3型に分けられる．結核類似型は陳旧性結核や肺気腫などを背景として起こり，男性に多い特徴がある．小結節・気管支拡張型は，中年以降の女性に多い特徴がある．*M. kansasii* 菌は，水道水の貯水槽にいることが多いようで，都会に多く，農村に少なく，男性に多い傾向がある．NTMは今後無視できない疾患といえよう．

（松原　修，神　靖人）

文献

1) Kwon KY, et al. Middle lobe syndrome：a clinicopathological study of 21 patients. Hum Pathol 1995；26：302-7.
2) Reich JM, Johnson RE. Mycobacterium avium complex pulmonary disease presenting as an isolated lingular or middle lobe pattern. The Lady Windermere syndrome. Chest 1992；101：1605-9.
3) 露口一成，鈴木克洋．肺M. avium complex（MAC）症の診断と最近の動向．日本胸部臨床 2007；66：541-8.

Keywords　意識消失発作，ショック，心嚢水貯留，急性心筋梗塞，肺非結核性抗酸菌症

Self-Assessment Question

Question 1

意識喪失発作の原因で一番少ないものを1つ選べ

a. 起立性低血圧発作
b. 脳梗塞，脳出血
c. 自律神経性の発作
d. 不整脈

Question 2

非結核性抗酸菌症（NTM）の記述で誤っているものを1つ選べ

a. わが国でヒトに病気を起こすNTM菌のなかでMAC菌が8割を占める．
b. *M. kansasii* 菌によるものが1割である．
c. 患者からMAC菌が1回でも分離されるとMAC症と診断する．
d. 結核類似型のMAC症は，陳旧性肺結核や重症の肺気腫を背景に起こりやすい．

Self-Assessment Answer

Question 1

Answer　b
脳梗塞，脳出血

　立ち上がった直後に出現する起立性低血圧発作が頻度的には一番多くみられ，長時間の起立や興奮の後に自律神経性の発作が起こる．次に不整脈，弁膜症や心筋梗塞などの心臓の病気でみられる．いわゆる脳卒中によるものは，進行した状態で起こるものの頻度は低いと思われる．

Question 2

Answer　c
患者からMAC菌が1回でも分離されるとMAC症と診断する．

　MAC菌は自然界で池，沼や土壌のなかに常在しており，結核菌と違って患者から1回分離されただけではMAC症と診断できない．1年以内に3回の喀痰または気管支洗浄液の培養，塗抹で陽性なら2回の培養，塗抹陰性なら3回以上培養が陽性のときと結核病学会が定めている．

（セルフアセスメント作成：松原　修）

症例から学ぶ
―CPCの進め方・活かし方

腎障害

症例 11

感染症を契機に腎不全をきたし，呼吸不全・脳出血で死亡した女性

【年齢，性】70歳代前半，女性．
【主　訴】全身の浮腫，呼吸困難．
【既往歴】脊柱管狭窄症，左股関節症，高血圧症．
【服薬歴】降圧薬，利尿薬，消化性潰瘍治療薬，ステロイド．
【家族歴】特記事項なし．
【その他】喫煙歴：10本/日×3年間（30〜33歳）．飲酒歴なし．
【現病歴】手首の針治療を受けた翌日に同部位が腫脹し，発熱もみられたため近医を受診した．炎症反応が高値のため入院となり，抗菌薬治療（セフォチアム，メロペネム）が行われた．翌月から進行性に腎機能が悪化し（4週間で血清クレアチニン値が 0.8 mg/dL → 6.2 mg/dL），蛋白尿（8 g/日）も認められたためステロイド治療が開始された．入院1か月後に他院に転院し，その際の血液培養からメチシリン感受性黄色ブドウ球菌（MSSA）が検出されたため，ステロイド治療から抗菌薬治療（セファゾリン）に変更された．その後腎機能はやや改善し抗菌薬は中止されたが，蛋白尿は持続した．転院2か月後から，間質性肺炎と腸腰筋膿瘍（疑い），ニューモシスチス肺炎を合併した．これらの病勢および腎機能は増悪と改善を繰り返し，発症から7か月後に当院に転院となった．なお，上記の経過中に血清クレアチニン値は増減を示したが，発症前の値までの改善はみられず，尿量も減少し，全身の浮腫と 5 kg の体重増加があった．

入院時所見

【バイタルサイン】体温 36.7℃．血圧 189/86 mmHg．脈拍 63 bpm．SpO_2 92％（酸素マスク 5 L/分）．
【身体所見】身長 160 cm，体重 60 kg．全身に高度な浮腫あり．胸部聴診で両肺に水泡音を聴取．
【血液・尿検査】表1に示す．
【胸部単純X線検査】心拡大と両側胸水，両肺のびまん性網状影を認める．
【胸部CT検査】全肺野にすりガラス陰影と斑状の浸潤影を認め，間質性肺炎が示唆される（図1）．すりガラス陰影は右肺でより強い．両側胸水あり．
【心エコー検査】心室壁の運動異常や心拍出量の低下は認めない．

入院時の臨床鑑別診断とその根拠

【肺病変】間質性肺炎，腎不全による肺水腫，急性呼吸促迫症候群（acute respiratory distress syndrome：ARDS），ニューモシスチス肺炎（非HIV）が鑑別診断にあがる．胸部画像上の両肺網状影は，KL-6 の高値と併せ間質性肺炎が考えられるが，両肺に水泡音が聴取されることから，肺水腫の合併が疑われる．BNP高値からは心原性肺水腫が鑑別対象となるが，心エコー検査では異常は認められず，全身浮腫と尿量減少を伴う腎不全の経過から腎性の肺水腫が最も考えやすい．また，前医でニューモシスチス肺炎と診断されているため，これを契機としたARDSの合併も疑われる．

【腎不全】皮下軟部組織の感染を契機に急性腎不全が発症しており，血液培養でMSSAが検出されていることから，MSSA感染に伴う腎障害（MRSA腎炎と同様の病態）や，敗血症（感染症による全身性炎症反応症候群〈systemic inflammatory response syndrome：SIRS〉）に伴う急性腎障害が考えられる．

表1 入院時の検査所見

血算	WBC	5,190/μL		その他	KL-6	12,440 U/mL	H
	RBC	292×10⁴/μL	L		BNP	623 pg/mL	H
	Hb	8.4 g/dL	L		PR3-ANCA	<1.0 IU/mL	
	Ht	26.3%	L		MPO-ANCA	<1.0 IU/mL	
	PLT	3.8×10⁴/μL	L	凝固系	PT	10.9 秒	
生化学	TP	4.5 g/dL	L		PT-INR	0.98	
	Alb	2.5 g/dL	L		PT%	105%	
	AST	80 IU/L	H		APTT	24.9 秒	
	ALT	39 IU/L			Fbg	250 mg/dL	
	LDH	860 IU/L	H		FDP-DD	4.2 μg/mL	
	ALP	217 IU/L		尿検査	pH	8.0	
	γ-GTP	108 IU/L	H		蛋白	30 mg/dL	H
	T-Bil	0.42 mg/dL			Glu	(−)	
	BUN	49 mg/dL	H		ケトン体	(−)	
	Cre	3.89 mg/dL	H		ビリルビン	(−)	
	Na	132 mEq/L			潜血	(±)	
	K	4.3 mEq/L			白血球	(2+)	
	Cl	96 mEq/L			Alb	150 mg/dL	
	Ca	7.2 mg/dL		動脈血液ガス分析	pH	7.476	
	CRP	0.54 mg/dL	H		PaO₂	66.2 mmHg	L
感染症	β-D-グルカン	301 pg/mL			PaCO₂	34.6 mmHg	
	プロカルシトニン	0.13 ng/mL			HCO₃⁻	25.3 mEq/L	
					BE	2.2 mEq/L	

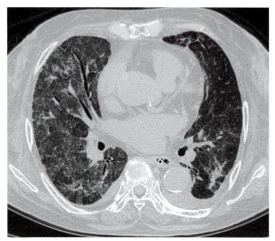

図1 入院時の胸部 CT
肺野にすりガラス陰影と斑状の浸潤影を認める.

入院後経過

入院当日にステロイド投与と抗菌薬治療（メロペネム）を開始し，非侵襲的陽圧換気による人工呼吸管理を行った．*Pneumocystis jirovecii* は検出されず，ニューモシスチス肺炎の活動性は抑えられていると判断した．入院3日目から血液持続透析を行った．入院4日目に人工呼吸管理と透析を終了した．入院時から血小板減少がみられたが，DICスコアは3点でDICは考えにくく，薬剤性の血小板減少を疑った．被疑薬として ST 合剤を考え，これを中止し，血小板輸血を行っていた．一方，入院時から高血圧（収縮期血圧 200 mmHg以上）が持続していたため，降圧薬（ニカルジピンやカンデサルタン）を投与していたが，血圧のコントロールは不良であった．入院10日目に嘔吐，意識障害がみられ，頭部 CT にて右被殻の脳出血を認めた．同日中に脈拍が低下し，永眠した．

最終臨床診断

①腎不全
②腎性肺水腫
③血小板減少
④高血圧
⑤脳出血

臨床上の問題点

■肺病変について

画像上みられた両肺網状影は，間質性肺炎の増悪や感染を契機とした ARDS のほか，腎不全による水分貯留による肺水腫も鑑別にあがるが，実際はどのような病変であったのか？

■腎不全の原因について

感染症を契機とした急性腎不全を考える．感染

に伴うサイトカイン急増による急性腎障害を発症した可能性や，スーパー抗原関連腎炎（MRSA腎炎と同様の病態）を推定したが，病理組織学的に合致するか？　また，感染源としては手首の皮下軟部組織から始まり，腸腰筋膿瘍に至ったと考えられるか？

剖検所見—死後15時間30分

【肺】左440 g，右735 gと重量が増加していた．割面では，含気に乏しく硬度の増加した領域が右肺優位にみられ，右肺上葉には泥状の内容物を含む膿瘍が複数認められた（図2）．組織学的に，これらの膿瘍には真菌が確認され，血管侵襲を示す（図3）．右肺の中・下葉や左肺にも同様の病変をみる．背景には広範な肺水腫があり，硝子膜を伴うびまん性肺胞傷害（diffuse alveolar damage：DAD）の像も観察され（図4），所々にサイトメガロウイルス感染細胞もみられた（図4b）．旧い間質性肺炎を示唆する所見は明らかでなかった．

【腎】左150 g，右155 g．左右とも貧血性で，表面は凹凸不整，顆粒状であった（図5）．組織学的に，糸球体にはメサンギウム増殖や分節性硬化，癒着病変などが多数みられ，線維細胞性半月体も認められた（図6）．免疫染色では糸球体にIgMが陽性であった．背景には散在性あるいは集簇性に荒廃糸球体がみられ，動脈硬化性糸球体硬化が考えられた．また，尿細管壊死が観察された（図7）．広範な尿細管間質性腎炎の像は認めなかった．

臨床上の問題点に対する回答

■肺病変について

両肺とも，アスペルギルスと考えられる真菌を含む膿瘍が多数みられた．また，サイトメガロウイルス感染細胞も散見された．前医で確認されたニューモシスチス肺炎と併せ，長期のステロイド投与の影響が考えられる．背景肺にはDADと肺水腫の像が確認された．DADは上記の感染症に伴うものが考えられるが，肺水腫はより広範囲にわたっており，DADによる水腫に腎不全による肺水腫も重複していたものと考える．死亡の5か月前に診断された間質性肺炎の病態は不明であった．

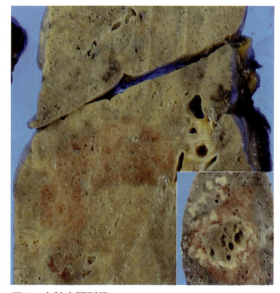

図2　右肺肉眼所見
割面は含気に乏しい．右肺上葉には泥状の内容物を含む膿瘍を認める（inset）．

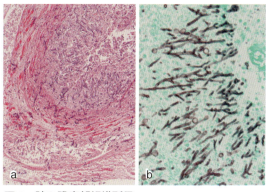

図3　肺の膿瘍部組織所見
アスペルギルスと考えられる真菌が認められ，血管侵襲を伴う．
a：HE染色，b：Grocott染色．

■腎不全の原因について

糸球体にみられたメサンギウム増殖や分節性硬化，癒着病変などは，臨床経過を考慮すると細菌感染に伴う二次性の糸球体腎炎（細菌感染関連腎炎）として矛盾しないと考えられる．細菌感染関連腎炎ではネフローゼ症候群や急性腎不全がみられ，しばしば両者が同時に認められることもあるため，本症例の最初のエピソードと合致する．糸球体に明らかなIgA沈着は確認できず，スーパー抗原関連腎炎を支持する所見は得られなかった．一方，SIRSに伴う腎障害の発生には，血行動態

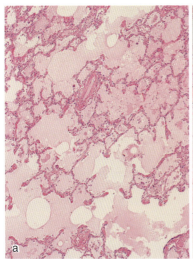
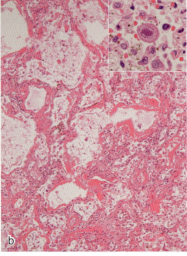

図4 背景肺組織所見
広範な水腫（a）と，硝子膜を伴うびまん性肺胞傷害（DAD）を認める（b）（inset：DADに混在してみられるサイトメガロウイルス感染細胞）．

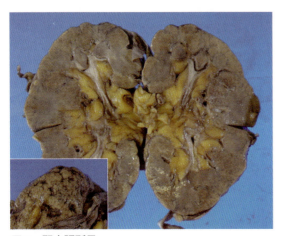

図5 腎肉眼所見
表面は凹凸不整，顆粒状で（inset），割面は貧血性で，皮髄境界は不明瞭である．

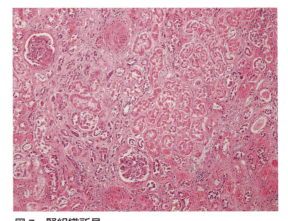

図7 腎組織所見
尿細管壊死が広範に観察される．

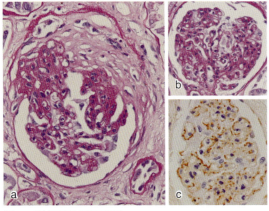

図6 腎糸球体組織所見
分節性硬化を認め，線維細胞性半月体を伴う（a）．メサンギウム基質増加を示す糸球体（b）．免疫染色では糸球体にIgM陽性を認める（c）．

による急性尿細管障害や液性因子による内皮障害などの機序の関与が示されているが，本症例では発症から半年以上の経過があり，最初の病態の評価は不可能である．剖検時に認められた尿細管壊死は比較的新鮮なものであり，死戦期の変化と考える．なお，感染巣として疑われた腸腰筋には膿瘍や炎症の瘢痕は確認できず，また，ほかに感染巣となりうる感染性心内膜炎などの痕跡も認められず，MSSA感染の病巣は不明であった．

剖検診断

1. 混合性肺感染症＋肺水腫（肺：左440 g，右735 g）
   ①深在性真菌症（侵襲性肺アスペルギルス症），甲状腺への真菌散布（＋）

②サイトメガロウイルス肺炎
　③ DAD＋肺水腫（腎性肺水腫の重複を疑う）
2．［腎不全］（腎：左 150 g，右 155 g）
　①糸球体のメサンギウム増殖，分節性硬化・癒着病変（細菌感染関連腎炎疑い）
　②動脈硬化性糸球体硬化
　③尿細管壊死
3．［脳出血］右被殻出血
4．腔水症（胸水：左右各 50 mL・漿液性，腹水：150 mL・漿液性）
5．心肥大（490 g，求心性左室肥大）

解説

　本症例は，細菌感染を契機として急性腎障害が発生し，その治療中に混合性肺感染症を合併した一例である．本症例のように経過が長く，治療による修飾も加わっている場合には，剖検により臨床上の問題点や病態を明確に説明できる所見を見出すことが困難なことが多い．このような症例では，経過から考えられる病態をある程度まで絞り込み，予想される病理所見を考えつつ検索を行うとともに，できる限り多くの臨床情報を得て臨床病理相関をつけることが特に重要である．本症例の「細菌感染に伴って認められた急性腎不全」という臨床所見からは多くの病態が考えられるため，最初に，検査データや既往歴，臨床経過に基づいて腎障害の鑑別を進める[1]．一般に細菌感染症では，しばしば感染に伴う腎障害が認められ，これには発熱や脱水による腎前性の腎不全や，腎実質の障害による腎性腎不全・腎機能異常などが含まれる．腎実質の障害には，虚血や使用薬剤による尿細管間質障害や，感染に関連する糸球体腎炎などが含まれ，さらに重症感染症では SIRS に伴う急性腎障害も認められる．また，新規に発生した腎不全と既存の腎疾患の増悪も区別する必要がある．本症例では，腎機能障害（血清クレアチニン高値）に加え，高度な蛋白尿もみられたことから糸球体障害が疑われ，MSSA 感染を考慮すると細菌感染関連（糸球体）腎炎が考えられた．抗菌薬治療による MSSA 消失に伴って腎機能の改善がみられたという経過もこれを支持した．既存の腎疾患の，感染症による悪化は否定できない

病態のシェーマ

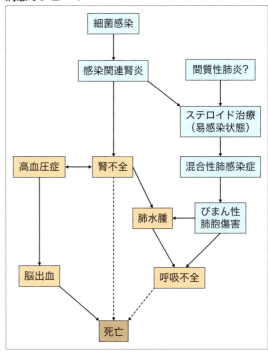

が，既往歴から可能性は低いと考えた．一方，剖検時にみられた糸球体病変は多くの原因で生じるため，組織所見のみでは原発性の糸球体疾患か，感染症による腎炎を含む二次性の糸球体病変かの区別がつかない．病理所見と臨床情報，検査所見などを総合することにより，最終的に細菌感染関連腎炎に合致すると考えた．なお，細菌感染関連腎炎では，糸球体に免疫グロブリンや補体の沈着や，電顕で沈着物を認めることが多く，これらの確認が診断の補助となる．剖検時には臨床情報に注意して，凍結組織や電顕用検体などを採取しておくことが望ましい．

　感染症に関連してみられる糸球体障害は，病原体による腎組織の直接的な障害と，免疫反応を介した間接的な組織障害とに分けられ，細菌感染では後者による糸球体腎炎が多い．代表的な例として A 群 β 溶血性連鎖球菌による溶連菌感染後急性糸球体腎炎（poststreptococcal acute glomerulonephritis：PSAGN）がよく知られているが，ほかのさまざまな細菌感染でも糸球体腎炎が認められ，近年ではこちらが主体となってきている[2,3]．これらは一般に感染後糸球体腎炎と呼ばれるが，

PSAGN以外では腎炎の発症時にも感染が持続している場合が多く，細菌感染関連糸球体腎炎（infection-related glomerulonephritis：IRGN）という呼称も使用される．PSAGN以外の細菌感染関連腎炎は幅広い年齢層にみられ，特に高齢者や，糖尿病などの合併症を有する患者に多い．起因菌として最も多いのはブドウ球菌で，ほかにグラム陰性細菌などもみられる．感染部位としては，感染性心内膜炎や深部膿瘍のほか，上気道（若年者に多い）や肺，骨，皮膚（糖尿病のある高齢者に多い），手術創の感染など多彩である．血液培養検査が陽性であるが感染巣が不明な例も認められる．

臨床的には，急性腎炎症候群や急速進行性糸球体腎炎症候群（rapidly progressive glomerulonephritis：RPGN）などを呈し，ネフローゼ症候群も重複して，または単独に認められる．ほぼ全例で顕微鏡的血尿を伴う．さまざまな程度の乏尿や浮腫，高血圧などもみられ，紫斑を認めることもある．血液検査では炎症反応の上昇のほか，一部の症例で補体の低下や循環血液中の免疫複合体を認め，抗好中球細胞質抗体（antineutrophil cytoplasmic antibody：ANCA）（MPOまたはPR3）が陽性になることもある．病理組織像は一般にびまん性の管内増殖性腎炎を呈するが，巣状の管内増殖やメサンギウム増殖性腎炎もみられ多様である．半月体（感染性心内膜炎の腎炎で最も多い）や，膜性増殖性腎炎（水頭症治療のV-Aシャント腎炎に多い）も認められる．免疫染色ではメサンギウムや係蹄壁にC3優位，またはC3と免疫グロブリン（IgG, IgM, IgA）の沈着をみるが，感染性心内膜炎の分節性壊死性糸球体腎炎では陰性のこともある．

これらの糸球体腎炎の詳細な機序は明らかではないが，ブドウ球菌感染のうちメチシリン耐性黄色ブドウ球菌（MRSA）感染に関連してみられる腎炎（MRSA腎炎）では，MRSAの産生するエンテロトキシンがスーパー抗原として関与すると考えられている[4,5]．スーパー抗原が非特異的なT細胞の活性化と過剰なサイトカインの放出を引き起こし，B細胞の活性化が起こり，過剰に産生された免疫グロブリンが免疫複合体として糸球体に沈着し腎炎が惹起されるというメカニズムが考えられている．臨床像としては，MRSA感染が起きてから平均5.4週でネフローゼレベルの蛋白尿とRPGNを示す発症が多いが，ネフローゼ症候群や急性腎炎症候群，RPGN単独の場合もある．検査所見では，血中にIgAとIgGの増加を認める．補体の低下はみられない．典型的な組織像はIgA優位の沈着を伴うびまん性増殖性腎炎（管内増殖またはメサンギウム増殖）で，半月体を伴うこともある．組織所見のみではIgA腎症や紫斑病性腎炎との区別が困難であり，MRSA感染の確認と併せて診断される．同様の腎炎はMSSA感染でも報告されており，スーパー抗原関連腎炎やIgA優位沈着性ブドウ球菌感染関連腎炎として知られている．

細菌感染関連腎炎の治療の原則は，感染に対する抗菌薬治療と腎炎の合併症のコントロールである．腎障害の回復が遅れる場合にはステロイドが使用されることもあるが，感染の再燃に注意が必要である．活動性のブドウ球菌感染では感染巣の自然治癒は少なく，しばしば治療に難渋し，典型的なPSAGNと比較して腎予後は不良である．

〈下条久志，大月聡明，野沢修平〉

文献

1) 菱田 明．AKI・急性腎不全の原因，診断の進め方．日腎会誌 2010；52：529-33.
2) Satoskar AA, et al. Acute postinfectious glomerulonephritis and glomerulonephritis caused by persistent bacterial infection. In：Jennette JC, et al. editors. Heptinstall's Pathology of the Kidney. 7th ed. Philadelphia：Lippincott Williams & Wilkins；2014. p.367-436.
3) Nasr SH, et al. Bacterial infection-related glomerulonephritis in adults. Kidney Int 2013；83：792-803.
4) Koyama A, et al. Glomerulonephritis associated with MRSA infection：a possible role of bacterial superantigen. Kidney Int 1995；47：207-16.
5) 下畑 誉，小林正貴．MRSA感染後糸球体腎炎．腎と透析 2014；76：329-34.

Keywords 感染症，敗血症，腎障害，腎不全，MRSA腎炎，呼吸不全

Self-Assessment Question

Question 1

誤っているものを 1 つ選べ

a. 細菌感染関連腎炎の原因菌のうち，溶連菌以外で最も多いのはブドウ球菌である．
b. 細菌感染関連腎炎では腎炎発症時にも感染の持続がみられる．
c. 溶連菌感染後急性糸球体腎炎は小児に多くみられ，予後良好である．
d. 成人の細菌感染関連腎炎は予後良好である．

Question 2

誤っているものを 1 つ選べ

a. MRSA 腎炎では，MRSA 感染後の急性腎炎症候群が最も多い．
b. MRSA 腎炎では血清中の IgA 型および IgG 型の免疫複合体が高値を示す．
c. MRSA 腎炎の腎生検では，半月体を伴うメサンギウム増殖性および管内増殖性腎炎を認め，蛍光抗体法でメサンギウムおよび末梢係締壁に IgA 優位の沈着をみる．
d. MRSA 腎炎では紫斑を認めることがある．

Self-Assessment Answer

Question 1

Answer　d
成人の細菌感染関連腎炎は予後良好である．

　細菌感染関連腎炎は，小児では溶連菌感染後糸球体腎炎の頻度が高く，これは一般に予後良好である．成人では小児と異なり，原因菌には連鎖球菌のほかにブドウ球菌が多く，感染巣も多様である．溶連菌以外の細菌感染関連腎炎では，原因となる細菌感染の持続がしばしば認められる．糖尿病や悪性腫瘍などの基礎疾患のある患者や高齢者に多くみられ，MRSA感染を含むコントロール困難な感染の持続などのため，腎予後は不良である．なお，ANCA関連血管炎やIgA腎症なども感染を契機とした発症や増悪を示すことがあり，細菌感染関連腎炎の鑑別診断にあがる．診断には臨床情報や検査所見を併せた判断が重要である．

Question 2

Answer　a
MRSA腎炎では，MRSA感染後の急性腎炎症候群が最も多い．

　MRSA腎炎は，MRSA感染後8週以内（平均5.4±3.4週）にネフローゼレベルの蛋白尿を伴う急速進行性糸球体腎炎症候群としてみられるものが最多（54％）である．単独でネフローゼ症候群（19％）や急性腎炎症候群（15％），急速進行性糸球体腎炎症候群（12％）を呈することもある．血液検査では炎症反応の亢進とともに，血清IgAとIgGの増加，IgA型およびIgG型の免疫複合体の高値を認める．特にIgA型の免疫複合体は，MRSA腎炎発症例では腎炎のないMRSA感染例と比較して有意に高値であったとの報告がある．病理組織学的にはIgA優位の沈着を伴うびまん性増殖性腎炎（メサンギウム増殖性および管内増殖性）を示し，半月体を伴う．臨床症状としては，腎機能低下による尿毒症症状や浮腫，高血圧などのほかに，約30％程度に紫斑が認められる．IgA血管炎（紫斑病性腎炎）との鑑別が問題となるが，病理組織所見のみでは区別が困難なため，診断にはMRSA感染の有無や腎炎の病歴確認などの臨床情報が重要である．

（セルフアセスメント作成：下条久志）

症例 12

糖尿病，慢性腎障害の加療中に血痰と両肺の浸潤影が出現した男性

【年齢，性】70歳代前半，男性．
【主　訴】血痰．
【既往歴】糖尿病，慢性腎臓病，高血圧症，胃潰瘍．
【服薬歴】グリベンクラミド，ピオグリタゾン，ボグリボース，アムロジピン，アロチノロール，アトルバスタチン，ランソプラゾール．
【家族歴】不詳．
【現病歴】糖尿病，慢性腎臓病，高血圧症のため近医へ通院中であった．X年6月頃に一度血痰を認めたが自然軽快．12月下旬頃から再度血痰を認めた．近医で胸部X線を撮影したところ両肺に浸潤影を認め当院へ紹介となった．

入院時所見

【バイタルサイン】体温 37.8℃．血圧 157/57 mmHg．心拍数 90 bpm・整．呼吸数 15/分．SpO_2 97％．
【身体所見】胸部：肺野 fine crackle を聴取．
【血液検査】表1に示す．
【胸部X線検査】両肺にびまん性の浸潤影（図1）．
【胸部CT検査】両肺にすりガラス陰影（GGO）とconsolidationが不規則に混在（図2）．

入院時の臨床鑑別診断とその根拠

【びまん性肺胞出血】血痰，貧血および胸部CT所見からびまん性肺胞出血と考え，原因としては肺毛細血管炎（pulmonary capillaritis）を疑った．入院経過中にMPO-ANCA（myeloperoxidase-antineutrophil cytoplasmic antibody）の高値を確認した

表1　入院時の一般・血液検査

尿定性	蛋白	300 mg/dL	H	生化学	Ca	8.3 mg/dL	
	糖	（−）			LDH	246 IU/L	H
	ケトン体	（−）			AST	16 IU/L	
	鮮血	（−）			ALT	14 IU/L	
尿沈渣	RBC	50〜99/HPF			ALP	302 IU/L	H
	WBC	50〜99/HPF			γ-GTP	83 IU/L	H
	硝子円柱	1（＋）	H		T-Bil	1 mg/dL	
	赤血球円柱	1（＋）	H		Glu	152 mg/dL	H
血清	ESR	88 mm/時	H		HbA1c	8.7 %（NGSP）	H
血算	WBC	12,800/μL	H		CRP	7.92 mg/dL	H
	RBC	$229 \times 10^4/\mu L$	L	その他	KL-6	549 U/mL	H
	Hb	9.3 g/dL	L		SP-D	115 ng/mL	H
	Ht	27.1 %			MPO-ANCA	≧300 IU/mL	H
	PLT	$17.7 \times 10^4/\mu L$			PR3-ANCA	＜1.0 IU/mL	
生化学	TP	6.9 g/dL			HCV抗体	9.57 S/CO	H
	Alb	3.5 g/dL	L		BNP	80.3 pg/mL	H
	BUN	31.8 mg/dL	H	凝固系	PT	12.8 秒	
	Cre	2.23 mg/dL	H		PT-INR	1.06	
	eGFR	23.6 mL/分/1.73 m^2	L		APTT	36.6 秒	
	Na	137 mEq/L			Fbg	668 mg/dL	H
	K	4.7 mEq/L			AT Ⅲ	102.5 %	
	Cl	102 mEq/L			D-dimer	1.4 μg/mL	

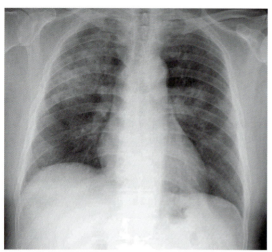

図1　胸部X線写真

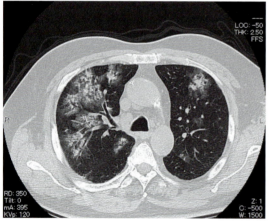

図2　胸部CT

ため，顕微鏡的多発血管炎（microscopic polyangiitis）と考えた．

【腎機能障害】既往症に高血圧，糖尿病，慢性腎障害がみられたが，X年10月に1.3 mg/dLであった血清クレアチニンは入院時2.2 mg/dLと上昇しており，顕微鏡的多発血管炎が腎不全の増悪の原因と考えた．

入院後経過

病状の急速な悪化がみられたため，入院当日からメチルプレドニゾロン1gによるステロイドパルス療法を開始したが，血痰が続き胸部X線上，びまん性陰影は両側全肺野に拡大した．第4病日には呼吸不全となり人工呼吸管理を開始し，シクロホスファミドパルス療法および免疫グロブリン大量投与を5日間行った．第11病日に2回目のステロイドパルス療法を開始したが治療に抵抗性で呼吸不全，腎不全が進行し，多臓器不全で第17病日に死亡した．

最終臨床診断

①顕微鏡的多発血管炎
②糖尿病
③慢性腎疾患
④高血圧

臨床上の問題点

■画像での両肺のびまん性浸潤影の原因

CT上，周囲にGGOを伴うconsolidationを両肺に認め，気管支血管束周囲に優位な分布を示している．この陰影はどのような病理像を反映したものか．

■呼吸不全の原因

胸部CTでみられた肺病変が呼吸不全の原因と考えてよいかどうか．

剖検所見―死後13時間

【膵】著明な萎縮を示す．顕微鏡的に膵島は硝子化があり，コンゴーレッド染色で橙赤色に染まり，偏光顕微鏡でapple greenの輝きをみせた．

【腎】腫大し，表面に多数の囊胞がみられる（図3a）．割面でも多発囊胞，皮質の萎縮，腎門部の脂肪組織の増加があり（図3b），後天性多囊胞腎の状態であった．顕微鏡的に約半数の糸球体にglobal sclerosisを認め，残りの糸球体にはnodular lesion（図4），diffuse lesion（図5）がみられる．一部の糸球体では，半月体形成とフィブリノイド壊死が認められた（図6）．また，著明な小細動脈硬化症，間質の線維化，少量の石灰化もみられた．

【大動脈】腹部，下部腹部，総腸骨動脈に著しい粥状硬化症がみられる．

【肺】腫大し，重量は左950g，右1,050gと増加（図7a）．割面では，ほぼびまん性の巣状ないし斑状の出血があった（図7b）．顕微鏡的には巣状の出血部位には肺胞壁へのリンパ球，好中球浸潤（図8），フィブリンの析出巣がみられた（図9）．

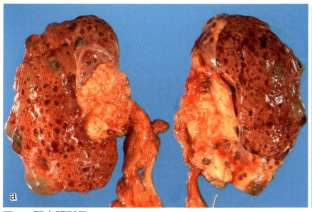
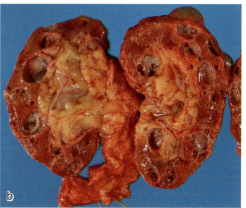

図3　腎肉眼所見
a：腎の外観．腫大し，表面に多数の嚢胞がみられる．
b：腎の割面．多発嚢胞，皮質の萎縮，腎門部の脂肪組織の増加がみられる．

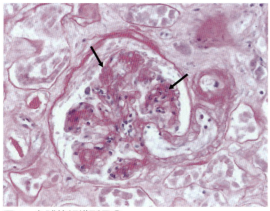

図4　糸球体組織所見①
nodular lesion（→）．PAS 染色．

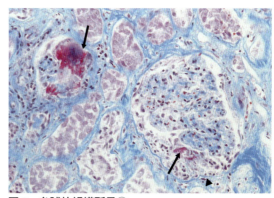

図6　糸球体組織所見③
フィブリン析出（→），半月体（▶）．Masson 染色．

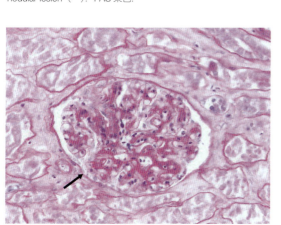

図5　糸球体組織所見②
diffuse lesion（→）．PAS 染色．

加えて，広い範囲で硝子膜の器質化した器質化期のびまん性肺胞傷害も認めた（図10）．

【心臓】左室の求心性肥大，左室および心中隔後壁のうっ血がみられ，重量は480gと増加し，高血圧性心肥大と考えられた．顕微鏡的に冠動脈硬化症，心筋内側の軽い線維化，心筋外側のspottyな壊死を認めた．

【消化管】胃体下部と幽門輪近くに2か所のUl-Ⅳsの消化性潰瘍を認めた．

臨床上の問題点に対する回答

■画像での両肺のびまん性浸潤影の原因

肺毛細血管炎によるびまん性，斑状の肺胞出血によって画像上の浸潤影が生じたと思われる．末期にはびまん性肺胞傷害のGGOも加わった．

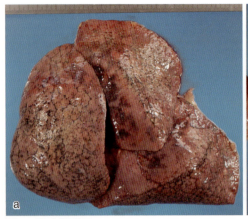 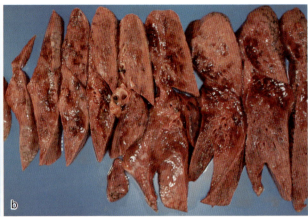

図7 肺肉眼所見
a：右肺外観．
b：右肺割面．腫大し，割面ではほぼびまん性の巣状ないし斑状の出血がみられる．

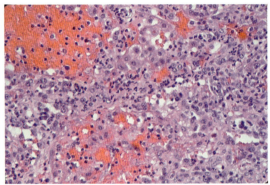

図8 肺毛細血管炎の組織所見①
肺胞壁へのリンパ球，好中球浸潤がみられる．

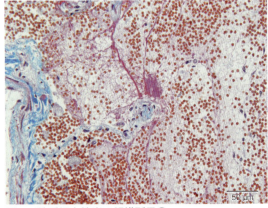

図9 肺毛細血管炎の組織所見②
フィブリン析出と肺胞出血．Masson染色．

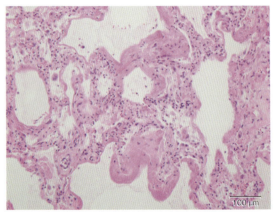

図10 器質化期のびまん性肺胞傷害の組織所見
肺胞道に沿って硝子膜の器質化，肺胞壁への細胞浸潤がみられる．

■**呼吸不全の原因**

びまん性肺胞出血により，呼吸不全をきたしたと思われる．腎不全による肺の浮腫はなかったと思われる．

剖検診断

1. 糖尿病
   ①膵の萎縮：膵島の硝子化とアミロイド沈着
   ②糖尿病性腎変化と後天性多囊胞腎
   　（270 g／260 g）
   ③大動脈の粥状硬化症：腹部，総腸骨動脈で著しい．
2. 顕微鏡的多発血管炎
   ①肺のほぼびまん性の巣状ないし斑状の出血

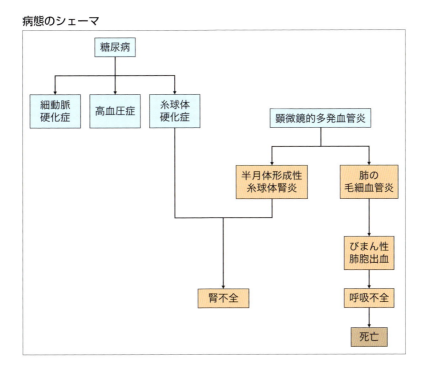

病態のシェーマ

　（左950 g/右1,050 g）：巣状の出血部位には肺胞壁への細胞浸潤，フィブリンの析出巣あり．
　②腎：一部の糸球体の半月体形成とフィブリノイド壊死．
　③他部位での血管炎ははっきりしない．
3．その他の所見
　①高血圧性心肥大（480 g）：左室の求心性肥大，左室・心中隔後壁のうっ血，冠動脈硬化症，心筋内側の軽い線維化，心筋外側のspotty壊死
　②びまん性肺胞傷害（器質化期）
　③胃の消化性潰瘍：2か所（胃体下部と幽門輪近くにUl-Ⅳs）
　④肝のうっ血（950 g）
　⑤脾のうっ血（130 g）
　⑥副腎の萎縮：軽度のリンパ球浸潤
　⑦S状結腸の憩室1個

解説

　本症例は糖尿病，慢性腎疾患と高血圧がもともとあって，加療中のX年6月に血痰が出現，胸部の画像で両側肺に浸潤影が出現したため来院した．肺胞出血と腎不全の診断のもとにメチルプレドニゾロンを投与するも呼吸不全が進行した．人工呼吸管理のもと，シクロホスファミドのパルス療法，免疫グロブリンの大量投与を行ったが，反応がなく死亡した．
　剖検では糖尿病，後天性多嚢胞腎（慢性腎不全），高血圧性心肥大，胃の消化性潰瘍，顕微鏡的多発血管炎，びまん性肺胞傷害（器質化期）がみられた．多発する巣状の肺胞出血，腎糸球体の一部の半月体形成とフィブリノイド壊死がみられることから顕微鏡的多発血管炎と診断した．肺にみられたhoneycomb lesionは，顕微鏡的多発血管炎とは無関係と考えた（**病態のシェーマ**参照）．
　びまん性肺胞出血は，必ずしも血管炎に伴ってのものばかりではない（**表2**）．血管炎症候群に伴うものでは肺毛細血管炎を示すものがほとんどである[1]．肺毛細血管は薄い細胞壁内に存在し，薄い線維成分とわずかな間質があるのみのため，毛細血管内の赤血球や血清成分が肺胞腔内へ移動しやすい．肺毛細血管炎自体は致死的なびまん性肺胞出血を引き起こすため，迅速な診断と適切な治療を要するが有効な治療法がないのが現状である．

表2 びまん性肺胞出血の原因

肺の毛細血管炎（pulmonary capillaritis）を伴うもの	granulomatosis with polyangiitis (GPA)（旧名称：Wegener肉芽腫症）
	顕微鏡的多発血管炎
	Goodpasture症候群
	結合組織病
	原発性抗リン脂質抗体症候群
	Behçet症候群
	Henoch-Schönlein紫斑病
	薬物性
	免疫複合体関連糸球体腎炎
	pauci-immune糸球体腎炎
	混合型クリオグロブリン血症
	孤立性肺毛細血管炎
	急性肺同種移植拒絶反応
肺の毛細血管炎（pulmonary capillaritis）を伴わないもの	全身性エリテマトーデス
	Goodpasture症候群
	びまん性肺胞傷害
	薬物性
	特発性肺ヘモジデリン沈着症
	左室機能不全
	僧帽弁狭窄症
	凝固障害
	肺静脈閉塞症/肺毛細管腫症
	HIV感染
	腫瘍

＊文献1）参照

　顕微鏡的多発血管炎は，肺の血管炎の主たる原因である．かつては結節性多発動脈炎の亜型と考えられていたこともあるが，小ないし中等大の血管にかかわる，免疫複合体の関与がないか，あってもわずかな壊死性の血管炎と定義されている．

一方でANCA関連血管炎という概念が提唱され[2]，granulomatosis with polyangiitis（GPA）（旧称：Wegener肉芽腫症），eosinophilic granulomatosis with polyangiitis（EGPA）（旧称：Churg-Strauss症候群）と同一のグループとみなされている．臨床症状は多岐にわたり，糸球体腎炎（90％），筋・骨（60％），肺（50％），消化管（50％），皮膚（40％），耳鼻咽喉（35％），神経（30％）などの症状が現れる．

　肺の顕微鏡的多発血管炎は毛細血管炎を伴うびまん性肺胞出血が主要なもので，肺胞壁への好中球浸潤とフィブリンの吹き出るような像が特徴的である．肉芽腫を伴うことはない．

　ANCAとの関連では，MPOに特異的なperinuclear ANCA（MPO-ANCA）が陽性のことが多く，少数例でcytoplasmic ANCA（PR3-ANCA）が陽性である．

（松原　修，神　靖人）

文献

1) Mark EJ, et al. Pulmonary vasculitis and pulmonary hemorrhage syndromes. In：Hasleton P, Flieder DB, editors. Spencer's Pathology of the Lung. 6th ed. Cambridge University Press；2013. p.711-66.
2) Kallenberg CG. Pathogenesis of ANCA-associated vasculitides. Ann Rheum Dis 2011；70 Suppl 1：i59-63.

Keywords 血痰，肺浸潤影，びまん性肺胞出血，肺血管炎，慢性腎障害，半月体形成性糸球体腎炎，顕微鏡的多発血管炎

Self-Assessment Question

Question 1

びまん性肺胞出血の原因とならないものを 1 つ選べ

a. GPA（granulomatosis with polyangiitis）（旧称：Wegener 肉芽腫症）
b. MPA（microscopic polyangiitis）
c. EGPA（eosinophilic granulomatosis with polyangiitis）（旧称：Churg-Strauss 症候群）
d. 肺高血圧症

Question 2

正しいものを 1 つ選べ

a. MPO-ANCA（myeloperoxidase anti-neutrophil cytoplasmic antibody）は，cytoplasmic ANCA と関連する．
b. PR3-ANCA（proteinase 3 anti-neutrophil cytoplasmic antibody）は，perinuclear ANCA と関連する．
c. MPA では，MPO-ANCA 陽性の症例が多い．
d. MPA の血管炎では，免疫複合体の関与が少ないか，ない．

Self-Assessment Answer

Question 1

Answer　d

肺高血圧症

びまん性肺胞出血には，肺の毛細血管炎を伴うものと，伴わないものがある．前者では，GPA，MPA，EGPA が代表的で，後者では SLE，Goodpasture 症候群，びまん性肺胞傷害が代表的である．肺高血圧症でもみられるが，毛細血管炎は知られていない．

Question 2

Answer　c

MPA では，MPO-ANCA 陽性の症例が多い．

MPO-ANCA，PR3-ANCA の対応は，末梢血の好中球の自己抗体の蛍光抗体法による観察で決められる．MPA では糸球体腎炎を示すことが多く（90％），ほかの原因による糸球体腎炎との鑑別の要点は免疫複合体の関与が少ないことである．

（セルフアセスメント作成：松原　修）

症例 13

血尿，下肢の発赤，腫脹で発症し，急激な経過で死亡に至った男性

【年齢, 性】50歳代後半，男性．
【主　訴】全身倦怠感，血尿．
【既往歴】糖尿病．その他，詳細不明．
【服薬歴】不詳．
【家族歴】不詳．
【その他】海外渡航歴なし．虫刺，咬傷，外傷の既往なし．海水，淡水との接触機会の有無，魚介類の生食の有無については不明．
【現病歴】入院日前日より倦怠感を自覚し，その後血尿が出現したため，近医救急外来を受診した．その際，左下肢の発赤・炎症反応の上昇を認めたため，蜂巣炎による敗血症の疑いで入院となり，ピペラシリンの投与が開始された．入院後のCTにて右腎，膀胱壁，前立腺の内部にガス像，左大腿〜下腿にかけて広範な皮下気腫を認めた．その後，意識レベルの低下（JCS 2桁），尿量の減少，肝腎機能の悪化があり，ガス壊疽，敗血症性ショック，多臓器不全が疑われ，近医での対応が困難なため当院救急科に搬送，転院となった．

入院時所見

【バイタルサイン】意識レベルJCS Ⅲ-300．血圧測定不能（大腿動脈拍動触知）．心拍数130bpm・不整．SpO$_2$測定不能．
【身体所見】中肉中背．全身に黄疸あり．側腹部，下腹部，左下肢にかけて握雪感を伴った発赤，腫脹と色素沈着を認める．胸部聴診上，異常所見なし．
【血液検査】表1に示す．
【胸部X腺検査】心胸郭比は58％．肋骨横隔膜角は鋭．両肺野の透過性低下を認める．
【胸腹部CT検査】両側胸水貯留．腹水貯留．肝硬変疑い．両側腎にガス像があり，気腫性腎炎が疑われる．膀胱壁，前立腺内にもガス像あり．左大腿は腫大し，筋膜周囲に気腫を認める（図1）．
【心電図】異常なし．

入院時の臨床鑑別診断とその根拠

【ショック】著明な白血球増加，CRP高値などの高度な炎症所見と軟部組織感染症をうかがわせる下肢の発赤，腫脹が認められることから，敗血症性ショックが最も考えられる．血液検査データ，心電図所見などから心原性ショック，低容量性ショックの可能性は考えにくい．

【ガス壊疽】側腹部，下腹部，左下肢にかけての発赤，腫脹については蜂巣炎をはじめとする軟部組織感染症が鑑別疾患として考えられる（表2）．握雪感を伴った皮膚症状を呈すること，CTで下肢筋膜周囲に気腫を認めること，急速な病変の拡大を示すことから，ガス壊疽が最も考えやすい．丹毒などの通常の蜂巣炎は敗血症を伴わない限り，急速に拡大したり，ショックをきたすことはない．軟部組織局所の感染症以外の鑑別疾患として，電撃性紫斑病がある．電撃性紫斑病は敗血症を伴う感染症に続発して，二肢以上の四肢末端が同時に虚血性壊死をきたす病態である．壊死の原因は末梢血管での血栓形成であり，細菌感染，ガス産生は伴わない．本症例の検査データの高度な炎症所見は主にガス壊疽の感染巣に由来すると考えられる．CKの上昇は軽度にとどまることから，少なくとも広範な骨格筋の壊死は存在しないと推測される．下肢の外傷の既往はなく，ガス壊疽の起因菌の感染経路を明確に下肢に求めることは難

表1 入院時の血液検査

	項目	値	
血算	WBC	20,000/μL	H
	RBC	296×10⁴/μL	L
	Hb	10.7 g/dL	L
	Ht	31.40%	L
	PLT	0.5×10⁴/μL	L
生化学	CRP	13.5 mg/dL	H
	TP	4.2 g/dL	L
	Alb	1.1 g/dL	L
	AST	197 IU/L	H
	ALT	93 IU/L	H
	ALP	477 IU/L	H
	ChE	40 IU/L	L
	LDH	887 IU/L	H
	T-Bil	8.9 mg/dL	H
	BUN	112.4 mg/dL	H
	Cre	4.87 mg/dL	H
	UA	11.8 mg/dL	H
	AMY	23 IU/L	L
	CK	485 IU/L	H
	CK-MB	24 IU/L	H
	Lactate	16.5 mmol/L	H
	NH₃	43 μg/dL	
	Glu	257 mg/dL	H
	Na	126 mEq/L	L
	K	5.2 mEq/L	
	Cl	92 mEq/L	L
	Ca	6.9 mg/dL	L
凝固系	PT	40 秒	H
	PT-INR	3.94	H
	PT%	40%	L
	Fbg	191 mg/dL	L
	D-dimer	15.67 μg/mL	H
ウイルス	HBs 抗原	(−)	
	HCV 抗体	(−)	

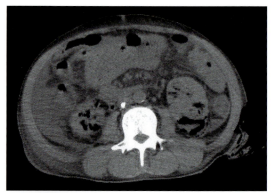

図1 腹部CT
腎盂，腎実質内にガス像を多数認める．

表2 下肢病変の鑑別疾患

感染症	蜂巣炎 ガス壊疽 壊死性筋膜炎 Fournier 壊疽
感染症に伴う二次的変化	電撃性紫斑病 ブドウ球菌性毒素性ショック症候群
その他	Stevens-Johnson 症候群 中毒性表皮壊死症

最終臨床診断

①ガス壊疽

②気腫性腎炎，気腫性膀胱炎

③敗血症，敗血症性ショック

④播種性血管内凝固症候群（DIC）

⑤多臓器不全

⑥肝硬変

⑦糖尿病

臨床上の問題点

■感染症の起因菌について

　病院到着から死亡までの時間が短く，死亡前に起因菌の特定には至らなかった．ガス壊疽の代表的な起因菌はクロストリジウムであるが，大腸菌などによる非クロストリジウム性のガス壊疽もまれではない．クロストリジウム性ガス壊疽は激痛と重篤な皮膚症状を示し，急速に進行する．非クロストリジウム性ガス壊疽は糖尿病や悪性腫瘍などの基礎疾患をもつ immunocompromised host に発生することが多く，クロストリジウム性のものに比べると初期症状は軽く，進行も比較的緩徐であるとされている．臨床像は非クロストリジウム

【気腫性腎炎，気腫性膀胱炎】発症の契機として全身倦怠感，肉眼的血尿の主訴があり，両側の腎盂，腎実質，膀胱，前立腺に著明なガスの貯留を認めることより，気腫性腎炎，気腫性膀胱炎が疑われる．

【肝不全】CT 上，肝硬変の存在が指摘される．ChE 低値，Alb 低値も肝硬変の存在を反映している．腹水貯留は肝硬変に起因する可能性が最も考えられるが，骨盤内に上記感染巣が存在することから，腹膜炎による滲出性の機序も作用していると考えられる．

入院後経過

　搬送時，意識障害，血圧低下を認めたため，輸液を開始し，気管挿管を行うも，到着後2時間で永眠となった．

性としておおむね合致するが，実際はどうであったか？

■**初感染巣・病変の広がりについて**

　左下肢に明らかな外傷の既往はないが，左下肢を初感染巣としてよいであろうか？　あるいは，画像的に指摘されていた気腫性腎炎，気腫性膀胱炎は左下肢のガス壊疽と同一起因菌による感染巣と考えられるが，尿路感染症が初感染巣で，ここから左下肢に炎症が波及した可能性は考えられるだろうか？

剖検所見—死後 8 時間 29 分

【左下肢】左下腿〜左側腹部にかけて皮膚切開が加えられており，デブリドマン後の状態であった．皮下から筋膜にかけて広範に暗赤褐色の汚い泥状の壊死物におおわれていた（図2）．組織学的には筋膜に高度の好中球浸潤と壊死を認め，グラム陰性桿菌の菌塊を散見した．

【腎】重量は左 210 g，右 160 g．両腎とも腫大し，変性，壊死を伴った暗赤色領域と黄白色領域がまだらに混在していた．腎実質には肉眼的に微小な気泡を認め，腎周囲の結合織内にも気泡を認めた（図3）．腎盂粘膜には出血，びらんを著明に認めた．組織学的には，腎全体にわたり高度の好中球浸潤と壊死，気腫性小嚢胞を認めた（図4）．小嚢胞に一致してグラム陰性桿菌を多数認めた（図5）．腎機能低下の最大の要因は感染に伴う腎実質の壊死と，ショックに伴う尿細管壊死と考えら

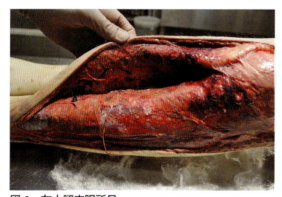

図2　左大腿肉眼所見
皮下から筋膜にかけて広範に暗赤褐色の汚い泥状の壊死物におおわれていた．

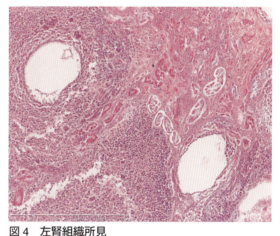

図4　左腎組織所見
腎実質は広範にわたり著明な壊死，出血を示し，気腫の形成を伴う．気腫の周囲には著明な好中球浸潤を認める．

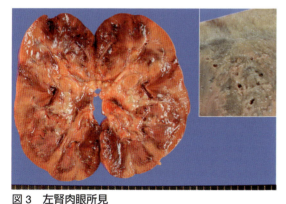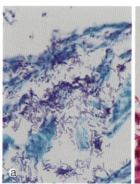

図3　左腎肉眼所見
腫大し，変性，壊死を伴った暗赤色調領域と黄白色領域がまだらに混在している．腎実質に形成された微小な気泡（inset：固定後）．

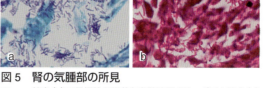

図5　腎の気腫部の所見
Giemsa 染色（a）で長桿状の細菌を多数確認する．グラム染色（b）は陰性．

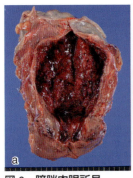
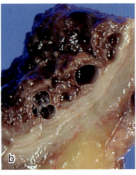

図 6　膀胱肉眼所見
粘膜はびまん性に暗赤色調を示し，泥状の壊死物の付着を認める（a）．粘膜下を中心に微小な気泡を多数認める（b）．

表 3　剖検後の各種検査結果

凝固系	APTT	240 秒以上	H
	AT Ⅲ	17%	L
	FDP	31.9μg/dL	H
	プロテイン C	15%	L
	PIC	0.8μg/dL	
	TAT	17.6 ng/mL	H
その他	HbA1c	12.8%（NGSP）	H
	エンドトキシン	126 pg/mL	H
	β-D-グルカン	10 pg/mL	
	プロカルシトニン	34.1 ng/mL	H

細菌培養は静脈血，左大腿組織，後腹膜洗浄液とも Klebsiella pneumoniae 陽性．

れる．壊死のない領域での糸球体の硬化は年齢相応で，明らかな糖尿病性糸球体硬化症の所見は認めなかった．

【膀胱，前立腺】膀胱粘膜はびまん性に暗赤色を示し，泥状の壊死物の付着を認めた．膀胱壁の粘膜下を中心に微小な気泡を多数認めた（図6）．組織学的には壁全層にわたる高度の好中球浸潤と出血，壊死を認め，粘膜下に気腫性嚢胞を多数認めた．グラム陰性桿菌（+）．前立腺にも気腫性嚢胞を伴った壊死性の炎症所見を認めた．

【肝】重量 1,420 g．比較的小型の再生結節におおわれた，完成された肝硬変の像を呈していた．胆汁うっ滞は目立たなかった．組織学的には Azan-Mallory 染色で幅の広い線維性隔壁に区画された偽小葉形成を認めた．肝外胆管に感染を示唆する所見は認めなかった．

【剖検時の細菌培養検査結果】左腎組織，心囊液，心腔内血液とも Klebsiella pneumoniae 陽性．

【剖検後に出た各種検査結果】表3に示す．

臨床上の問題点に対する回答

■感染症の起因菌について

生前と剖検時の検体の培養から Klebsiella pneumoniae が単独で検出された．血液，腎，下肢皮下組織のいずれも同じ結果である．Klebsiella 単独感染による非クロストリジウム性ガス壊疽であったと考えられる．

■初感染巣・病変の広がりについて

左下肢のガス壊疽が発症するのに先行して倦怠感，血尿が現れたこと，炎症の活動性が尿路系で高いこと，左下肢に明らかな外傷の既往がないことを考えると，尿路系が初感染巣であった可能性が高い．Klebsiella pneumoniae の起因菌としての頻度を考えても，軟部組織より尿路系を初感染巣として考えるのが妥当である．尿路系の気腫を伴った壊死性炎症は，後腹膜に膿瘍を形成して広範に波及し，一部，脾実質にも炎症が及んでいた．一方，左下肢の皮下組織，筋膜に沿って広がっていた壊死性炎症と尿路系周囲の炎症との間に明らかな解剖学的連続性はなく，炎症が直接下肢へ波及した可能性は考えにくい．肝，心外膜にも微小な炎症巣が形成されており，培養結果から搬送時にすでに敗血症に至っていたと考えられることから，下肢への炎症の進展は血行を介したものであり，血行性に起因菌が広く散布されていたものと考えられる．

剖検診断

1. Klebsiella pneumoniae によるガス壊疽
    ①気腫性腎盂腎炎・膀胱炎・前立腺炎，後腹膜膿瘍，腹膜炎，左下肢ガス壊疽，脾炎，心外膜炎
    ②敗血症
2. 肝硬変（HBV［-］，HCV［-］）
3. 腔水症（胸水：右 50 mL/左 200 mL，腹水：700 mL）
4. ［糖尿病］

解説

本症例は尿路系を初感染巣として後腹膜膿瘍，左下肢ガス壊疽へと進展した重症軟部組織感染症の一例である．

筋肉や筋膜，結合織などの軟部組織を主座として急速な壊死性炎症を引き起こす重篤な感染症を壊死性軟部組織感染症（necrotizing soft tissue infections：NSTI）と総称している[1]．NSTI は通常進行性で急激な経過をたどり，死亡率の高い致死的な疾患である．NSTI はガス産生の有無により，ガス壊疽と壊死性筋膜炎の2つの病態を取り得る．ガス壊疽は Clostridium perfringens（いわゆるウェルシュ菌）を主としたクロストリジウム属を起因菌とするものと非クロストリジウム性のものがある．また，起因菌による NSTI の分類として，Bcteroides などの嫌気性菌と E. coli, Klebsiella などの好気性菌が混合感染する type 1 と特定の菌が単独感染する type 2 とに分けられる．市中感染で起こる NSTI の多くは type 2 であり，A 群β溶血性連鎖球菌，Vibrio vulnificus, Aeromonas hydrophila による重篤な壊死性筋膜炎がよく知られている．NSTI においては Klebsiella は type 1 の起因菌の一つとして考えられてきたが，最近の報告では Klebsiella の単独感染による NSTI が従来考えられていたよりも多いことが示され，注目されている[2,3]．また，市中感染型（MRSA），B 群あるいは G 群連鎖球菌の単独感染による NSTI の報告も増加しつつある[1]．NSTI の主な起因菌とその感染の背景について**表4**に示す．

 クロストリジウム性ガス壊疽の約 70％は外傷による汚染度の高い創傷を侵入門戸として発生するが，Clostridium septicum については大腸癌に合併して腸管粘膜を介して感染する例が知られている[4]．非クロストリジウム性ガス壊疽および壊死性筋膜炎は，A 群溶連菌，Aeromonas, Vibrio については外傷を介した感染が多く，Aeromonas は淡水との接触，Vibrio の場合は海水との接触，魚介類の生食が感染の契機となる．ほかの起因菌では明らかな外傷既往がなくほかの感染巣から血行性に感染する場合も多い．Klebsiella の場合，通常，市中感染として肺炎や尿路感染症，髄膜炎を起こすが，近年，糖尿病を背景に肝膿瘍として発症し，高頻度に敗血症，髄膜炎，眼内炎，壊死性筋膜炎などの肝外感染巣を多発して重篤な病態（invasive liver abscess syndrome）を示す例が多く報告されており，血行性の散布が Klebsiella 感染症の重篤化に関係していると考えられている[5]．Klebsiella による NSTI でも同様に敗血症や他臓器の感染巣を伴うことが多い．本症例も左下肢に明らかな外傷の既往がないことから，尿路系を初感染巣として発症したものが，血行性に進展して左下肢にガス壊疽を形成したものと考えられる．非

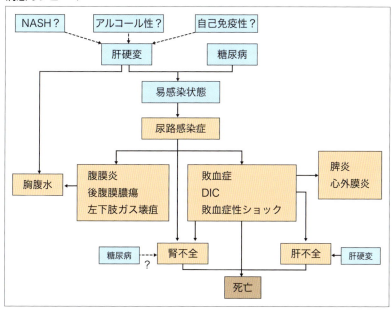

病態のシェーマ

表4　壊死性軟部組織感染症の起因菌

起因菌		背景
グラム陽性	Group A streptococcus	外傷，糖尿病，NSAIDs 服用
	Group B streptococcus	糖尿病，未熟児
	Group G streptococcus	
	Community-acuired MRSA	
	Clostridium spp	高度な汚染を伴う外傷，大腸腫瘍，薬物乱用者
グラム陰性	Pasteurella spp	犬・猫咬傷
	Aeromonas spp	淡水との接触（外傷），医療用ヒル
	Vibrio spp	海水との接触（外傷），魚介類生食，慢性肝疾患
	Klebsiella pneumoniae	慢性肝疾患，糖尿病
	Escherichia coli	肝硬変
	Serratia marcescens	慢性腎不全，糖尿病
	Pseudomonas aeruginosa	好中球減少症，造血器腫瘍，熱傷，HIV 感染症，薬物乱用者

*文献1) 参照

クロストリジウム性起因菌による気腫性腎盂腎炎・膀胱炎は，背景に腫瘍，結石，神経因性膀胱などの尿流のうっ滞の原因となるものが存在することが多いが，本症例では特定の解剖学的要因は認められなかった．

また非クロストリジウム性のNSTIは，高齢者，糖尿病・肝硬変などの基礎疾患合併例で好発，重篤化することが多く，Vibrio vulnificusによる壊死性筋膜炎が肝硬変患者に好発することはよく知られている（表4）．KlebsiellaによるNSTIもほとんどは糖尿病に関連して発生する．本症例も肝硬変，糖尿病が背景にあり潜在的な免疫抑制状態にあったことが，ガス壊疽発症の大きな要因となったものと考えられる．糖尿病では，組織中や尿中のブドウ糖濃度が高値であるため好気性菌においてもブドウ糖の嫌気的解糖が起こりやすく，ガス産生が生じやすいといわれている．

非クロストリジウム性のNSTIは起因菌に応じて広域性抗菌薬が適応となるのに対し，クロストリジウム性ガス壊疽の場合はペニシリンが第一選択となる．より急速に進行し，早期の治療開始が要求されるクロストリジウム性ガス壊疽を除外する目的で，簡便なグラム染色によって起因菌の推定を行うことが可能である．NSTIは本症例のように劇的に進行するため，緊急性の高い状況で診断と治療方針の決定を行わなければならないことが多い疾患である．したがって，起因菌の同定を待たずに広域にカバーする抗菌薬を投与せざるを得ない場合も多いが，より効果的で狭域の抗菌薬に速やかに変更するために起因菌を同定することは治療方針を決めるうえで重要である．

（中塚伸一，永野輝明，髙松純平）

文献

1) Vinh DC, Embil JM. Rapidly progressive soft tissue infections. Lancet Infect Dis 2005；5：501-13.
2) Cheng NC, et al. Recent trend of necrotizing fasciitis in Taiwan：focus on monomicrobial Klebsiella pneumoniae necrotizing fasciitis. Clin Infect Dis 2012；55：930-9.
3) Persichino J, et al. Klebsiella pneumoniae necrotizing fasciitis in a Latin American male. J Med Microbiol 2012；61：1614-6.
4) Scully RE, et al. Case records of the Massachusetts General Hospital. Weekly clinicopathological excercises. Case 46-1990. A 63-year-old woman with diarrhea and bullous lesions of the buttock. N Engl J Med 1990；323：1406-12.
5) Siu LK, et al. Klebsiella pneumoniae liver abscess：a new invasive syndrome. Lancet Infect Dis 2012；12：881-7.

Keywords　ガス壊疽，壊死性筋膜炎，気腫性腎炎，気腫性膀胱炎，敗血症

Self-Assessment Question

Question 1

誤っているものを1つ選べ

a. *Clostridium perfringens* はグラム陰性桿菌であるため，グラム染色によって簡便に感染を推測することができる．
b. クロストリジウム性ガス壊疽の治療はペニシリンが第一選択である．
c. 大腸癌に合併して腸管粘膜を介して感染する *Clostridium septicum* よるガス壊疽の例が知られている．
d. 非クロストリジウム性ガス壊疽は immunocompromised host に発生することが多い．

Question 2

誤っているものを1つ選べ

a. *Klebsiella pneumoniae* はグラム陰性桿菌であり，顕微鏡下で特異な大型桿状の菌体として同定される．
b. *Klebsiella pneumoniae* はガス壊疽の起因菌となり得ない．
c. *Klebsiella* による壊死性軟部組織感染症は，ほとんど糖尿病に関連して発生する．
d. *Kelbsiella* 感染症において，糖尿病を背景に肝膿瘍として発症し，血行性に進展して，重篤な全身性感染症を起こす病態（invasive liver abscess syndrome）が知られている．

Self-Assessment Answer

Question 1

Answer a
Clostridium perfringens はグラム陰性桿菌であるため，グラム染色によって簡便に感染を推測することができる．

　Clostridium perfringens はグラム陽性桿菌であり，グラム染色を施行することで，培養の結果が判明する前に起因菌の推定が可能であり，グラム染色は早期の治療開始に有用である．A群β溶血性連鎖球菌，*Vibrio*，*Klebsiella*，*E. coli* などの非クロストリジウム性ガス壊疽は広域性抗菌薬が適応となるのに対し，クロストリジウム性ガス壊疽の治療はペニシリンが第一選択である．クロストリジウムの多くは創傷部を介した感染経路をとるが，大腸癌担癌患者における *Clostridium septicum* によるガス壊疽の症例が *New England Journal of Medicine* に2例紹介されており，外傷以外の感染経路も知られている．非クロストリジウム性ガス壊疽は肝硬変，糖尿病，担癌状態などの immunocompromised host に発生することが多い．

Question 2

Answer b
Klebsiella pneumoniae はガス壊疽の起因菌となり得ない．

　Klebsiella pneumoniae はグラム陰性桿菌であり，顕微鏡下でフィラメント状の大型桿菌として観察される．糖尿病などの免疫不全状態を背景に，壊死性軟部組織感染症を起こし，時にガス産生を伴ってガス壊疽としての病態を呈する．近年，こうした免疫抑制状態を背景に発症し，肝膿瘍のほか，全身に散布して敗血症，髄膜炎，眼内炎，壊死性筋膜炎などの肝外感染巣を多発する重篤な *Klebsiella* 感染症（invasive liver abscess syndrome）が多く報告されている．このような高侵襲性の病態を示す *Klebsiella* 菌株は，高粘稠性の形質，血清型 K1 あるいは K2，*rmpA* 遺伝子保有と関連することがわかっている．

（セルフアセスメント作成：中塚伸一）

症例 14

好酸球増多症と MPO-ANCA 陽性を示し急激な肝障害をきたした 60 歳代男性

【年齢，性】60 歳代後半，男性．
【主　訴】全身倦怠感，下腿浮腫，下肢疼痛．
【既往歴】気管支喘息（40 歳代から），高血圧症（40 歳代後半から），2 型糖尿病（40 歳代後半から），急性心筋梗塞（50 歳代後半），内頸動脈狭窄症（60 歳代前半）．
【服薬歴】カンデサルタン，ランソプラゾール，ロスバスタチン，クロピドグレル，トラセミド，ピオグリタゾン，アスピリン，レバミピド，アロプリノール．
【家族歴】特記事項なし．
【その他】アレルギー：チクロピジン．喫煙歴：なし．飲酒歴：なし．
【現病歴】6 年前に好酸球増多症と肝障害を指摘され，チクロピジンによる薬剤性肝障害を疑われ，経口ステロイド投与およびチクロピジンからクロピドグレルへの変更にて改善を認めた．その後は近医にて経過観察されていた．9 か月前に近医で初めて蛋白尿を指摘された．2 か月前から下腿浮腫が出現した．1 か月前からは下肢の痛みを自覚するようになり長時間の歩行が困難となったため閉塞性動脈硬化症が疑われ，足関節上腕血圧比（ankle brachial index：ABI）を測定したが異常所見は認めなかった．2 週間前から全身倦怠感が出現し近医を受診したところ，白血球増加，好酸球増多（44％），IgE 高値，MPO-ANCA 陽性，腎機能低下を認めた．また CT 上，肝腫大，心嚢水・胸腹水貯留，右室内血栓を指摘された．気管支喘息の既往，好酸球増多，下肢疼痛，血清 IgE 高値，MPO-ANCA 陽性から好酸球性多発血管炎性肉芽腫症（eosinophilic granulomatosis with polyangiitis：EGPA，旧称 Churg-Strauss 症候群）が疑われ，経口ステロイド（プレドニゾロン 30 mg/日）が投与開始となった．また，血栓症に対してはヘパリンの全身投与が行われた．その後，徐々に肝障害が増悪し凝固異常も出現し，代謝性アシドーシスも認めたため，さらなる精査加療目的で当院に転院となった．

入院時所見

【バイタルサイン】意識レベル JCS I-1．体温 36.4℃．血圧 114/70 mmHg．脈拍 78 bpm・不整．SpO$_2$ 94％（酸素 3L）．
【身体所見】身長 157 cm，体重 57 kg，BMI 23.1．頭頸部：眼瞼結膜軽度貧血あり，眼球結膜軽度黄染あり，咽頭発赤腫脹なし，甲状腺腫大なし．胸部：明らかな心雑音なし．正常肺胞呼吸音．腹部：膨満し，軟，腸蠕動音正常，圧痛なし．反跳痛なし．肝は右鎖骨中線上 3 横指触知した．脾触知せず．四肢：明らかな浮腫はなく，表在リンパ節の腫大なし．
【血液検査】表 1 に示す．
【尿検査】表 2 に示す．
【胸部 X 線検査】心胸郭比 54.9％．肋骨横隔膜角は左で鈍化．両肺野の透過性軽度低下を認める．
【胸腹部 CT 検査】右室内に血栓を疑う所見を認める．両側胸水貯留．肝腫大を認める．
【心電図】洞調律．

入院時の臨床鑑別診断とその根拠

【好酸球性多発血管炎性肉芽腫症（EGPA）】白血球増加，好酸球増加（前医初診時 44％），血清 IgE 上昇，MPO-ANCA 高値，リウマチ因子陽性を認めた．また，両側下肢（ふくらはぎ）の痛みを自覚しており，血管炎に伴った神経炎や筋肉痛が疑われる．気管支喘息の既往があり，EGPA に

表1 入院時の血液検査

分類	項目	値	H/L
血算	WBC	23,000/μL	H
	好中球	91.1 %	H
	リンパ球	4.3 %	L
	単球	4.6 %	
	好酸球	0 %	L
	好塩基球	0 %	L
	RBC	435×10⁴/μL	
	Hb	13.1 g/dL	
	Ht	38.3 %	
	PLT	83×10⁴/μL	L
生化学	TP	6.4 g/dL	L
	Alb	3.4 g/dL	L
	BUN	57 mg/dL	H
	Cre	1.60 mg/dL	H
	UA	11.3 mg/dL	H
	HDL-C	33 mg/dL	L
	LDL-C	82 mg/dL	
	TG	45 mg/dL	
	AST	4,300 IU/L	H
	ALT	2,259 IU/L	H
	γ-GTP	120 IU/L	H
	ALP	255 IU/L	
	ChE	152 IU/L	L
	AMY	119 IU/L	
	T-Bil	3.43 mg/dL	H
	D-Bil	1.87 mg/dL	H
	Na	129 mEq/L	L
	K	5.5 mEq/L	H
	Cl	92 mEq/L	L
	Glu	132 mg/dL	H
	HbA1c	7.9 % (NGSP)	H
	CRP	6.04 mg/dL	H
	Fe	41 μg/dL	L
	フェリチン	239 ng/mL	
	BNP	845 pg/mL	H
生化学	NH₃	95 μg/dL	H
	eGFR	35 mL/分/1.73 m²	L
免疫	IgA	207 mg/dL	
	IgM	44 mg/dL	
	IgG	1,531 mg/dL	
	抗GBM抗体	(−)	
	PR3-ANCA	<1.0 IU/mL	
	MPO-ANCA	>300 IU/mL	H
	RF	13 IU/mL	H
	C3	48 mg/dL	L
	C4	7.9 mg/dL	L
	CH50	16.8 U/mL	L
	ANA	(−)	
	ASO	73 IU/mL	
	TP抗体	<2.0 U/mL	
感染症	HBs抗原	0.1 C・O・I	
	HBs抗体	36.7 mIU/mL	H
	HBc抗体	2.0 C・O・I	H
	HBe抗原	0.1 C・O・I	
	HBe抗体	15.0 %INH	
	HCV	0.3 C・O・I	
	HBV DNA (Taq Man PCR)	検出せず	
	IgM-HA抗体	(−)	
	EBV抗VCA抗体	<10倍	
	CMV抗原	(−)	
	エンドトキシン	<1.99 pg/mL	
	プロカルシトニン	0.46 ng/mL	
凝固系	PT	42.6秒	H
	PT%	14.1 %	L
	PT-INR	3.45	H
	APTT	51.6秒	H
	Fbg	146.6 mg/dL	
	AT Ⅲ	39.8 %	L
	FDP-DD	18.4 μg/mL	H

C・O・I：cut off index

表2 入院時の尿検査

分類	項目	値	H/L
尿定性	pH	6.0	
	比重	1.023	H
	蛋白	2+	H
	潜血	2+	H
	白血球	(−)	
	ケトン体	(−)	
尿沈渣	赤血球	1〜4/HPF	
	白血球	1〜4/HPF	
	硝子円柱	1+	
	顆粒円柱	1+	
	卵円形脂肪体	1〜4/HPF	

矛盾しない.

【肝不全】チクロピジンによる肝障害の既往があり，今回も薬剤性の肝障害が鑑別にあがったが，新規に投与開始となった薬剤はここ数年ないため可能性は低い．肝炎ウイルス，サイトメガロウイルス，Epstein-Barrウイルス（EBV）などによるウイルス性肝炎も鑑別にあげられる．HBs抗体陽性，HBc-IgG抗体陽性で，ステロイド投与に伴った de novo 肝炎の発症も考える必要があるが，HBV DNAは検出されずB型肝炎ウイルスによる de novo 肝炎は否定的である．A型肝炎ウイルスIgM抗体も陰性で，A型肝炎ウイルスによる肝炎も可能性は低い．CRPは6 mg/dL台と上昇していたが，敗血症の血清マーカーであるプロカルシトニン，エンドトキシンは陰性で，細菌感染に伴った肝不全も考えにくい．抗核抗体は陰性で，自己免疫性肝炎も否定的である．CTでは右房の拡大を認め，右室内に造影不領域があり右室内の血栓が疑われていた．心エコーでは右室内に，ほぼ全周性に血栓の存在が疑われた（**図1**）．肝の腫大を認めており，右室内血栓による静脈還流の障害が起こり，肝うっ血が生じた可能性も考えられる．

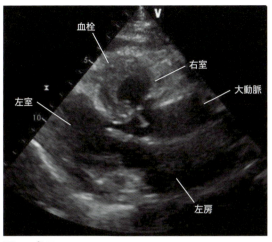

図1 心エコー
右室内, ほぼ全周性に血栓様の構造を認める.

表3 急速進行性腎炎症候群の臨床重症度

スコア	血清クレアチニン (mg/dL)*	年齢 (歳)	肺病変の有無	血清CRP (mg/dL)*
0	[ ]<3	<60	無	<2.6
1	3≦[ ]<6	60～69		2.6～10
2	6≦[ ]	≧70	有	>10
3	透析療法			

*初期治療時の測定値

臨床重症度	総スコア
Grade I	0～2
Grade II	3～5
Grade III	6～7
Grade IV	8～9

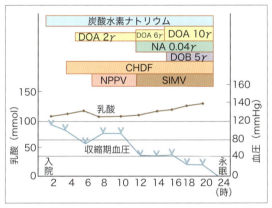

図2 入院後の経過
DOA：ドパミン, NA：ノルアドレナリン, DOB：ドブタミン, CHDF：continuous hemodiafiltration（持続的血液濾過透析）, NPPV：non-invasive positive pressure ventilation（非侵襲的陽圧換気）, SIMV：synchronized intermittent mandatory ventilation（同期式間欠的強制換気）

【右室内血栓】弁膜症や心房細動の既往はなかった. ステロイド投与に伴った血栓の可能性が考えられた. また, 血管炎に伴う心内膜炎による血栓形成も考えられた.

入院後経過（図2）

入院時にAPTTとPTが著明に延長していたので出血を懸念し, ヘパリン投与をいったん中止した. 乳酸アシドーシスが強かったため, 重炭酸ナトリウムの補充や持続的血液濾過透析（CHDF）を開始したがアシドーシスは補正されず, 循環動態や呼吸状態が急激に悪化した. 人工呼吸管理を行い, カテコールアミンを投与, 増量しながら昇圧を試みたが, 入院翌日に永眠となった.

最終臨床診断

①急性肝不全
②腎機能障害
③EGPA

臨床上の問題点

■右室内血栓の成因について

前医からEGPAに対してステロイド投与が行われていたが, 血清MPO-ANCA値が依然として高値だった. ANCA値は一般にANCA関連血管炎の病勢を反映しているとされており, 本症例では血管炎の病勢が抑えきれていなかった可能性が高い. 厚生労働省特定疾患進行性腎障害に関する調査研究班報告, 急速進行性腎炎症候群の診療指針（第2版）（表3）に基づき, 血清クレアチニン値, 透析療法の有無, 年齢, 肺病変の有無, 血清CRPから臨床重症度をスコアリングすると5点/9点となり, Grade IIに該当する. 治療としてはステロイドパルス療法＋経口プレドニゾロン（mPSL 500～1,000 mg×3日間＋PSL 0.6～0.8 mg/kg/日）が推奨されているが, 本症例では経口プレドニゾロン30 mg/日と治療指針での推奨量より少ない投与量であった. 血管炎に対してステロイドパルス療法などの強力な免疫抑制療法の追加が必要だった可能性がある. しかし右室内の血栓が疑われており, この血栓がステロイド投与に伴った血栓の可能性もあったため, ステロイドパルス療法の施行による血栓症の増悪が懸念され難

しい状況であった．右室内血栓に対してヘパリンの持続投与を連日施行していたが，凝固系の異常（PT％低下，APTT 延長）を認めており，出血のリスクも大きかったため投与継続が難しいと考えられた．治療法選択の障害となった右室内の血栓が，血管炎に伴ったものなのか否か？

■肝不全の原因について

チクロピジンによる薬剤性肝障害の既往もあり，今回の肝障害も薬剤性肝障害の可能性が考えられたが，うっ血肝や血管炎に伴った肝障害の可能性はどうか？

剖検所見─死後 2 時間 50 分

【血管】全身諸臓器の小動脈および小静脈を中心にフィブリノイド壊死，好酸球浸潤，肉芽腫性炎症を伴う血管炎を認めた（図 3）．

【心臓】右室の心内膜はほぼ全周性に不明瞭となり，内腔にはほぼ全周性に厚さ数 mm から 1 cm 程度の血栓が形成されていた（図 4）．特に肺動脈起始部は血栓により狭窄し，ほぼ閉塞していた．血栓付着部から心内膜にかけて，一部好酸球をまじえる炎症細胞浸潤を伴うやや線維化の進んだ肉芽組織の形成がみられた（図 5）．やや経過の長い心内膜炎に伴う血栓形成と判断された．心筋層での好酸球はごくわずかに認められる程度で，明らかな心筋炎とする所見は認めなかった．また，左室前壁から側壁，中隔にかけての心内膜よりと，後壁の全層にわたり，小型の線維化巣を散在性に認めたが，貫壁性の線維化は認めなかった．冠動脈の動脈硬化は高度で，全体に 70％ 程度の狭窄を認めるとともに，左冠動脈の前下行枝にはステントが留置されていた．

【肝】肉眼的にうっ血の所見（図 6）が明らかで，主に中心静脈域でうっ血とともに肝細胞の壊死・脱落を認めた（図 7）．一部 Glisson 鞘においては，フィブリノイド壊死を伴う血管炎と周囲好酸球浸潤を認めたが（図 3），薬剤性肝障害を示唆するような細胆管での胆汁うっ滞は認めなかった．

【肺】組織学的に，一部の気道で杯細胞の過形成や基底膜の不規則な肥厚がみられた（図 8）．気管支腺の過形成や平滑筋の肥厚は明らかではなかったが，気管支喘息による気道の軽度リモデリ

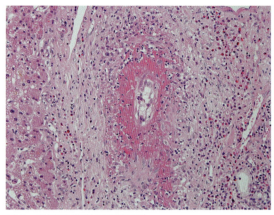

図 3　肝の血管炎の組織所見
Glisson 鞘内の小動脈に，フィブリノイド壊死，肉芽腫性炎症を伴う血管炎を認める．治療の影響のためか好酸球浸潤は比較的軽度で，血管からやや離れて認められる．HE 染色．

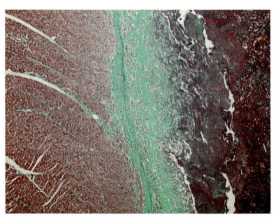

図 4　右室血栓の組織所見
心内膜は線維性に肥厚し（緑色），弾性線維（黒色）は一部断裂している．肥厚した心内膜に連続して血栓（右側）の形成がみられる．elastica-Goldner 染色．

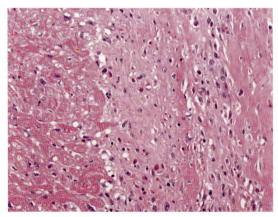

図 5　右室心内膜の組織所見
やや線維化の進んだ肉芽組織の形成がみられ，好酸球浸潤が散見される．心筋層（左側）での好酸球浸潤は目立たない．HE 染色．

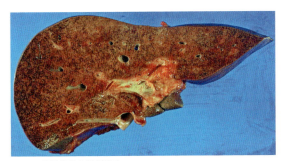

図6 肝割面肉眼所見
細かい斑状の褐色域がみられ，うっ血の所見．

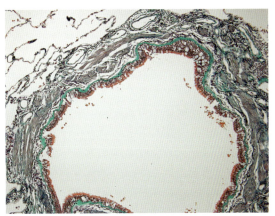

図8 左肺下葉の気道の組織所見
気道上皮内で，一部杯細胞の増加がみられる．上皮直下の基底膜（緑色）は不規則に肥厚している．elastica-Goldner染色．

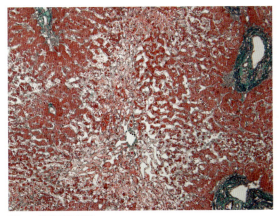

図7 肝組織所見
うっ血の比較的軽度な領域．中心静脈周囲の肝細胞索の萎縮が著明で，一部は壊死・脱落している．高度な肝うっ血に伴う所見．elastica-Goldner染色．

ングが示唆された．好酸球性肺炎や間質性肺炎の所見は認めなかった．

【腎】左腎上極に陥凹を認め，腎梗塞の所見を認めた．

臨床上の問題点に対する回答

■右室内血栓の成因について

血栓の右室内付着部においては，肉芽組織の形成とともに好酸球を含む炎症細胞浸潤がみられ，いわゆる特発性好酸球増多症候群（idiopathic hypereosinophilic syndrome：HES）で認められるような好酸球による心内膜炎の所見と考えられた．これに伴う血栓形成による肺動脈起始部の狭窄が急性右心不全の原因と判断された．

■肝不全の原因について

肝では，主に中心静脈域でうっ血とともに肝細胞の壊死・脱落を認めており，急性右心不全に伴う高度な肝うっ血により肝不全をきたしたと判断される．

剖検診断

1. EGPA（壊死性血管炎，心内膜炎）
2. 急性右心不全（右室内血栓形成，肝うっ血）
3. 大動脈粥状硬化症，腎梗塞
4. 陳旧性心筋梗塞

解説

本症例では気管支喘息の既往があり，剖検時の組織学的検索で全身の小型血管に好酸球浸潤を伴う肉芽腫性血管炎がみられ，MPO-ANCA陽性所見と併せ，EGPAと診断される[1,2]．腎糸球体では作製した組織切片全体で3個の糸球体のみに半月体の形成を認めているが，半月体形成性糸球体腎炎の診断は否定的であり，急性腎不全の臨床経過は急性右心不全に伴う心拍出量低下による腎前性の腎不全と判断される．わが国のEGPAでのANCA陽性率は，MPO-ANCAが30〜40％の症例で陽性で，PR3-ANCAはほとんど検出されない[2]．

本症例でみられたような好酸球浸潤を伴う心内膜炎は，いわゆる特発性HESで比較的よく認められる所見で，活性化した好酸球による内皮（心内膜）傷害が考えられている[3]．HESは寄生虫感染やアレルギーなど，好酸球増多をきたす要因が明らかでないにもかかわらず，臓器障害の徴候・

症状がみられ，こうした徴候・症状と相関する1,500/μL 以上の好酸球増多症が6か月以上持続，あるいは6か月未満でも死亡に至った場合として規定されている．約半数の症例で循環器障害がみられ，好酸球の浸潤を伴う心内膜炎・心筋炎の発症による血栓塞栓症から多臓器不全に至る病態が知られている[3]．従来，HES に包含されていた病態のうち，FIP1L1 と PDGFRA（platelet-derived growth factor receptor α：血小板由来増殖因子α受容体）の融合遺伝子が発現する病態は，慢性好酸球性白血病（chronic eosinophilic leukemia：CEL）として血液疾患に組み入れられている．EGPA における心病変の合併率は，診断基準の違いもあり欧米で 15% 程度，わが国で 30% 程度とやや差が認められる[4]．しかし，心合併症が EGPA の予後を悪くする要因となっていることに違いはない[4]．EGPA の心病変の成り立ちについては，冠血管の血管炎による内腔狭窄や好酸球増多による内皮傷害を介した血栓形成および血管攣縮による虚血性心疾患をきたす場合と，好酸球による組織傷害（心筋炎）をきたす場合が多いとされ[4]，心内膜炎は比較的まれとされている．本症例では心筋炎の所見は軽微で，心内膜炎による血栓形成により死亡に至ったと判断される．こうした好酸球増多症で認められる組織傷害については，活性化好酸球から放出される major basic protein（MBP）や eosinophil cationic protein（ECP）などのケミカルメディエーターによる凝固系の亢進や好酸球から放出される活性酸素による内皮傷害により招来されると考えられている[4]．

EGPA に伴う肝障害については，血管炎に伴う肝実質傷害や循環障害による場合がある．加えて HES で報告されているような，好酸球による内皮傷害に起因する肝静脈枝の線維性閉塞による Budd-Chiari 症候群様の病態も起こりうると考えられるが，本症例においてはこうした所見は認められず，急性右心不全による高度の肝うっ血によるものと判断された．

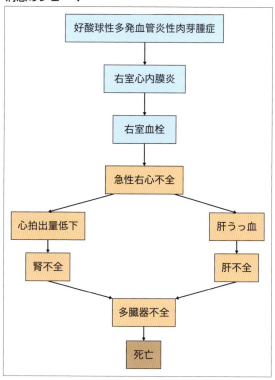

病態のシェーマ

全身性血管炎は多臓器にわたる症状を呈し，診断に苦慮する場合の多い疾患だが，重大な臓器障害をきたした場合には迅速な対応が求められる．さらに，EGPA のように好酸球増多をきたす疾患においては，好酸球による組織傷害の理解に基づく病態の把握が重要であろう．

（菅野祐幸，神應太朗，樋口　誠）

文献

1) Jennette JC, et al. 2012 revised International Chapel Hill Consensus Conference Nomenclature of Vasculitides. Arthritis Rheum 2013；65：1-11.
2) 谷口正実．好酸球性肉芽腫性多発血管炎（Churg-Strauss 症候群（CSS），アレルギー性肉芽腫性血管炎）．日本臨牀 2013；71 増刊：296-303.
3) Fauci AS, et al. NIH conference. The idiopathic hypereosinophilic syndrome. Clinical, pathophysiologic, and therapeutic considerations. Ann Intern Med 1982；97：78-92.
4) 森田有紀子，釣木澤尚実．ANCA 関連血管炎の心病変．日本臨牀 2013；71 増刊：351-6.

Keywords　抗好中球細胞質抗体（ANCA），好酸球性多発血管炎性肉芽腫症（EGPA），好酸球増多，心内膜炎，血栓

Self-Assessment Question

Question 1

好酸球性多発血管炎性肉芽腫症（EGPA）に関して，誤っているものを1つ選べ

a. pauci-immune 型の糸球体腎炎が必発である．
b. 虚血性心疾患，心筋炎，心内膜炎などの心合併症をきたす．
c. 気管支喘息の既往があることが多く，好酸球増多症を示す．
d. 全身性血管炎に起因すると考えられるさまざまな神経障害を示す．

Question 2

特発性好酸球増多症候群（HES）に関して，誤っているものを1つ選べ

a. 心内膜炎や心筋炎による血栓塞栓症をきたすことがある．
b. 活性化好酸球による血管内皮傷害により，組織傷害がもたらされる．
c. 気管支喘息や寄生虫感染など，好酸球増多をきたす要因の既往がある．
d. 従来 HES に包含されていた病態の一部では，遺伝子異常が明らかとなり血液疾患に組み入れられている．

Self-Assessment Answer

Question 1

Answer　a

pauci-immune 型の糸球体腎炎が必発である．

　EGPA は，気管支喘息やアレルギー性鼻炎などのアレルギー疾患が先行し，末梢血の著明な好酸球増加を伴って発症する．血管炎症状のなかでは，多発性単神経炎などの神経症状の頻度が最も高い．巣状壊死性腎炎，半月体形成性腎炎などによる腎障害の頻度はそれほど高くなく 30％未満とされ，抗好中球細胞質抗体（ANCA）陽性例に多く認められる．

Question 2

Answer　c

気管支喘息や寄生虫感染など，好酸球増多をきたす要因の既往がある．

　特発性 HES は，アレルギー性疾患や寄生虫感染などの好酸球増多をきたす要因が明らかでないにもかかわらず，持続する好酸球増多症を伴う臓器障害の徴候・症状がみられる病態として定義されている．活性化好酸球から放出されるケミカルメディエーターによる凝固系亢進や内皮傷害により，特に循環器障害の頻度が高く，心内膜炎や心筋炎に伴う血栓塞栓症から多臓器不全に至る病態が重篤である．心臓に加え一部静脈系の病変も知られているが，EGPA とは異なり，動脈炎はきたさない．近年，HES の一部では融合遺伝子の発現が明らかとなり，慢性好酸球性白血病として血液疾患の範疇に組み入れられている．

（セルフアセスメント作成：菅野祐幸）

症例から学ぶ
―CPCの進め方・活かし方

腹水

症例 15

難治性腹水をきたした，多発性嚢胞腎および多発性肝嚢胞の男性

【年齢，性】50歳代後半，男性．
【主　訴】腹部膨満，呼吸困難．
【既往歴】30歳代：急性虫垂炎．40歳代前半から高血圧症．
【服薬歴】降圧薬．
【家族歴】兄：直腸癌．多発性嚢胞腎および肝嚢胞症の家族歴はない．
【現病歴】11年前に多発性嚢胞腎，9年前に多発性肝嚢胞と診断され，当院肝臓内科で経過観察していた．2年前の肝嚢胞感染を契機に，腹水が貯留し始めた．徐々に肝および腎の増大傾向を認め，生体肝および腎移植術の予定であったが，1年前から腎機能の悪化を認めたため，血液透析導入目的で10日前に当院腎臓内科で右前腕に内シャント形成が施行された．2日前から全身倦怠感，呼吸困難感が増強し，高度の腹水および腎機能障害が認められ，血液透析導入および腹水のコントロールのため入院となった．

入院時所見

【バイタルサイン】血圧 158/92 mmHg．脈拍 80 bpm・整．体温 35.6℃．

【身体所見】眼瞼結膜に貧血あり，眼球結膜に黄疸なし．腹部は膨隆し緊満著明．
【血液検査】表1に示す．
【胸部X線検査】著明な横隔膜の挙上，右胸水および右肺野の透過性低下を認める．
【胸腹部CT検査】著明な腹水を認め，腎および肝には多数の嚢胞がみられる（図1）．
【頭部MRA検査】脳動脈瘤を認めない．
【心電図】洞性頻脈．
【尿検査】糖（−），蛋白（1＋），潜血（1＋），ビ

表1　入院時の血液検査

血算	WBC	6,710/μL	
	RBC	309×10⁴/μL	L
	Hb	10.2 g/dL	L
	Ht	32.0%	L
	PLT	20×10⁴/μL	
生化学	TP	5.3 g/dL	L
	Alb	2.7 g/dL	L
	T-Bil	0.2 mg/dL	
	AST	18 IU/L	
	ALT	13 IU/L	
	LDH	163 IU/L	
	ALP	459 IU/L	H
	γ-GTP	68 IU/L	
	CK	78 IU/L	
	AMY	78 IU/L	
	CRP	2.8 mg/dL	H
	BUN	116 mg/dL	H
	UA	10.0 mg/dL	H
	Cre	8.46 mg/dL	H
	Glu	143 mg/dL	
	Na	136 mEq/L	
	K	4.2 mEq/L	
	Cl	95 mEq/L	L
	Ca	11.9 mg/dL	H
	P	8.2 mg/dL	H
	Fe	30 μg/dL	L

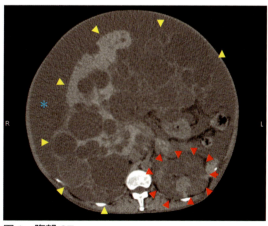

図1　腹部CT
著明な腹水を認める（＊）．腎（▶）および肝（▷）には大小多数の嚢胞性病変がみられる．

表2 腹水の原因

漏出性	①門脈圧亢進およびリンパ液の漏出	うっ血性心不全, 門脈血栓・塞栓症, 肝静脈閉塞症 (Budd-Chiari症候群)
	②血漿膠質浸透圧の低下	肝硬変, ネフローゼ症候群, 漏出性胃腸症, 低栄養
滲出性	③炎症	感染性腹膜炎 (細菌性, 結核性, 真菌性, 寄生虫性) 膠原病 (リウマチ, SLE), 膵炎
	④悪性腫瘍	癌性腹膜炎, 悪性腹膜中皮腫
	⑤その他	腸閉塞, 粘液水腫

SLE：全身性エリテマトーデス
*文献1) より引用

表3 腹水の鑑別
腹水蛋白量/血清蛋白量＝0.48
腹水LDH/血清LDH＝0.53
漏出性を示唆する.

リルビン（−）, ケトン体（−）, 比重1.011.

入院時の臨床鑑別診断とその根拠

【腹水】腹部は著明に膨隆し, 腹部CTにて大量の腹水が認められた. 腹水の原因として門脈圧亢進, 血漿膠質浸透圧の低下, 炎症, 悪性腫瘍などがあげられる[1] (**表2**). 腹部CT所見では腫瘍性病変は認められず, 腫瘍性腹水は考えにくい. 低蛋白血症を認めるが, 尿蛋白は1+であり, ネフローゼ症候群などの腎性腹水は考えにくい. また, 腎囊胞や肝囊胞の破裂を示唆する臨床所見はみられず, 血液検査での炎症所見は軽度で, 多発性肝囊胞に伴う門脈圧亢進による腹水の可能性を考えた.

【慢性腎不全】血中尿素窒素およびクレアチニンの上昇がみられ, 慢性腎不全と診断された. 多発性囊胞による腎実質の減少および糸球体障害だけではなく, 肝囊胞や腹水による圧迫が原因の血流障害による影響も考えられた.

【呼吸不全】$PaCO_2$の上昇 (49.9 mmHg) とPaO_2の低下 (63.2 mmHg) がみられ, Ⅱ型呼吸不全の状態であった. 著明な腹水による横隔膜の挙上がみられ, 肺の拡張不全が原因と考えた.

入院後経過

第2病日から血液透析を開始した. また, 呼吸困難感に対して鼻カニューレにて酸素投与を行ったが呼吸性アシドーシスの改善がみられず, 第5病日に気管内挿管にて人工呼吸管理とし, 第10病日には中心静脈栄養が, 第12病日には気管切開が行われた. 腹水は増悪傾向であり肺への圧排が懸念されたため, 腹腔ドレーンを留置し, 1日1,000～2,000 mLの腹水除去 (**表3**) とアルブミン投与を行った. 第21病日の腹水除去後から改善困難な血圧低下が認められ, 次第に血圧の維持が困難となり, 第23病日に死亡となった.

最終臨床診断

①多発性囊胞腎
②慢性腎不全
③Ⅱ型呼吸不全
④多発性肝囊胞
⑤難治性腹水

臨床上の問題点

■難治性腹水の原因について

腹水の高度の貯留がみられ, 腹腔内ドレーン留置にて腹水の除去およびアルブミン投与が連日行われたが, 低蛋白血症および腹水の貯留は軽減されなかった. 常染色体優性多発性囊胞腎 (autosomal dominant polycystic kidney disease：ADPKD) としても, 腹水の合併はまれである[2]. 腹水の原因として何が考えられるか？

■腎不全の原因について

腎不全の原因は, 多数の囊胞形成および腹水によるものと考えてよいか？

■死亡前の急速な循環不全および呼吸不全の原因について

死亡2日前から血圧の低下を認め, カテコールアミンの増量およびアルブミン投与にても改善を得ることができなかった. また, 呼吸不全も進行した. これらは多量の腹水が原因としてよいか？

剖検所見—死後13時間53分

【外表所見, 腹水】腹部は高度に膨満し (**図2**), 淡黄色のやや混濁した腹水が約25 L認められた.
【腎】重量は左808 g, 右902 g. 両腎とも高度に

腫大し，多数の大小不同の囊胞が認められ，腎実質は少量残存しているのみであった（**図3**）．ADPKDの肉眼所見で，囊胞内腔には漿液性物質がみられ，一部には出血，壊死物質およびシュウ酸カルシウム結晶が認められた（**図4a**）．組織学的に，囊胞壁は1層の扁平あるいは立方上皮細胞で覆われ（**図4b**），囊胞間の実質には硬化した糸球体や萎縮した尿細管が散見され，間質には線維化，石灰化およびリンパ球浸潤が認められた．また，小囊胞状に拡張したBowman囊を有する糸球体（糸球体囊胞）がみられた（**図4c**）．これらの組織像もADPKDとして矛盾しないと考えられた．癌や囊胞の炎症所見は認められなかった．

【肝】重量は4,762 gと高度に腫大し，1～7 cmの多数の囊胞がみられ，左葉を中心に肝実質は乏しかった（**図5**）．多発性肝囊胞はI型からIII型に分けられるが[3)]，III型と考えられた．内腔には漿液性あるいは粘稠性物質が充満していたが，一部には血性または壊死性物質が認められた．組織学的に囊胞壁は1層の胆管上皮類似の立方上皮で覆われ（**図6a**），周囲には細胆管の増生や多数のvon Meyenburg complexがみられた（**図6b**）．また，肝門部の門脈には拡張がみられた（**図5**）．下大静脈への圧排，囊胞の炎症所見および癌の所見は認められなかった．

【脾】重量は164 gと腫大していた．
【食道】静脈瘤がみられた．
【胸水，心囊液】左200 mL（黄色透明），右250 mL（黄色透明），心囊40 mL（黄色透明）．

臨床上の問題点に対する回答

■難治性腹水の原因について

脾腫と食道静脈瘤が認められ，門脈圧亢進が腹水の原因の一つと考えられた．多発性肝囊胞により肝は著明に腫大していたが，下大静脈への圧排

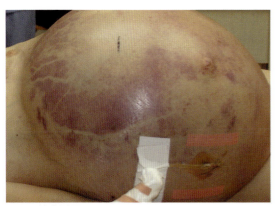

図2 外表所見
腹部は高度に膨満している．

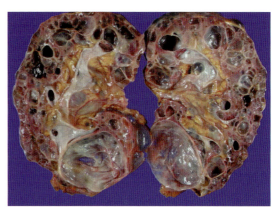

図3 右腎肉眼所見
右腎は902 gと著明に腫大し，皮質から髄質にかけて多数の大小不同の囊胞が認められる．腎実質は少量残存しているのみである．

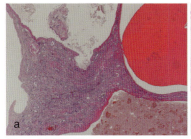 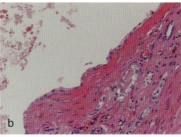 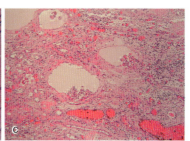

図4 腎組織所見
a：囊胞は，漿液性物質を含む．
b：囊胞壁は1層の立方上皮で覆われている．
c：小囊胞状に拡張したBowman囊を有する糸球体もみられる．

や下肢の浮腫はみられなかった．一方，肝門部門脈の拡張を認め，嚢胞の増大による肝静脈流出路の閉塞から門脈圧亢進をきたしたと考えた．

■腎不全の原因について

小嚢胞状に Bowman 嚢が拡張しているものや完全に硬化した糸球体が認められた．嚢胞による実質部分の圧迫によって残存する糸球体が障害され，腎不全に至ったと考えた．さらに，肝腫大と腹水による腹腔内圧の上昇のために血流障害が生じたことも，腎機能低下の原因となったものと考えた．

■死亡前の急速な循環不全および呼吸不全の原因について

肺では下葉を中心にうっ血がみられたが，炎症や線維化など器質的変化は認められなかった．また，心筋にも明らかな病的所見はなかった．腹腔内に認められた 25 L という大量の腹水による胸郭圧迫および循環血液量の低下が，呼吸不全および循環不全の原因と考えた．

剖検診断

1. ADPKD（左 808 g，右 902 g）

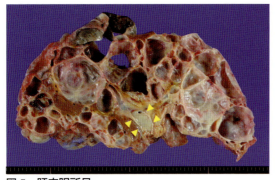

図5　肝肉眼所見
肝は 4,762 g と著明に腫大し，1〜7 cm の多数の嚢胞がみられる．肝門部門脈は拡大している（▷）．

2. 慢性腎不全
3. 多発性肝嚢胞（Ⅲ型，4,762 g）
4. 門脈圧亢進
   ①腹水（25 L）
   ②脾腫（164 g）
   ③食道静脈瘤
5. 肺うっ血水腫（左 460 g，右 436 g）

解説

本症例は，約 10 年前に多発性囊胞腎および多発性肝嚢胞と診断され，経過観察中に大量の腹水を認めるようになり，呼吸不全および循環不全から死に至った一例である．

多発性囊胞腎には，ADPKD と常染色体劣性多発性囊胞腎（autosomal recessive polycystic kidney disease：ARPKD）があり，おのおのの臨床像や肉眼像に特徴がある（表4）．本症例で遺伝子検索はなされていないが，成人発症であること，高血圧，腎不全，血尿の臨床所見があること，および剖検にて糸球体囊胞を含む比較的大型の嚢胞形成が多数みられることから ADPKD と考えた．本症例で家族歴は認められないが，家系に本疾患がみられなくとも ADPKD の発症はありうる[4]．ADPKD の責任遺伝子として尿細管上皮細胞の絨毛に局在する *PKD*（polycystin）*1,2* 遺伝子があげられ，線毛病の一つと考えられている．

わが国では 2006 年に「常染色体優性多発性囊胞腎診療ガイドライン」が厚生労働省から出され，診断基準（表5）および重症度判定（表6）が示された[4]．重症度は血清クレアチニン値および頭蓋内動脈瘤，頭蓋内出血および腹部膨満を加味して判定されており，本症例は血清クレアチニンが 8.46 mg/dL で 4 度であるが，腹部膨満が著明で

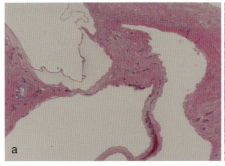

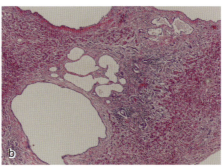

図6　肝組織所見
a：嚢胞壁は 1 層の胆管上皮類似の立方上皮で覆われている．
b：嚢胞に接して，多数の von Meyenburg complex がみられる．

最重症度の5度となる．剖検時の組織像でも，残存糸球体の多くに硬化するものが認められ，間質にはリンパ球の浸潤および石灰化がみられ終末腎に相当し，嚢胞や腹水による実質組織の圧迫が，腎不全の原因と考えられた．

ADPKDの腎外病変としては，本症例のように肝嚢胞の頻度が最も高い．一般に肝嚢胞は腎嚢胞より15〜30年遅れて出現するため，透析導入や腎移植によって延命が可能となった近年，その頻度は75〜90％と増加し，特に高齢者，女性および終末期腎での頻度が高い[3]．肝嚢胞は胆管の過誤腫である von Meyenburg complex の拡張によって生じると考えられており，本症例でも嚢胞間に多数認められた．本症例の腹水の原因は門脈圧亢進によると思われたが，ADPKDにおける門脈圧亢進の原因として，肝硬変症，先天性肝線維症および肝嚢胞による肝静脈流出障害があげられる[2]．本症例では肝機能は保たれ先天性病変はみられず，肝炎ウイルス抗原および抗体は陰性であった．また，病理学的に肝硬変の所見は認められない一方，肝門部門脈の拡張がみられ，肝両葉にびまん性に存在する多発性嚢胞の圧迫からくる肝静脈流出障害から門脈圧亢進をきたし，大量の腹水貯留に至ったと考えた．門脈圧亢進に伴う脾腫および食道静脈瘤もみられた．さらに食思不振からくる低アルブミン血症も，腹水貯留の原因と考えられた．

ADPKDでは腎腫大や肝腫大による腹部膨満が重症度に関与し，日常生活や生命の障害になることがある．通常の腎不全患者では腎不全の進行とともに腎は萎縮していくが，ADPKD患者では透析導入後にも腎腫大が進行する症例が存在する．治療として近年，バソプレシンV_2受容体拮抗薬であるトルバプタンが腎容積の増加や腎機能低下を抑制することが示され，ADPKDの治療薬として承認された[5]．また，多発性嚢胞腎患者に腎動脈塞栓術を行うと嚢胞腎の縮小効果がみられ，腎移植の適応となることもある．一方，肝嚢胞では，嚢胞の腫大とともに腹痛，腹部膨満感，悪心，嘔吐，呼吸困難，腹水，胆汁うっ滞，下肢浮腫，嚢胞破裂および嚢胞感染が起こりやすくなり，肝動脈塞栓術，開窓術および肝移植が考慮される[3,5]．

本症例の直接死因は大量の腹水による呼吸不全と循環不全と考えた．利尿薬治療により軽減できない，あるいは早期再発を予防できない中等量以

表4　ADPKDとARPKDの比較

	ADPKD	ARPKD
発症年齢	成人	小児
嚢胞の由来	ネフロン	集合管
遺伝子異常	PKD-1,2	PKHD-1
頻度	1/500 出生児	1/20,000 出生児
症状	高血圧 腎不全 腹痛 血尿	呼吸不全

ADPKD：常染色体優性多発性嚢胞腎，ARPKD：常染色体劣性多発性嚢胞腎

表5　常染色体優性多発性嚢胞腎（ADPKD）の診断基準

1. 家族内発生が確認されている場合
   1) 超音波断層像で両腎におのおの3個以上確認されているもの
   2) CT，MRIでは，両腎に嚢胞がおのおの5個以上確認されているもの
2. 家族内発生が確認されていない場合
   1) 15歳以下では，CT，MRIまたは超音波断層像で両腎におのおの3個以上嚢胞が確認され，以下の疾患が除外される場合
   2) 16歳以上では，CT，MRIまたは超音波断層像で両腎におのおの5個以上嚢胞が確認され，以下の疾患が除外される場合

除外すべき疾患
- 多発性単純性腎嚢胞
- 腎尿細管性アシドーシス
- 多嚢胞腎（多嚢胞性異形成腎）
- 多房性腎嚢胞
- 髄質嚢胞性疾患（若年性ネフロン癆）
- 多嚢胞化萎縮腎（後天性嚢胞性疾患）
- 常染色体劣性多発性嚢胞腎

*文献4）より引用

表6　多発性嚢胞腎重症度判定基準

重症度区分（5度を最高とする）は腎機能（血清クレアチニン値で代用）を基本とし，頭蓋内動脈瘤・頭蓋内出血・腹部膨満等を加味して判定する
血清クレアチニンによって，以下のように重症度を判定する
- 1度　2 mg/dL 未満
- 2度　2 mg/dL 以上〜5 mg/dL 未満
- 3度　5 mg/dL 以上〜8 mg/dL 未満
- 4度　非透析で，8 mg/dL 以上
- 5度　透析を導入，または腎萎縮を受けているもの

以下のものは，1度重症度を進める
- 頭蓋内出血の既往があるもの
- 頭蓋内動脈瘤のあるもの
- 頭蓋内動脈瘤手術，腎臓摘出術あるいは肝臓部分切除術を受けたもの
- 腹部膨満が著明で，日常生活に支障をきたすもの

*文献4）より引用

病態のシェーマ

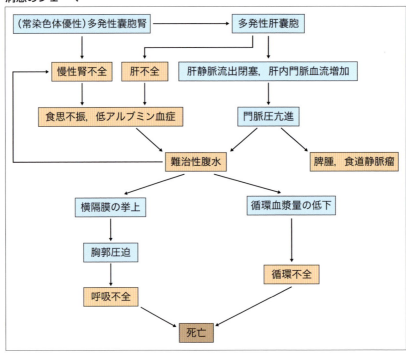

上の腹水のことを難治性腹水というが，難治性腹水に対する薬物治療は現状ではあまり期待できない．quality of life を改善しうる対症療法として腹水穿刺排液，腹水濾過濃縮再静注法などがある．ADPKD 患者の門脈圧亢進による難治性腹水に対して，持続携帯式腹膜透析（CAPD）が有効であったとの報告がある[2]．CAPD は血液透析と異なり，循環血液量の減少に伴う血圧低下に与える影響が少ないとされる．ADPKD 患者の約半数は 70 歳代までに人工透析が必要となるが，透析導入群の長期予後は良好である．一方，難治性腹水は呼吸不全や循環不全をきたし，生命予後に重篤な影響を与えるため，多発性肝嚢胞を合併した ADPKD 患者では，門脈圧に注意しながら CAPD などで腹水をコントロールすることが重要であると思われた．

（桑原宏子，安田恵美）

文献

1) 三好 篤，宮﨑耕治．胸・腹水の管理．消化器外科 2009；32：983-6．
2) Zheng D, et al. Refractory ascites due to portal hypertension in autosomal dominant polycystic kidney disease（ADPKD）patients successfully treated with peritoneal dialysis. Perit Dial Int 2010；30：151-5.
3) Russell RT, Pinson CW. Surgical management of polycystic liver disease. World J Gastroenterol 2007；13：5052-9.
4) 厚生労働省特定疾患対策研究事業 進行性腎障害調査研究班（富野康日己班長）．常染色体優性多発性嚢胞腎診療ガイドライン．第 2 版．2006．
5) 河野春奈，堀江重郎．多発性嚢胞腎の診断と最新の治療．医学のあゆみ 2014；249：835-9.

Keywords 多発性嚢胞腎，常染色体優性多発性嚢胞腎（ADPKD），多発性肝嚢胞，難治性腹水，門脈圧亢進

Self-Assessment Question

Question 1

誤っているものを1つ選べ

a. うっ血性心不全による腹水は滲出性である．
b. 門脈圧亢進による腹水は漏出性である．
c. 感染性腹膜炎による腹水は滲出性である．
d. 癌性腹膜炎による腹水は滲出性である．

Question 2

常染色体優性多発性囊胞腎（ADPKD）に関して，誤っているものを1つ選べ

a. 成人に多い．
b. 常染色体劣性多発性囊胞腎（ARPKD）より頻度が高い．
c. *PKHD-1* の遺伝子異常で起こる．
d. 高血圧症を合併する．

Self-Assessment Answer

Question 1

Answer a

うっ血性心不全による腹水は滲出性である．

　胸腹水は，その性状により漏出性と滲出性に分けられる．漏出性は血管の透過性の亢進によるもので，蛋白濃度やLDH値は低く，門脈圧亢進症や血漿膠質浸透圧の低下で起こるとされる．うっ血性心不全は肝後性門脈圧亢進症をきたし，漏出性腹水をきたす．一方，炎症や悪性腫瘍で起こる滲出性腹水は，蛋白濃度やLDHが高い．胸腹水LDHや蛋白量の血清値に対する割合は，滲出液と漏出液の鑑別の一助となる．

Question 2

Answer c

PKHD-1 の遺伝子異常で起こる．

　ADPKDは成人発症で頻度が高く，腎不全の原因として重要である．ADPKDの責任遺伝子として尿細管上皮細胞の絨毛に局在する *PKD*（polycystin）*1, 2* 遺伝子があげられ，線毛病の一つと考えられている．また，臨床的にADPKDの約3/4の症例に高血圧症がみられる．一方，*PKHD-1* は，小児に好発するARPKDで発現する遺伝子である．

（セルフアセスメント作成：桑原宏子）

症例 16

難治性腹水とネフローゼ症候群をきたし，多臓器不全で死亡に至った50歳代女性

【年齢，性】50歳代前半，女性．
【主　訴】呼吸困難．
【既往歴】神経性食思不振症（約15年前），肺炎（4年前と1年前）．
【家族歴】特記事項なし．
【現病歴】約1年前に肺炎で近医に入院した際，高血圧と蛋白尿を指摘された．外来で投薬および経過観察されていたが，呼吸困難，胸腹水の貯留，ネフローゼ症候群および腎機能の低下がみられたため近医に再入院となった．血液検査の結果，抗核抗体陽性，抗DNA抗体陽性，低補体血症がみられ，腎生検の結果もあわせて全身性エリテマトーデス（systemic lupus erythematosus：SLE）と診断された（SLEの分類基準は**表1**参照）．胸水・腹水ともに滲出性であった．ステロイドパルス療法が施行されたが，腹水の増加や呼吸困難の悪化がみられ，さらに下血も出現し，近医での対応が困難なため当院に転院となった．

表1　全身性エリテマトーデス（SLE）の分類基準

米国リウマチ学会（American College of Rheumatology：ACR）の基準（1997年改訂）

1. 顔面紅斑
2. 円板状皮疹
3. 光線過敏症
4. 口腔内潰瘍
5. 関節炎
6. 漿膜炎
7. 腎病変
8. 神経学的病変
9. 血液学的異常
10. 免疫学的異常
11. 抗核抗体陽性

上記項目のうち4項目以上を満たす場合，SLEと診断する（出現時期は一致しなくてよい）．

SLICC（Systemic Lupus International Collaborating Clinics）による分類基準（2012年）

臨床11項目	免疫6項目
1. 急性皮膚ループス 2. 慢性皮膚ループス 3. 口腔潰瘍 4. 非瘢痕性脱毛 5. 滑膜炎 6. 漿膜炎 7. 腎症 8. 神経症状 9. 溶血性貧血 10. 白血球減少，リンパ球減少 11. 血小板減少	1. 抗核抗体 2. 抗dsDNA抗体 3. 抗Sm抗体 4. 抗リン脂質抗体 5. 低補体 6. 溶血性貧血がなく直接Coombs陽性

臨床11項目と免疫6項目からそれぞれ1項目以上，合計4項目でSLEと分類する．
項目が同時に出現する必要はない．
腎生検でSLEに合致した腎症があり抗核抗体か抗dsDNA抗体が陽性であればSLEと分類する．

入院時所見

【バイタルサイン】意識清明．体温37.6℃．血圧190/100 mmHg．心拍数84 bpm・整．

【身体所見】身長149 cm，体重52 kg．腹部膨満（腹水＋＋，腹囲102 cm）．両下肢と顔面に浮腫あり．胸部聴診上，左呼吸音の減弱あり．Raynaud現象あり．脱毛あり．外陰部にアフタあり．皮疹なし．口腔潰瘍なし．

【血液検査】表2に示す．HBs抗原（－），HCV抗体（－），抗Sm抗体（－），抗RNP抗体（－），直接Coombs試験（＋），網赤血球4.1％．

【尿検査】尿潜血（－），尿蛋白（3＋），蛋白定量5.0 g/日．

【胸部X線検査】左胸水の貯留あり．右中〜下肺野に陰影が認められる．

【胸腹部CT検査】左胸水を多量に認め，左肺の含気はほとんど消失している．右胸水を認める．右肺尖には索状影が多数みられ，右中葉には淡い濃度上昇が認められる．多量の腹水の貯留あり．

【前医での腎生検】糸球体数32個，全節性硬化5個，分節性硬化3個，半月体3個（細胞性1個，線維細胞性2個，**図1a**）．軽度〜中等度のメサンギウム細胞の増殖がびまん性にみられる．分節性

表2 入院時の一般・血液検査

		前医入院時		当院入院時		入院約1か月後		入院約2か月後		死亡1日前	
血算	WBC (×10²/μL)	6,550		14,100	H	2,100	L	8,400		16,300	H
	RBC (×10⁴/μL)	393		303	L	294	L	324	L	258	L
	Hb (g/dL)	10.3	L	8.7	L	8.2	L	9.4	L	7.3	L
	Ht (%)	33.7		29.7	L	27.7	L	30.1	L	23.4	L
	PLT (×10⁴/μL)	22.8		17.7		19.7		9.2	L	0.5	L
生化学	CRP (mg/dL)			2.6	H	1.0	H	2.1	H	10.4	H
	TP (g/dL)	6.4	L	4.8	L	4.6	L	4.7	L	4.3	L
	Alb (g/dL)	2.0	L	2.2	L	2.2	L	2.0	L	1.6	L
	AST (IU/L)			20		20		19		16	
	ALT (IU/L)			13		7		6		6	
	ALP (IU/L)			187		143		403	H	1,799	H
	LDH (IU/L)			868	H	1,263	H	1,152		1,265	
	T-Bil (mg/dL)			0.7		0.3		0.7		23.2	H
	BUN (mg/dL)	47.1	H	69.8	H	52.2	H	68.0	H	139.2	H
	Cre (mg/dL)	2.0		1.2	H	0.6		1.1	H	5.0	H
免疫	CH50 (U/mL)	12.0	L	29.4	L	33.1	L	25.0	L		
	C3 (mg/dL)	17	L	43	L	42	L	26	L		
	C4 (mg/dL)	3	L	22		25		21			
	抗核抗体 (倍)	>1,280	H	80	H						
	抗DNA抗体 (U/mL)	54.0	H	7.0							
尿定量	尿蛋白 (g/日)	4.1	H	5.0	H						

の管内増殖が散見され（**図1b**），一部で核崩壊物を伴っている．基底膜は所々で二重化を示し，ごく一部で内皮下沈着物（ワイヤーループ）が認められる（**図1c**）．また，スパイクあるいは点刻像がびまん性にみられる（**図1d**）．

入院時の臨床鑑別診断とその根拠

【SLE】 抗核抗体陽性，抗DNA抗体陽性，低補体血症，腎障害，胸腹水，脱毛，Raynaud現象などからSLEと診断された．また，前医の腎生検の結果から，ループス腎炎Ⅲ（A/C）+ Ⅴ型（**表3**）と考えられた．

【悪性腫瘍】 ステロイド治療にもかかわらず，胸腹水が増加しており，悪性腫瘍に伴う胸腹水の可能性も鑑別にあげられた．しかし，胸腹部CTや腹部超音波検査では明らかな悪性腫瘍を示唆する所見は認められなかった．

【感染症】 胸部CTで陰影が認められ，炎症後の変化が疑われた．しかし，ステロイド抵抗性の胸腹水があり，結核などの感染症も鑑別にあげられた．

【高血圧】 1年前から高血圧を指摘されており，降圧薬服用にもかかわらず入院時は190/110 mmHgと重症高血圧であった．1年以上前の詳細が不明であるため本態性高血圧症がベースにあっ

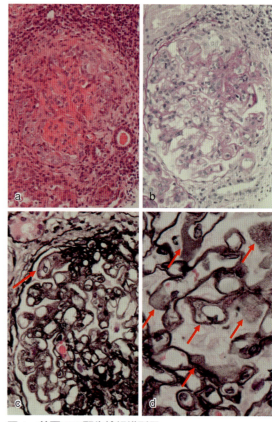

図1 前医での腎生検組織所見
a：細胞性半月体が認められる．
b：分節性硬化および分節性の管内増殖が認められる．PAS染色．
c：内皮下沈着物（ワイヤーループ）がみられる（→）．また，分節性硬化および癒着も認められる．PAM染色．
d：スパイクおよび点刻像が認められる（→）．PAM染色．

表3　ループス腎炎のISN/RPS分類（2003年）

Ⅰ型：微小メサンギウムループス腎炎	光顕において糸球体は正常だが，蛍光抗体法でメサンギウムに免疫沈着物が認められる
Ⅱ型：メサンギウム増殖性ループス腎炎	程度を問わないがメサンギウムに限局した細胞増多もしくはメサンギウムの拡大が光顕で認められ，メサンギウムに免疫沈着物がある
Ⅲ型：巣状ループス腎炎	活動性または非活動性，分節性または全節性の管内性または管外性の糸球体腎炎が全糸球体の50%未満においてみられる Ⅲ(A)型　　　活動性病変：巣状増殖性ループス腎炎 Ⅲ(A/C)型　活動性および慢性化病変：巣状増殖性および硬化性ループス腎炎 Ⅲ(C)型　　糸球体瘢痕を伴う慢性化非活動性病変：巣状硬化性ループス腎炎
Ⅳ型：びまん性ループス腎炎	活動性または非活動性，分節性または全節性の管内性または管外性の糸球体腎炎が全糸球体の50%以上においてみられる．この型は病変を有する糸球体の50%以上が分節性病変を示すびまん性分節性（Ⅳ-S）ループス腎炎と，病変を有する糸球体の50%以上が全節性病変を示すびまん性全節性（Ⅳ-G）ループス腎炎に分けられる Ⅳ-S(A)型　　　活動性病変：びまん性分節性増殖性ループス腎炎 Ⅳ-G(A)型　　　活動性病変：びまん性全節性増殖性ループス腎炎 Ⅳ-S(A/C)型　活動性および慢性化病変：びまん性分節性増殖性および硬化性ループス腎炎 Ⅳ-G(A/C)型　活動性および慢性化病変：びまん性全節性増殖性および硬化性ループス腎炎 Ⅳ-S(C)型　　硬化を伴う慢性化非活動性病変：びまん性分節性硬化性ループス腎炎 Ⅳ-G(C)型　　硬化を伴う慢性化非活動性病変：びまん性全節性硬化性ループス腎炎
Ⅴ型：膜性ループス腎炎	全節性または分節性の上皮下沈着物またはそれらの形態学的後遺病変が光顕的に，さらに蛍光抗体法または電顕にて認められる．Ⅴ型ループス腎炎はⅢ型またはⅣ型に合併して生じることがあり，その場合は両者を併記した診断名とする
Ⅵ型：進行した硬化性ループス腎炎	90%以上の糸球体が全節性硬化を示し，病変の活動性はすでにない

ISN：国際腎臓学会，RPS：国際腎病理学会

表4　ループス腎炎の寛解導入療法

Class Ⅰ/Ⅱ	一般的に免疫抑制療法は必要ない
Class Ⅲ/Ⅳ±Ⅴ	大量ステロイド（mPSLパルス500〜1,000 mg，3日間施行，PSL 0.5〜1 mg/kg/日）と免疫抑制療法（MMFまたはCY）による強力な治療
Class Ⅴ	中等量ステロイド（PSL 0.5 mg/kg/日）と免疫抑制療法（MMF）
Class Ⅵ	免疫抑制より腎移植の適応を考慮

PSL：プレドニゾロン，mPSL：メチルプレドニゾロン，CY：シクロホスファミド，MMF：ミコフェノール酸モフェチル
*文献1）参照

た可能性は否定できないが，蛋白尿の出現と同時期に高血圧を指摘されたことから，ループス腎炎に伴う二次性高血圧が疑われた．なお，腎血管性高血圧や内分泌性などの他の二次性高血圧は否定的であった．

入院後経過

　胸腹水の細胞診は陰性で，腫瘍マーカーの上昇もみられなかった．また，胸水のPCR（ポリメラーゼ連鎖反応）で結核菌は検出されなかった．ステロイドパルス療法および免疫抑制薬などの治療が行われた（ループス腎炎の治療指針は**表4**[1])参照）．抗DNA抗体価は低下し，低補体血症は改善傾向を示したが，胸腹水やネフローゼ症候群は改善せず，入院約1か月後頃から心不全が認められた．下血が持続していたため，消化管出血シンチを施行したが，出血源は不明であった．また，血圧のコントロールは不良であった．入院2か月後頃から胸部X線検査で，右中肺野に陰影が出現し，肺炎が疑われた．その頃から酸素マスク10Lでは対処できず，挿管および人工呼吸器装着によりコントロールされた．抗菌薬や抗真菌薬を投与するも全身状態は悪化し多臓器不全および播種性血管内凝固（disseminated intravascular coagulation：DIC）となり，入院約3か月後に永眠となった（**図2**）．

最終臨床診断

① SLE（ループス腎炎，漿膜炎）
② 肺炎
③ DIC
④ 多臓器不全

臨床上の問題点

■難治性腹水の原因について

　SLEに伴う腹水であれば，通常ステロイドや免疫抑制薬に反応すると考えられるが，ほとんど反応しなかったのはなぜか？　CTなどの画像や細胞診では悪性を示唆する所見はなかったが，悪性腫瘍はなかったか？　また，ほかに原因はないか？

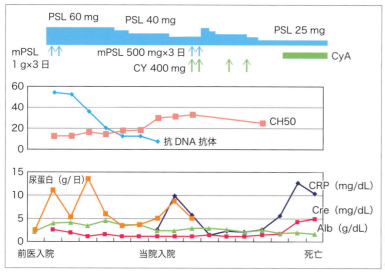

図2　前医入院から死亡までの経過
PSL：プレドニゾロン，mPSL：メチルプレドニゾロン，CY：シクロホスファミド，CyA：シクロスポリン

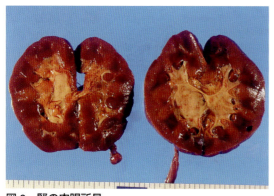

図3　腎の肉眼所見
やや黄色調を呈し，皮髄の境界は明瞭である．

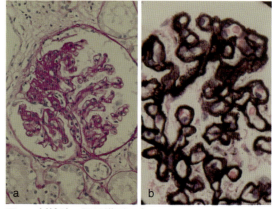

図4　剖検時の腎組織所見①
a：分節性硬化が認められる．PAS染色．
b：スパイクおよび点刻像が認められる．PAM染色．

剖検所見―死後8時間50分

【腎】重量は左225g，右200g．全体的に黄褐色調で，腎盂はやや拡張していた（**図3**）．組織学的には，全節性硬化や分節性硬化（**図4a**），線維性半月体が散見され，メサンギウム細胞は部分的に軽度増殖していた．また，スパイクあるいは点刻像がびまん性にみられた（**図4b**）．細胞性や線維細胞性半月体，ワイヤーループなどの活動性病変は認められなかった．糸球体係蹄のごく一部には微小な血栓が認められた（**図5a**）．尿細管では広範囲に刷子縁の消失を伴う空胞状の変性が目立ち，部分的にビリルビン円柱が認められた．部分的に尿細管の萎縮や間質の線維化がみられた．また，細動脈の硝子化と小葉間～弓状動脈内膜の線

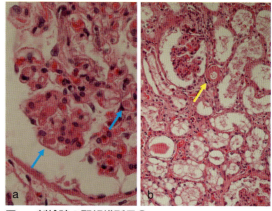

図5　剖検時の腎組織所見②
a：糸球体係蹄毛細血管内に微小血栓が認められる（→）．
b：尿細管は空胞状の変性を示している．また，細動脈では硝子化が認められる（⇒）．

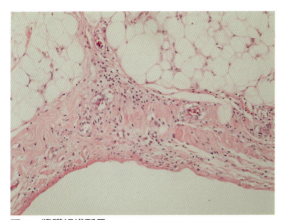

図6 漿膜組織所見
漿膜では lymphoid cell の浸潤と線維化が認められる．

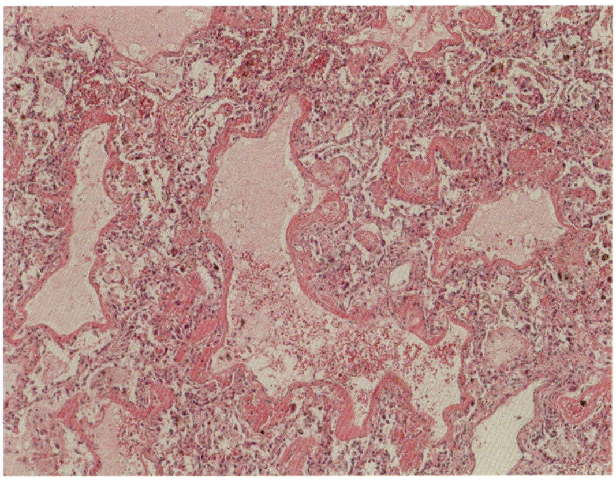

図7 肺組織所見①
硝子膜の形成が認められる．

維性肥厚が認められた（図5b）．
【腹腔】黄色で混濁した腹水が 3,500 mL 貯留し，下腹部では凝血塊が認められた．組織学的には漿膜に広範囲のリンパ球の浸潤を伴う線維化がみられた（図6）．
【肺】重量は左 628 g，右 905 g．両肺とも暗赤色で含気に乏しくうっ血水腫が強かった．組織学的にはびまん性にうっ血と水腫および硝子膜の形成がみられ，一部で肺胞内出血を伴っていた（図7）．また，核内封入体を有する巨大な細胞が多数散見され，これらの細胞は免疫組織化学でサイトメガロウイルス（CMV）が陽性であった（図8）．黄色透明の胸水が左 300 mL，右 200 mL 貯留しており，胸膜には部分的にリンパ球の浸潤を伴う線維化がみられた．
【心臓】重量 365 g．当屍の手拳大の約 1.5 倍と肥大し，一部で心膜の癒着がみられた．組織学的に心筋は肥大し，心膜の一部にはリンパ球の浸潤を伴う線維化が認められた．
【肝】重量 1,235 g．肉眼的に黄色調を呈していた．組織学的には肝細胞の小～中滴性の脂肪変性がびまん性にみられ，小葉内毛細胆管では胆栓の形成が目立った（図9a）．また，中心静脈周囲では出血や壊死が認められた（図9b）．炎症細胞浸潤は，ほとんどみられなかった．
【甲状腺】左葉に約 5 mm 大の乳頭癌がみられ，癌細胞は甲状腺周囲組織の一部に浸潤していた．しかし，遠隔転移は認められなかった．

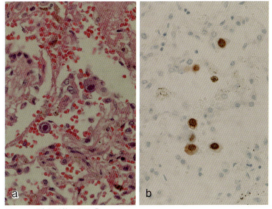

図8 肺組織所見②
a：核内封入体を有する大型の細胞が散見される．
b：これらの細胞は免疫組織化学でサイトメガロウイルス陽性である．

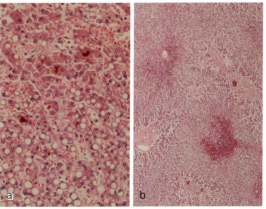

図9 肝組織所見
a：小葉内毛細胆管では胆栓がみられ，肝細胞は脂肪化を示している．
b：中心静脈周囲に出血や壊死が認められる．

臨床上の問題点に対する回答

■難治性腹水の原因について

漿膜（腹膜）では，リンパ球浸潤を伴う線維化が広範囲に認められた．甲状腺癌が認められたが，腹腔内各臓器に悪性腫瘍はみられず，腹水の原因となるような感染巣も認められなかった．以上，悪性腫瘍や感染による腹水は否定的で，慢性ループス腹膜炎として矛盾しない像と考えられた．また，ネフローゼ症候群による低蛋白血症の改善がみられなかったことから，低蛋白血症による腹水の漏出も関与していると推定された．

剖検診断

1. SLE
   ①ループス腎炎，Ⅲ（C）+ Ⅴ型（ISN/RPS 分類）
   ②漿膜炎（腹膜炎，胸膜炎，心膜炎）
2. びまん性肺胞傷害（diffuse alveolar damage：DAD）
3. CMV 封入体症（肺，小腸，大腸，胆嚢，膵，腎，副腎）
4. DIC
5. 心肥大
6. 黄疸腎，急性尿細管障害
7. 薬剤性肝障害の疑い，うっ血肝
8. 甲状腺癌（ラテント癌），乳頭癌（pT3，pEX1）

解説

本症例はループス腎炎と漿膜炎を合併した SLE 患者で，ステロイドや免疫抑制薬による治療にもかかわらず，腹水とネフローゼ症候群は難治性であった．患者は易感染状態にあったため CMV 感染を起こし，さらには DAD，DIC，多臓器不全となり死亡に至ったと考えられる（**病態のシェーマ**参照）．特に CMV 感染に伴う DAD が主たる死因と推定される．

ループス腎炎は SLE 患者の約 50～80％に合併し，予後を左右する臓器病変として重要である．腎生検による組織型や組織学的活動性に基づいた治療が行われるが，国際腎臓学会（International Society of Nephrology：ISN）と国際腎病理学会（Renal Pathology Society：RPS）が中心となって 2003 年にループス腎炎の組織分類の改訂が行われた（ISN/RPS 分類，**表 3** 参照）．この分類により診断者間の再現性が改善し，施設間の予後比較などに必要な診断標準化が進められたため，病理組織像と臨床転帰の関連性がより明確になりつつある．ネフローゼ症候群を伴うループス腎炎は主にⅣ型およびⅤ型である．ネフローゼ症候群を伴っていないⅤ型の治療反応性は良好であるが，ネフローゼ症候群を示すⅤ型では治療抵抗例を示す[2]．また，Ⅳ型では腎機能障害を伴い，低補体

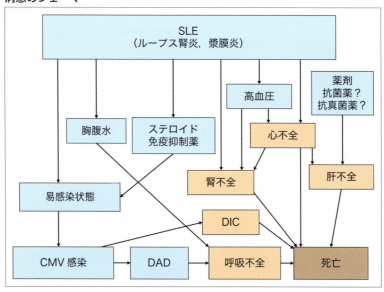

病態のシェーマ

血症と抗dsDNA抗体価の上昇を示すことが多いが，V型では低補体血症と抗dsDNA抗体価高値を認めることは少なく，治療によるSLEの活動性の低下後も高度の蛋白尿が持続することがしばしば認められる．本症例の前医（ステロイド治療前）での腎生検では，巣状の活動性または慢性病変に加え膜性病変がびまん性に認められ，Ⅲ(A/C)＋V型に相当する所見であった．剖検時の腎組織では活動性病変は消失したが，慢性病変と膜性病変は残存し，Ⅲ(C)＋V型に相当する所見であった．これらのことから，治療により血清学的な免疫活動性が低下し，活動性病変は消失したが，V型の膜性病変が治療抵抗性で残存していたため，ネフローゼ症候群が難治性であったと推定される．

SLEにおける腹水の合併はまれではなく，その主な原因はループス腎炎の合併によるネフローゼ症候群や慢性炎症からの低蛋白血症による腹水の漏出とされている．また，血管炎や急性ループス腹膜炎も腹水の原因としてあげられ，その特徴として，強い腹痛を伴い急速に発症するが，ステロイド療法により速やかに消失するといわれている．一方，まれながら慢性ループス腹膜炎が原因となる腹水も報告されている．そのほとんどは滲出性腹水で，疼痛を伴わず，ステロイド療法に対して抵抗性であり，血清学的所見の正常化とネフローゼ症候群が改善したにもかかわらず多量の腹水が長期に残存した症例も報告されている[3,4]．その機序として，腹水の循環障害が腹水の貯留に関係している可能性が指摘されている[4]．本症例は，血清学的所見が改善しても残存するステロイド抵抗性の腹水がみられ，組織学的に漿膜にリンパ球浸潤を伴う線維化を広範囲に示していたことから，慢性ループス腹膜炎が難治性腹水の主たる原因と考えられる．さらに，ネフローゼ症候群も難治性で，低蛋白血症の改善がみられなかったことから，低蛋白血症による腹水の漏出も関与していると推定される．

心嚢液は少量であったが，心膜炎や心肥大がみられたことから，SLEによる心膜炎および高血圧が心不全の原因になったと考えられる．また，腎ではループス腎炎の像に加え，高血圧による影響（細動脈硝子化と小葉間〜弓状動脈内膜の線維性肥厚）や黄疸腎および循環障害によると推定される急性尿細管障害が認められ，死亡直前の腎機能の急激な悪化は急性尿細管障害によると考えられる．

本症例では入院時にLDHの上昇が認められた．入院時に黄疸はなく，血清ビリルビン値は正常範囲内で溶血性貧血の診断基準は満たさなかったが，直接Coombs試験が陽性で，網赤血球数の上昇がみられたことから，溶血の可能性を否定できない．また，入院時はAST，ALT，ALP，総ビリルビンは基準値内であったが，死亡の約1週間前頃から黄疸が出現しALPと総ビリルビンの著明な上昇（直接ビリルビン優位）が認められた．剖検時，肝では著明な胆汁うっ滞と脂肪肝を示していたが，炎症細胞浸潤はほとんどみられず，胆管炎や胆道狭窄は認められなかった．以上より，閉塞性黄疸やSLEによる肝障害は否定的で，抗菌薬や抗真菌薬の投与が肝障害の時期に合致していることから，薬剤性肝障害（胆汁うっ滞型）が疑われる．

SLEの予後は改善したが，SLEの免疫異常による易感染性に加え，ステロイドや免疫抑制薬が投与されているため，日和見感染症を含む感染症が起こりやすく，感染症が予後を大きく左右する．しかし，膠原病に合併する日和見感染症の診断は，感染症による臨床症状が原病の悪化に酷似していることや，ステロイドや免疫抑制薬によって感染症の典型的な臨床症状が現れないことなどの理由から，しばしば困難である．本症例では両肺全体がDADの像を示しており，DADの原因として感染症や薬剤などがあげられるが，急性ループス肺臓炎でも組織学的にはDADの像を示す．急性ループス肺臓炎はSLEの4％以下に起こり，臨床的および画像的にも感染症に類似し，診断が困難であるといわれている[5]．本症例ではCMV感染細胞が両肺野に多数みられたことや，腎組織を含め治療によりSLEの活動性は低下していると考えられることから，急性ループス肺臓炎よりはCMV感染に伴うDADと考えられる．さらに，肺以外にも消化管など多臓器にCMV感染細胞を認め，CMV感染が死因に大きく関与している

推定された．SLE の症状，治療は患者によって大きく異なり，感染予防について検討した研究は乏しく，他領域での方法を応用するなど各施設で経験に基づいた方法を用いているのが現状であるが，CMV 抗原血症（アンチゲネミア）を定期的に測定している施設もあり，感染対策が必要と考えられる．

（串田吉生）

文献

1) Hahn BH, et al. American College of Rheumatology Guidelines for Screening, Case Definition, Treatment and Management of Lupus Nephritis. Arthritis Care Res 2012；64：797-808.
2) 横山 仁，奥山 宏．ネフローゼ症候群を伴うループス腎炎．日腎会誌 2010；52：903-7.
3) 福家吉伸ほか．ネフローゼ症候群に慢性ループス腹膜炎を合併し多量の難治性腹水を呈した 1 例．日腎会誌 2009；51：1067-74.
4) Ito H, et al. Chronic lupus peritonitis with massive ascites at elderly onset：case report and review of the literature. Intern Med 2002；41：1056-61.
5) Carmier D, et al. Respiratory involvement in systemic lupus erythematosus. Rev Mal Respir 2010；27：e66-78.

Keywords ループス腎炎，漿膜炎，全身性エリテマトーデス，難治性腹水，ネフローゼ症候群

Self-Assessment Question

Question 1

誤っているものを1つ選べ

a. ループス腎炎は全身性エリテマトーデス（SLE）患者の約50〜80％に合併し，予後を左右する臓器病変として重要である．
b. ネフローゼ症候群を伴うループス腎炎は，主にⅡ型およびⅢ型である．
c. ループス腎炎Ⅳ型では，腎機能障害を伴い，低補体血症と抗dsDNA抗体価の上昇を示すことが多い．
d. ループス腎炎Ⅴ型では，治療によりSLEの活動性の低下後も高度の蛋白尿が持続することがしばしば認められる．

Question 2

誤っているものを1つ選べ

a. SLEにおける腹水の主な原因の一つとして，ループス腎炎の合併によるネフローゼ症候群や慢性炎症からの低蛋白血症による腹水の漏出があげられる．
b. 急性ループス腹膜炎は通常強い腹痛を伴い急速に発症するが，ステロイド療法により速やかに消失する．
c. SLEにおける腹水のうち，慢性ループス腹膜炎の頻度は高く，ステロイド療法が著効する．
d. 低蛋白血症による腹水は漏出性であるが，ループス腹膜炎による腹水のほとんどは滲出性である．

Self-Assessment Answer

Question 1

Answer　b

ネフローゼ症候群を伴うループス腎炎は，主にⅡ型およびⅢ型である．

　ループス腎炎はSLE患者の約50〜80％に合併し，予後を左右する臓器病変として重要である．ループス腎炎の組織分類は，現在ISN/RPS分類が広く用いられている．ネフローゼ症候群を伴うループス腎炎は主にⅣ型およびⅤ型である．Ⅳ型では腎機能障害を伴い，低補体血症と抗dsDNA抗体価の上昇を示すことが多いが，Ⅴ型では低補体血症と抗dsDNA抗体価を認めることは少なく，治療によるSLEの活動性の低下後も高度の蛋白尿が持続することがしばしば認められる．

Question 2

Answer　c

SLEにおける腹水のうち，慢性ループス腹膜炎の頻度は高く，ステロイド療法が著効する．

　SLEにおける腹水の主な原因の一つとして，ループス腎炎の合併によるネフローゼ症候群や慢性炎症からの低蛋白血症による腹水の漏出があげられる．また，血管炎や急性ループス腹膜炎も腹水の原因となり，その特徴として強い腹痛を伴い急速に発症するが，ステロイド療法により速やかに消失するといわれている．一方まれではあるが，ステロイド抵抗性の滲出性腹水が長期に残存した慢性ループス腹膜炎による腹水も報告されている．

（セルフアセスメント作成：串田吉生）

症例から学ぶ
―CPCの進め方・活かし方

意識・精神障害

症例 17

発熱と腹部症状で発症し，急速に意識障害をきたして死亡した女性

【年齢，性】40歳代後半，女性．
【主　訴】腹痛，発熱，下痢．
【既往歴】自己免疫性肝炎（10年前から），甲状腺機能低下症（詳細不明）．
【服薬歴】自己免疫性肝炎の内服治療は不定期．ステロイド内服は自己判断で中止．
【家族歴】不詳．
【その他】生活歴不詳．
【現病歴】当院入院1か月前から，微熱，倦怠感，感冒様症状を自覚していた．当院入院10日前に発熱，腹痛，水様性下痢を主訴に近医を受診．白血球数およびCRP値の上昇と腹部超音波検査にて腹水を認めたため腹水穿刺を施行され，汎発性腹膜炎の診断で緊急試験開腹となった．開腹所見では，高度の肝硬変と後腹膜の浮腫，胃との癒着を伴った急性膵炎の所見が認められたが，腹水の培養検査は未提出であった．術後は播種性血管内凝固（disseminated intravascular coagulation：DIC）に準じた治療が行われていたが，術後6日目に吐血と血圧低下がみられ，上部消化管内視鏡検査で胃静脈瘤の破裂を認めた．内視鏡的静脈瘤結紮術（EVL）と輸血で全身状態はいったん改善したが，2日後に強い頭痛の訴えがあり，数時間後に意識障害（JCS Ⅲ-10）と瞳孔不同も出現したため，くも膜下出血の疑いで当院救急部へ緊急搬送，転院となった．

入院時所見

【バイタルサイン】意識レベル GCS（Glasgow Coma Scale）E4 V1 M4．血圧 150/100 mmHg．心拍数 94 bpm．体温 38.1℃．呼吸数 24/分．

【身体所見】項部硬直著明．両側瞳孔散大（6 mm/6 mm）．眼瞼結膜貧血なし．眼球結膜に軽度の黄疸あり．眼底両側乳頭部浮腫あり．胸部聴診上，異常所見なし．腹部正中に手術痕あり．中等度の腹水貯留あり．

表1　入院時の血液検査

血算	WBC	20,270/μL	H	生化学	ALP	279 IU/L	
	RBC	326×10⁴/μL	L		ChE	116 IU/L	L
	Hb	10.1 g/dL	L		TP	6.5 g/dL	L
	Ht	29.20%	L		T-Bil	2.9 mg/dL	H
	PLT	3.8×10⁴/μL	L		D-Bil	1.5 mg/dL	H
凝固系	PT%	53%	L		γ-GTP	65 IU/L	H
	PT-INR	1.61	H		BUN	12 mg/dL	
	APTT	36.2 秒	H		Cre	0.8 mg/dL	H
	Fbg	200 mg/dL			AMY	119 IU/L	
	ATⅢ	52%	H		CK	45 IU/L	
	FDP	23.8 μg/mL	H		Ca	7.5 mg/dL	L
	D-dimer	6.0 μg/mL	H		Na	14.1 mEq/L	
生化学	TC	76 mg/dL	L		K	2.5 mEq/L	L
	TG	31 mg/dL			Cl	113 mEq/L	H
	AST	89 IU/L	H		CRP	4.07 mg/dL	H
	ALT	37 IU/L	H	ウイルス	HB抗原	(−)	
	LDH	281 IU/L	H		HCV抗体	(−)	

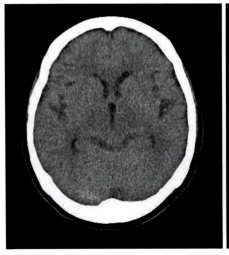
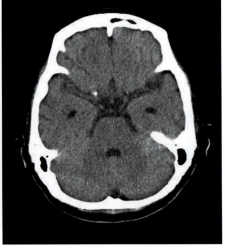

図1 頭部CT
明らかな占拠性病変，くも膜下出血は認めない．

表2 髄液検査

髄液	初圧	56 cmH₂O	H
	細胞数	11,861/μL	H
	蛋白定量	1,898.7 mg/dL	H
	糖定量	1 mg/dL	L
	グラム染色	陽性双球菌	

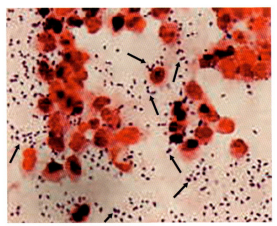

図2 髄液所見（塗抹鏡検）
グラム陽性双球菌を多数認める．

【血液検査】表1に示す．
【胸部X線検査】心胸郭比は61％．肺野に明らかな異常陰影なし．
【頭部CT検査】明らかな占拠性病変は認めない．皮髄境界はやや不明瞭で浮腫の存在を疑わせる（図1）．
【髄液検査】表2に示す．
【心電図】異常なし．

入院時の臨床鑑別診断とその根拠

【くも膜下出血】強い頭痛の訴えがあり，その後，意識障害と瞳孔不同が出現したため，くも膜下出血が疑われたが，頭部CTでは明らかなくも膜下出血の所見は認められなかった．

【細菌性髄膜炎】意識レベルはGCS E4 V1 M4で，著明な項部硬直と両側の瞳孔散大，対光反射消失および乳頭浮腫が出現したため，腰椎穿刺による髄液検査を施行した．髄液は黄色混濁し，初圧の上昇，細胞数増加を示し，グラム陽性双球菌を認めたため（図2），細菌性髄膜炎と確定診断した．髄液培養の結果はペニシリン中等度耐性肺炎球菌（penicillin-intermediate *Streptococcus pneumoniae*：PISP）であった．

【肝硬変】前医では混濁した腹水を指摘されている．開腹所見として肝硬変，後腹膜の浮腫および膵周囲の炎症と胃との癒着が認められ，数か月間，受診せず未治療となっていた自己免疫性肝炎との関係が示唆された．コリンエステラーゼ低値およびアルブミン低値も肝硬変の存在を反映する．また，腹水貯留は肝硬変に起因する可能性が最も高いと考えられたが，前医において開腹所見で胃との癒着を伴った膵周囲の炎症を認めたこと，血液検査で白血球およびCRPの上昇を認めていたことから，腹膜炎による腹水貯留の機序が関与している可能性も否定できない．

入院後経過

細菌性髄膜炎の診断で，バンコマイシン（VCM），セフォタキシム（CTX），アンピシリン（ABPC），デキサメタゾンの投与を同時に開始したが，意識障害の進行（GCS E4 V1 M1），Cheyne-Stokes 呼吸および強直間代性けいれんが出現したため，気管内挿管し人工呼吸管理となった．また，第 2 病日からは，敗血症性ショックの状態に陥ったため，ICU で全身管理を行っていたが，第 5 病日からは無尿になり，持続的血液濾過透析（CHDF），や新鮮凍結血漿（FFP）と血小板補充を併用して循環動態の維持を図っていた．髄液培養では PISP が検出されたことから，CTX 単独投与での治療を継続した．抗けいれん薬の使用により意識レベルの評価は困難となっていたが，第 6 病日に瞳孔散大，固定し対光反射も認めなくなった．第 8 病日に髄液を再検したところ，髄液中の細胞数は減少し（1,558/μL）改善傾向となっていたため，全身管理を中心とした治療を続行した．しかし，全身状態の増悪とともに意識レベルの改善はまったく得られず，瞳孔散大の状態が続いた．第 12 病日に行った脳波検査では中枢神経の電気活動がわずかに残存していたが，各種脳幹反応はまったく認めず，第 14 病日には脳幹機能はほぼ廃絶状態と判断した．その後，アシドーシスの急速な増悪，酸素化の悪化および血圧低下を認め，第 18 病日に永眠となった．

最終臨床診断

①肺炎球菌性髄膜炎
②敗血症・敗血症性ショック
③肝硬変
④DIC
⑤多臓器不全

臨床上の問題点

■中枢神経系の障害の程度について

肺炎球菌性髄膜炎として治療し，髄液検査では改善傾向がみられていたが，意識レベルの回復は認められなかった．組織学的に中枢神経の障害の程度はどうだったのか．

■肝硬変の程度と基礎疾患について

自己免疫性肝炎と診断され治療を受けていたが，受診が不定期で，最近 3 か月間はステロイド内服が中断された状態であった．肝硬変はどの程度で，基礎疾患は何が考えられるか？

■出血傾向の程度について

臨床的には DIC の状態であったが，組織学的には出血や微小血栓の形成は認められたか？

剖検所見―死後 2 時間 11 分

【中枢神経系】重量は 1,192 g．肉眼的に左右対称で，浮腫は目立たない．剖検時に採取した髄液は血性を呈していた．前頭葉を中心に大脳表面は広範に膿に覆われており（図 3），脊髄では点状出血が認められた．組織学的には，くも膜下腔の拡張した血管周囲に炎症性滲出物や好中球を含む炎

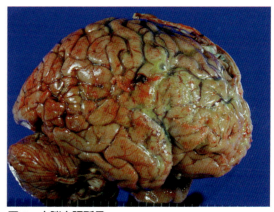

図 3　大脳肉眼所見
前頭葉を中心に大脳表面は広範に膿に覆われていた．

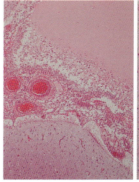 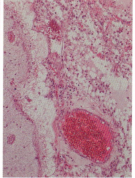

図 4　大脳組織所見
くも膜下腔に拡張した血管を散見し，その周囲に滲出液や好中球を含む炎症細胞浸潤を認める．

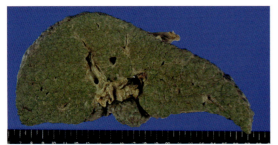

図5 肝肉眼所見（固定後）
色調は緑色調．小葉像は明瞭化し，線維化を伴っている．

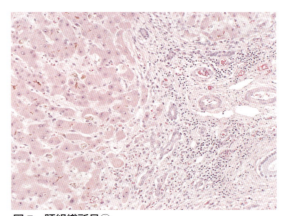

図7 肝組織所見②
毛細胆管内に胆汁うっ滞像を多数認める．門脈域は線維性に拡大し，形質細胞を含む単核細胞の浸潤を伴っている．HE染色．

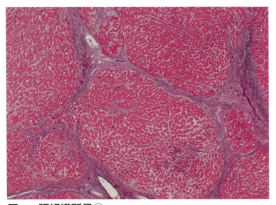

図6 肝組織所見①
小葉構造が改変され完成された肝硬変の像を呈していた．Azan-Mallory染色．

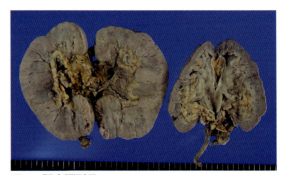

図8 腎肉眼所見
左腎の高度の萎縮を認める．

症細胞の浸潤を認め化膿性髄膜炎の所見を呈していたが，病原体は証明されなかった（図4）．これらの所見は中脳，橋，延髄にも認められた．
【肝】重量1,106 g．肝縁は鈍で表面は粗大顆粒状であった（図5）．組織学的には高度のbridging fibrosis（線維性架橋形成）により小葉構築が改変され，完成された肝硬変の像を呈していた．肝小葉内の毛細胆管内に胆汁うっ滞像が多数認められた．門脈域は線維性に拡大し，形質細胞を含む単核細胞の浸潤を伴っていたが，胆管は比較的保たれていた（図6, 7）．
【肺】重量は左702 g，右992 gで重量増加が著明であった．含気量は乏しく，表面には出血斑を認めた．組織学的には，両肺に高度の出血，うっ血水腫が認められ，一部の肺胞腔に硝子膜形成が認められた．
【脾】重量は486 gで脾腫を呈していた．血量は多く，リンパ濾胞は不明瞭であった．組織学的に白脾髄の萎縮と洞の増生を認め，慢性うっ血像を示していた．
【腎】重量は左68 g，右196 gで，左腎に著明な萎縮を認めた（図8）．色調は両側ともに黄疸色で皮髄境界は明瞭であった．腎盂粘膜には点状出血を認めた．萎縮した左腎では糸球体はほぼ消失しており，拡張の目立つ尿細管の内腔には円柱が認められた．間質には小円形細胞浸潤を認めた．両側腎動脈および両側尿管の狭窄は認めなかった．
【消化管】胃および結腸の内容は血性であった．組織学的には粘膜にびらん形成を認め出血を伴っていた．空腸と回腸の内容は黄緑色の腸液で出血を認めなかったが，漿膜面にフィブリンの析出と好中球浸潤を認め，腹膜炎の所見を呈していた．膵漿膜面にも同様の像を認めた．

臨床上の問題点に対する回答

■中枢神経系の障害の程度について

肉眼的にも組織学的にも典型的な化膿性髄膜炎の像を認めた．この所見は大脳から中脳，橋，延髄に至るまで広範囲に認められた．また，大脳皮質の一部に微小膿瘍の形成を認めた．

■肝硬変の程度と基礎疾患について

組織学的にはAzan-Mallory染色で厚い線維性隔壁で区画された偽小葉形成が認められ，完成された肝硬変の像であった．基礎疾患は，既往歴として自己免疫性肝炎と診断されていたこと，B型肝炎ウイルス（HBV）およびC型肝炎ウイルス（HCV）陰性であること，門脈域に浸潤する細胞に比較的形質細胞が目立つこと，胆管はおおむね保たれていることから，自己免疫性肝炎が最も考えられた．

■出血傾向の程度について

臨床的にDICの診断基準を満たし，治療されていた症例であり，剖検時に気管，肺，大腸，腎など多臓器に出血を認めたが，腎や肺の微小血管内に血栓形成は確認できなかった．

剖検診断

1. 肺炎球菌性髄膜炎
2. うっ血水腫および肺胞出血
3. 肝硬変（1,106 g，自己免疫性肝炎，HBV陰性，HCV陰性）
    ①脾腫（486 g）
    ②腹水（400 mL）
    ③胃静脈瘤破裂
4. 腹膜炎
5. ［敗血症およびDIC］
6. 左腎萎縮，高度（68 g）

解説

本症例は肝硬変を有する免疫不全宿主に肺炎球菌髄膜炎を発症し，敗血症およびDICを合併し死亡した症例である．

日本での細菌性髄膜炎の発症数は年間約1,500例と推定されてきたが，本症に対するワクチンの定期接種化後，小児を中心としてインフルエンザ菌b型髄膜炎と肺炎球菌髄膜炎の発症数は減少している．細菌性髄膜炎の年齢別主要起因菌は6〜49歳では肺炎球菌が60〜70％を占め，50歳以上では肺炎球菌が最も多いが，無莢膜型インフルエンザ菌に加えB群連鎖球菌（GBS）や腸内細菌，緑膿菌もみられる．成人の細菌性髄膜炎の致死率は20％前後で，高齢者，入院時の意識障害，起因菌として肺炎球菌は予後不良因子となる．また，敗血症や化膿性髄膜炎などの侵襲性肺炎球菌感染症の予後は糖尿病，肝疾患，腎疾患，心疾患などの基礎疾患の有無に左右される[1,2]．本症例は未治療状態の肝硬変が基礎疾患としてあったことから，肺炎球菌髄膜炎の予後不良群に分類され，非常に急速な経過をたどった[3]．

一方，本症例は剖検時に混濁した腹水の貯留と小腸および膵周囲に腹膜炎の所見を認めた．前医では腹水貯留と肝硬変を指摘され，腹水中の白血球数増加を認めたことから，"細菌性腹膜炎"と診断されていた．腹水培養は未提出であったため起因菌については詳細不明であるが，腹水中の白血球増加があるものの，腹膜炎を起こす原因が証明されない細菌性腹膜炎と考えられ，臨床上，特発性細菌性腹膜炎（spontaneous bacterial peritonitis：SBP）として矛盾しない状態である[3]．SBPは腹水を伴う非代償性肝硬変症の約8〜10％に合併する比較的頻度の高い疾患であり，肝硬変症の予後を左右する重篤な合併症である．肝硬変症において細菌性腹膜炎が起こる仕組みはまだ十分に解明されていないが，肝機能の低下による一過性の菌血症から細菌が腹水へ播種し，腹膜炎が成立するといわれている．SBPで最も多い原因菌はグラム陰性の大腸菌や肺炎桿菌，およびグラム陽性肺炎球菌である．本症例では，腹膜炎の起因菌が不明であるが，腹膜炎が肺炎球菌性髄膜炎の発症起点となった可能性が考えられる[4]．

本症例のように基礎疾患を有する成人で細菌性髄膜炎を発症した場合，急速な経過をたどることが予測されるため，迅速な塗抹検査や培養検査による原因菌の同定を行い，速やかに効果的な抗菌薬を選択し，治療方針を決定することが重要である．

（義岡孝子）

病態のシェーマ

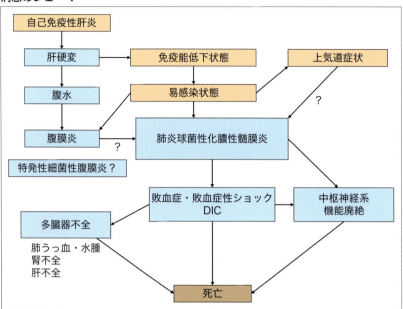

文献

1) 日本神経学会ほか．細菌性髄膜炎診療ガイドライン2014．南江堂；2014．
2) Jung J, et al. Comparison of the clinical characteristics and outcomes of Klebsiella pneumoniae and Streptococcus pneumoniae meningitis. Diagn Microbiol Infect Dis 2015；82：87-91. http://dx.doi.org/10.1016/j.diagmicrobio.2015.02.006.
3) Bruns T, et al. Risk factors and outcome of bacterial infections in cirrhosis. World J Gastroenterol 2014；20：2542-54.
4) Dever JB, Sheikh MY. Review article：Spontaneous bacterial peritonitis－bacteriology, diagnosis, treatment, risk factors and prevention. Aliment Pharmacol Ther 2015；41：1116-31.

Keywords 発熱，意識障害，肺炎球菌，細菌性髄膜炎，免疫不全宿主

Self-Assessment Question

Question 1

誤っているものを1つ選べ

a. 生後1か月未満における細菌性髄膜炎の主要起因菌はB群連鎖球菌（GBS）と大腸菌が多い．
b. 生後4か月～5歳における細菌性髄膜炎のうち，インフルエンザ菌（*Haemophilus influenzae*）b型髄膜炎，肺炎球菌（*Streptococcus pneumoniae*）は近年減少している．
c. 6～49歳における細菌性髄膜炎の約60～70％の起因菌は肺炎球菌である．
d. 50歳以上における細菌性髄膜炎の起因菌は肺炎球菌が最も多い．
e. 50歳以上における細菌性髄膜炎の起因菌として，GBSや緑膿菌はみられない．

Question 2

誤っているものを1つ選べ

a. 抗菌薬が投与されていると，髄液培養検査の陽性率は低下する．
b. 肺炎球菌は自己融解しやすく，グラム陰性を呈したり，膨化・変形して桿菌として報告されることがある．
c. 新生児の細菌性髄膜炎でグラム陰性桿菌をみたら，大腸菌を考慮する．
d. 髄膜炎菌は，細菌性髄膜炎の起因菌としてしばしばみられる．
e. 黄色ブドウ球菌はグラム陽性球菌で，成人では基礎疾患を有している場合や，開頭術，脳室シャントの設置後に生じやすい．

Self-Assessment Answer

Question 1

Answer e

50歳以上における細菌性髄膜炎の起因菌として，GBSや緑膿菌はみられない．

細菌性髄膜炎の年齢層別の主要起因菌は知っておくべき事項である．

生後1か月未満はGBSと大腸菌が多い．1～3か月はGBSによる遅発型感染が最も多く，4か月～5歳ではインフルエンザ菌b型髄膜炎は減少し，肺炎球菌もワクチンの導入により減少している．その他，リステリア菌，髄膜炎菌もみられる．

6～49歳の細菌性髄膜炎の60～70％は肺炎球菌である．

50歳以上は感染防御能が次第に低下してくる年代で，肺炎球菌が依然として最も多いが，新生児期にみられるGBSや腸内細菌，緑膿菌なども起因菌として再び留意すべき状況である．

慢性消耗性疾患を有する患者や免疫不全宿主においては，どのような細菌によっても髄膜炎を発症する場合があることを念頭に置く．

Question 2

Answer d

髄膜炎菌は，細菌性髄膜炎の起因菌としてしばしばみられる．

細菌性髄膜炎が疑われる場合は，抗菌薬投与前に無菌操作を厳重に行いつつ髄液を採取する．注射用抗菌薬が投与されていると，起因菌の判明率は低下する．髄液はグラム染色を行い観察するが，菌量が少ない（10^3/mL未満）と鏡検で見つけることが困難となる．なお，同時に染色される細胞が多核球優位であれば細菌性が強く疑われる．

肺炎球菌が起因菌の場合は，グラム陽性に染まる双球菌が観察されるが，自己融解を起こしやすいため，しばしばグラム陰性と判断される．

髄膜炎菌による髄膜炎は，各年齢層においてまれである．グラム陰性の球菌でブドウ球菌よりもやや大きいことが特徴である．

3か月以内の外科的処置後に発症した細菌性髄膜炎の起因菌は，半数以上がブドウ球菌属であり，このブドウ球菌の耐性化率は，メチシリン耐性黄色ブドウ球菌（MRSA）を含み85％と高率である．

（セルフアセスメント作成：義岡孝子）

症例 18

振戦出現後，幻覚などの精神症状の増悪を認めた女性

【年齢，性】80歳代前半，女性．
【主訴】幻覚，振戦．
【既往歴】虫垂炎．子宮筋腫．
【家族歴】特記事項なし．
【生活歴】喫煙歴なし．飲酒歴なし．輸血歴なし．
【現病歴】8年前から右手の振戦が出現し，Parkinson病（PD）と診断されたが，認知障害も併せてみられるようになった．以後外来で加療されていたが，5か月前から幻覚を含む精神症状が強くなり，薬剤によるコントロールも不良であるため入院となった．

入院時所見

【バイタルサイン】意識清明．血圧 120/90 mmHg．心拍数 70 bpm・整．体温 36.2℃．
【身体所見】るいそうあり．仮面様顔貌，四肢の筋固縮および振戦を認める．胸部および腹部聴診上，異常所見なし．
【血液検査】表1に示す．
【胸部X線検査】心胸郭比は50％．両側に軽度の胸水貯留．

【頭部CT・MRI検査】特記すべき異常なし．
【脳血流シンチ】頭頂葉から後頭葉に相対的血流低下あり．
【心電図】異常なし．

入院時の臨床鑑別診断とその根拠

【PD】6年前にPDと診断されており，その病勢が悪化した可能性が考えられる．ただし，認知機能障害があり，幻覚を含めた精神症状が強く認められる点から純粋なPDとしては疑問が残り，Lewy小体型認知症（dementia with Lewy bodies：DLB）が鑑別として考えられる．ただし，典型的とされる人物や小動物の幻視は経過中，明らかではなかった．

入院後経過

投与薬物の調節を行ったが，症状は進行しコントロール不良であった．次第に摂食困難となり，脱水および低栄養状態が悪化した．入院5か月後に意識レベルの低下がみられ，胸部X線検査にて肺炎および両側胸水貯留が疑われた．その後も状態は改善せず，呼吸停止し永眠となった．

最終臨床診断

① PD
② 肺炎

表1 入院時の血液検査

血算	WBC	4,000/μL	
	RBC	377×10⁴/μL	
	Hb	12.4 g/dL	
	Ht	37.90 %	
	PLT	16.3×10⁴/μL	
生化学	CRP	0.1 mg/dL	
	TP	6.1 g/dL	L
	AST	16 IU/L	
	ALT	12 IU/L	
	ALP	132 IU/L	
	LDH	209 IU/L	
	T-Bil	0.5 mg/dL	
	BUN	22.4 mg/dL	H
	Cre	0.66 mg/dL	
	UA	3.3 mg/dL	
	CK	79 IU/L	
	Na	146 mEq/L	
	K	4 mEq/L	
	Cl	111 mEq/L	H
内分泌	FT₃	2.75 pg/mL	
	FT₄	1.48 ng/dL	
	TSH	3.36 μIU/mL	

臨床上の問題点

■PDについて

経過を通して幻覚やせん妄などの精神症状が目立ち，次第に抗パーキンソン病薬の効果も乏しくなった．臨床的にはDLBの可能性も否定できないが，病理学的にはどうであったか？

■肺炎について

胸部X線検査にて肺炎と両側胸水貯留が示唆され，臨床的に誤嚥性肺炎が疑われたが，病理学的にどうであったか？

剖検所見―死後13時間32分

【外景・内景】身長149 cm，体重32.5 kg．骨格筋の萎縮，皮下脂肪の減少を認め，腸間膜および大網の脂肪量も減少していた．1,700 mLの漏出性腹水を認めた．

【脳】重量は1,210 g．外表所見では大脳の明らかな萎縮はない．割面では全体的に白色調，貧血様であった．側脳室下角の拡大はなく，透明中隔腔を認めた（図1，2）．脳幹では，中脳黒質および橋青斑核の色素が脱失していた（図3）．組織学的には，中脳黒質，橋青斑核の神経細胞が脱落し，

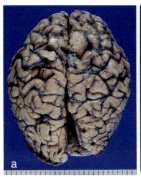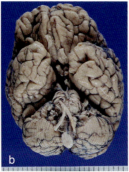

図1 脳外表肉眼所見
明らかな萎縮は認められないが，全体的に白色調で貧血様である．a：上面，b：底面．

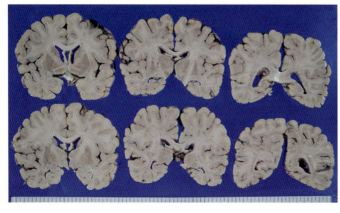

図2 脳冠状断肉眼所見
側脳室下角の拡大はなく，明らかな出血や梗塞はみられない．透明中隔腔を認める．

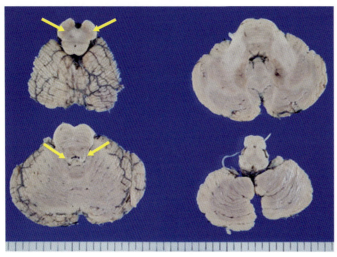

図3 小脳および脳幹水平断肉眼所見
中脳黒質および橋青斑核の色素脱失を認める（→）．小脳および延髄に著変はない．

残存する神経細胞内に周囲にハローをもつ脳幹型 Lewy 小体を認め（**図 4a**），大脳皮質では HE 染色で皮質型 Lewy 小体が確認された（**図 5a**）．抗リン酸化 α-シヌクレイン抗体による免疫染色で，Lewy 小体，Lewy 神経突起が陽性であった（**図 4b**，**5b**，**5c**）．脳幹，大脳に広がる Lewy 小体病理（α-シヌクレイン陽性構造物）を DLB コンセンサスガイドラインに従い評価した[1]．コンセンサスガイドラインでは，脳幹，前脳基底部/辺縁系，大脳新皮質の各領域に分布する Lewy 小体病理の頻度を評価し，Lewy 小体病（Lewy bodies disease：LBD）の病型分類を決定することが提唱されている．脳幹では黒質，青斑核に加えて延髄背側の舌咽神経（Ⅸ）および迷走神経（Ⅹ）神経核，前脳基底部/辺縁系では Meynert 基底核，扁桃核，移行嗅内野と帯状回，新皮質では側頭葉（第 2 側頭回），前頭葉（第 2 前頭回）と頭頂葉（縁上回）が評価領域となる．Lewy 小体病理の程度をスコア化して評価し，びまん性新皮質型と分類した（**表 2**）．

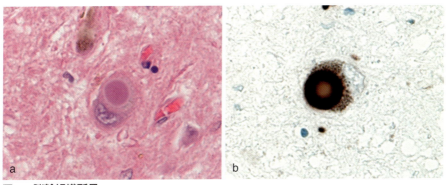

図 4　脳幹組織所見
中脳黒質の脳幹型 Lewy 小体．
a：HE 染色．b：抗リン酸化 α-シヌクレイン抗体による免疫染色．

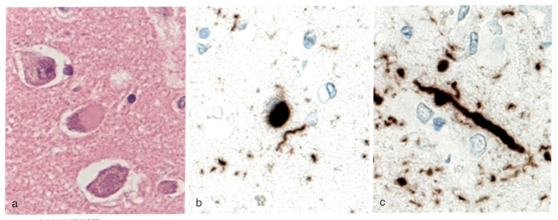

図 5　大脳組織所見
a, b：移行嗅内野の皮質型 Lewy 小体．a：HE 染色．b：抗リン酸化 α-シヌクレイン抗体による免疫染色．
c：海馬 CA2 の Lewy 突起．抗リン酸化 α-シヌクレイン抗体による免疫染色．

表 2　Lewy 小体病理分類

Lewy 小体病理	脳幹			前脳基底部/辺縁系				大脳新皮質		
	Ⅸ〜Ⅹ	青斑核	黒質	Meynert 基底核	扁桃核	移行嗅内野	帯状回	側頭葉	前頭葉	頭頂葉
脳幹優位型	1〜3	1〜3	1〜3	0〜2	0〜2	0〜1	0〜1	0	0	0
辺縁型	1〜3	1〜3	1〜3	2〜3	2〜3	1〜3	1〜3	0〜2	0〜1	0
びまん性新皮質型	1〜3	1〜3	1〜3	2〜3	3〜4	2〜4	2〜4	2〜3	1〜3	0〜2
本症例	3	3	3	3	3	3	3	2	2	2

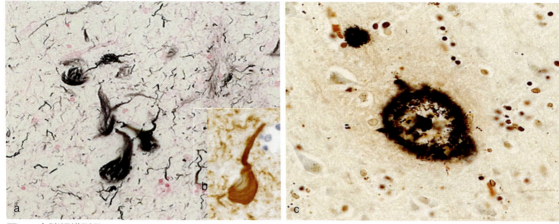

図6 大脳組織所見
a, b：嗅内野の神経原線維性変化．a：Gallyas 鍍銀染色，b：抗リン酸化タウ抗体による免疫染色．
c：頭頂葉のアミロイド芯を伴う老人斑．メセナミン銀染色．

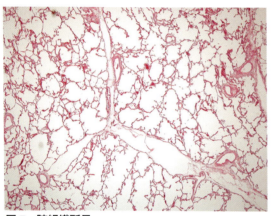

図7 肺組織所見
肺炎の所見はみられず，肺水腫や肺うっ血の像もみられない．
HE 染色．

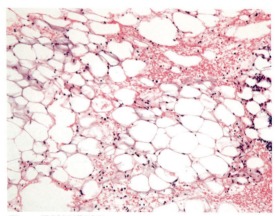

図8 骨髄組織所見
低形成骨髄で，膠様変性を認める．HE 染色．

　加えて，Alzheimer 病（AD）病理を検索した．AD 病理として神経原線維性変化（neurofibrillary tangle：NFT），老人斑（senile plaque：SP）の分布を Braak ステージ分類に基づき評価した[2]．Gallyas 鍍銀染色，リン酸化タウ陽性の NFT は移行嗅内野，嗅内野，海馬に出現し（図6a，6b），後頭側頭回に広がっていた（Braak NFT stage Ⅲ）．NFT は中脳中心灰白質，橋網様体の神経細胞にも認められた．SP（図6c）は新皮質連合野に広く出現し，海馬，Meynert 基底核に少数確認されたが，脳幹，小脳への広がりはなかった（Braak SP stage B）．

【肺】重量は左 400 g，右 540 g．肺炎像は認められず，気腫性変化や囊胞形成もみられなかった．組織学的に既存の構築は保たれており，肺炎は認められず，気道内に異物などはみられなかった（図7）．両側に漏出性胸水を認めた（左 500 mL，右 700 mL）．

【骨髄】低形成骨髄で，膠様変性を認めた（図8）．

臨床上の問題点に対する回答

■PD について

　大脳と脳幹に Lewy 小体の出現を認め，病理学的には LBD，びまん性新皮質型に該当する．また，Braak の神経原線維変化ステージ分類は stage Ⅲで，これらを組み合わせた DLB コンセンサス

ガイドラインに従った評価では認知症への関連はLewy小体病理のほうが高いと考えられる．

■**肺炎について**

両側胸水貯留は認められたが，肺炎の所見はみられず，気道や末梢肺胞内に異物は確認できなかった．心，肝および腎に有意な所見を認めず，るいそうと腹水がみられたことから低栄養状態による胸水を考える．

剖検診断

1. LBD
   ① びまん性新皮質型
   ② AD 病理：Braak NFT stage Ⅲ，SP stage B
2. 腔水症（胸水：左 500 mL，右 700 mL，腹水：1,700 mL）
3. るいそう
   ① 149 cm/32.5 kg
   ② 骨髄膠様変性

解説

本症例は臨床的に PD として加療されていたが，経過中に認知障害に加え，幻覚やせん妄などの精神症状が出現，剖検にて LBD，びまん性新皮質型と診断された一例である．

近年，α-シヌクレインが蓄積する神経疾患の総称としてα-シヌクレイノパチーという用語が用いられ，代表疾患として LBD と多系統萎縮症があげられる．前者は Lewy 小体の出現に関連した神経変性に起因する疾患の総称で，臨床型として PD，DLB および純粋自律神経不全症（pure autonomic failure：PAF）に分けられる．病変の主座（α-シヌクレイン陽性構造物の広がり）によりそれぞれの臨床症状が規定されると考えられており，PD は黒質線条体，DLB は大脳新皮質・辺縁系，そして PAF は末梢自律神経系が病変の主座になる．本症例では剖検にて，中脳黒質および橋青斑核の神経細胞の脱落と脳幹型 Lewy 小体を認め，さらに大脳新皮質・辺縁系においても皮質型 Lewy 小体が広くみられた．本症例におけるパーキンソニズムは前者，認知機能障害を含めた精神症状は後者が主因と考えられる．

DLB は 1995 年に提唱された名称で，その後の改訂を経て疾患概念とともに臨床・病理診断基準が DLB コンセンサスガイドラインに示されている[1]．多くは初老期ないし老年期に発症し，主な特徴として進行性の認知機能障害を必須症状とし，中核的特徴（認知機能の変動，幻視，パーキンソニズム）や示唆的特徴（レム期睡眠異常，抗精神病薬感受性，大脳基底核におけるトランスポーター取り込み低下）を伴う．診断はこれらの項目の組み合わせにより，probable DLB（臨床的ほぼ確実例），possible DLB（疑い例）とする．病理組織学的にはα-シヌクレイン免疫染色に基づいた病変の広がりの評価により LBD，分類として脳幹優位型，辺縁型，びまん性新皮質型に分けられる．鑑別疾患として，AD，血管性認知症，進行性核上性麻痺，大脳皮質基底核変性症などがあげられるが，認知症を伴う PD（Parkinson's disease with dementia：PDD）との鑑別が最も問題となる．鑑別には症状の時間経過が重要であり，パーキンソニズム発症後 1 年以内に認知症を示した場合を DLB，1 年以上経過してから認知障害が発症したものを PDD とする．本症例はパーキンソニズムと認知機能障害発症に 1 年以上の時間的ずれがなく，中心的特徴に加えて，1 項目の中核的特徴（パーキンソニズム）がみられたことから possible DLB（疑い例）に該当し，病理組織学的検討ではびまん性新皮質型に相当する所見であった．ただし，近年は DLB と PDD の間には本質的な違いがないことから，DLB と PDD は LBD という 1 つの疾患の表現型のバリエーションと解釈されている．実用的には LBD として総合的にとらえるほうが妥当である[3]．

DLB の臨床診断では認知機能障害の評価が最も重要であるが，DLB の病理に加えて NFT や SP などの AD の病理がしばしば混在して認められ，両者の認知症への寄与が DLB の臨床診断の精度に影響する．DLB コンセンサスガイドラインでは，上述の Lewy 小体分類と Braak NFT ステージ分類（0～Ⅵ）を組み合わせることで，両者の認知症への関与の程度が判断される．Braak NFT ステージ分類は AD 病理の評価の 1 つで，NFT が移行嗅内野とその周囲に限局してみられるステージⅠ～Ⅱでは認知機能に影響はなく，辺縁系から

表3 Lewy小体型認知症（DLB）臨床病理診断の確度

Lewy小体病理	Alzheimer病変（Braak NFT stage）		
	0〜Ⅱ	Ⅲ〜Ⅳ	Ⅴ〜Ⅵ
脳幹優位型	低	低	低
辺縁型	高	中等	低
びまん性新皮質型	**高**	**高**	**中等**

本症例は太字で示す．

隣接する新皮質連合野に進展するステージⅢ〜Ⅳで軽度認知障害，新皮質野に広く進展するステージⅤ〜Ⅵで認知症を呈するとされている．本症例はLewy小体分類がびまん性新皮質型，Braak NFTステージ分類がステージⅢであり，DLBコンセンサスガイドラインに従った評価では認知症への関連はLewy小体病理が高いと考えられる（**表3**）．

神経病理を専門としない施設では，近年の剖検数の減少と相まって経験する機会が少ない症例と思われるが，標準化された神経病理診断が臨床診断の評価に欠かせず，適切な切り出し，染色および評価方法が重要となる．認知症にかかわる病理変化は一定の進展形式に従って段階的に出現することから，病変の進展程度を診断基準に従って評価し，臨床症状との相関を判定するという手順が踏まれる．特に高齢者では，複数の病理所見が混在することが多いため，それぞれの病変の進展程度を把握しておくことが大切である．神経病理学的検索には神経特殊染色，免疫染色が必須であるが，選択する染色方法によっても評価に差が生じることがあり，また，評価基準については適宜改訂が重ねられることにも留意する必要がある．文献には神経病理検索の機会が少ない施設においても検索可能な方法が紹介されているので参照されたい[4,5]．

（畑中一仁，藤ヶ﨑純子）

文献

1) McKeith IG. Consensus guidelines for the clinical and pathologic diagnosis of dementia with Lewy bodies（DLB）：report of the Consortium on DLB International Workshop. J Alzheimers Dis 2006；9（3 Suppl）：417-23.
2) Braak H, Braak E. Neuropathological staging of Alzheimer-related changes. Acta Neuropathol 1991；82：239-59.
3) Lippa CF, et al. DLB and PDD boundary issues：diagnosis, treatment, molecular pathology, and biomarkers. Neurology 2007；68：812-9.
4) 齊藤祐子，村山繁雄．シヌクレイノパチー．病理と臨床 2015；33：273-82.
5) 村山繁雄ほか．Alzheimer病と軽度認知障害．病理と臨床 2015；33：253-61.

Keywords Lewy小体型認知症，Parkinson病，Alzheimer病，振戦，幻覚

Self-Assessment Question

Question 1

誤っているものを1つ選べ

a. Lewy 小体型認知症（DLB）では，パーキンソニズム発症後1年以内に認知症を認める．
b. DLB の診断が確定すれば，Alzheimer 病（AD）の関与の評価は不要である．
c. Lewy 小体は脳幹型と皮質型に区別される．
d. α-シヌクレインが蓄積する神経疾患の代表疾患として Lewy 小体病（LBD）があげられる．

Question 2

誤っているものを1つ選べ

a. DLB および Parkinson 病（PD）では中脳黒質や橋青斑核の神経細胞の脱落が認められる．
b. DLB では少量の抗 PD 薬でも精神症状を認めることがある．
c. DLB では大脳に Lewy 小体はみられない．
d. AD の認知症と比べて，DLB では幻覚（特に幻視）が強く認められる．

Self-Assessment Answer

Question 1

Answer b
DLB の診断が確定すれば，Alzheimer 病（AD）の関与の評価は不要である．

　DLB はパーキンソニズム発症後 1 年以内に認知症を発症するが，Parkinson 病（PD）では 1 年以上経過してから認知症の発症がみられる．DLB の病理に加えて AD の病理がしばしば混在するので，両者の認知機能障害への関与の評価は重要であり，Lewy 小体病理と AD 病理の組み合わせで関与の程度が判断される．
　Lewy 小体は脳幹型と皮質型に区別され，前者では好酸性の封入体周囲に暈輪（halo）を有する．α-シヌクレインが蓄積する神経疾患の総称として α-シヌクレイノパチーという用語が用いられ，LBD と多系統萎縮症があげられる．

Question 2

Answer c
DLB では大脳に Lewy 小体はみられない．

　DLB および PD では中脳黒質や橋青斑核の神経細胞の脱落を認めるが，同部には神経メラニン色素を有する神経細胞が多く分布しているため，肉眼的に色素脱失として確認することができる．抗 PD 薬により精神症状を起こすことは知られているが，PD では大量使用により精神症状を呈するのに対し，DLB では少量の抗 PD 薬でも症状を起こしやすい．DLB では脳幹の諸核（黒質，動眼神経核，青斑核，迷走神経背側核など）に加えて，前頭葉や側頭葉の皮質，扁桃核などに Lewy 小体が認められる．AD の認知症は記憶障害で発症することが多いが，DLB では幻覚（小動物や虫などの幻視）が目立ち，それに伴った妄想なども初期からしばしば認められる．

（セルフアセスメント作成：畑中一仁，藤ヶ﨑純子）

症例 19

進行性の意識障害をきたし死亡に至った 80 歳代の女性

【年齢,性】80 歳代前半,女性.
【主 訴】食思不振,ふらつき.
【既往歴】来院 9 年前に進行胃癌にて幽門側胃切除を実施されている.術後の最終診断は,[L, Ant, Type0-IIc, 60×40 mm, por2>por1>sig>muc, pT4a, INFc, ly1, v1, pN3 (7/44), pPM0, pDM0] であった.以後,再発していない.
【服薬歴】なし.下剤や利尿薬の乱用なし.
【現病歴】ADL は完全自立で認知機能低下のない女性が,2 週間続く食思不振を主訴に,入院 1 週間前に当院救急外来を受診した.身体診察にて明らかな異常所見を認めず,血算・生化学,FT_4・TSH 測定,上部消化管内視鏡,腹部単純 CT 検査まで実施したが,特に異常所見は認められなかった.外来にて経過観察されていたが,食事摂取量低下が顕著となり,さらに歩行時に浮動感を伴うふらつきを自覚するようになり,当院救急外来を受診した.頭痛なし.下痢は認められない.

入院時所見

【バイタルサイン】意識レベル JCS I-1.体温 35.9℃.呼吸数 18/分.脈拍 89 bpm・整.血圧 147/78 mmHg.SpO_2 98%(自発呼吸,室内気).
【身体所見】身長 148 cm,体重 35 kg.眼瞼結膜に貧血はなく,眼球結膜に黄染なし.口腔内に異常所見なく,表在リンパ節腫大も認めなかった.皮疹なし.呼吸音・心音には異常なし.腹部は平坦・軟で圧痛なし,肝・脾触知せず.両下腿に浮腫は認めず.神経学的異常所見として,ごく軽度の構音障害,歩行時の軽度ふらつきが認められたが,四肢の筋力低下・感覚異常は認められなかった.Romberg 試験は施行せず.その他小脳失調を示す所見は認めず.
【血液検査】表 1 に示す.
【胸部 X 線検査,心電図】特記すべき異常認めず.
【頭部単純 CT,4D-CT・MRI】特記すべき異常認めず.

入院時の臨床鑑別診断とその根拠

【低ナトリウム血症】尿浸透圧上昇を伴う低ナトリウム血症を認め,また体液増加はなく,病歴から飲水量低下が示唆され,また FENa 0.32%,

表 1 入院時の血液検査

血算	WBC	10,700/μL	H
	Hb	14.5 g/dL	
	PLT	24.5×10⁴/μL	
生化学	AST	27 IU/L	
	ALT	22 IU/L	
	LDH	210 IU/L	
	TP	6.9 g/dL	
	Alb	4.4 g/dL	
	BUN	21.3 mg/dL	H
	Cre	0.56 mg/dL	
	UA	4.2 mg/dL	
	Na	125 mEq/L	L
	K	3.9 mEq/L	
	Cl	85 mEq/L	
	Ca	9.1 mg/dL	
	Glu	112 mg/dL	
	CRP	0.056 mg/dL	
	浸透圧	254 mOsm/kg・H_2O	
	VB_{12}	2,000≦pg/mL	H
凝固系	PT-INR	1.04	
	APTT	24.1 秒	
尿検査	蛋白	(±)	
	潜血	(2+)	H
	赤血球	10〜19/HPF	
	BUN	711.2 mg/dL	
	Na	53 mEq/L	
	Cre	73.4 mg/dL	
	尿浸透圧	601 mOsm/kg・H_2O	
ウイルス	HBs 抗原	(−)	
	HCV 抗体	(−)	
	TP 抗体	(−)	
	RPR 定性	(−)	

表2 細胞外液量減少に腎性Na喪失を伴う低ナトリウム血症の鑑別

- 利尿薬使用
- 腎性塩類喪失症候群
- 中枢性塩類喪失症候群
- 副腎機能低下症
- 鉱質コルチコイド反応性低ナトリウム血症（MRHE）

表3 入院翌日の早朝採血検査

内分泌	コルチゾール	56.2 μg/dL	H
	ACTH	31.4 pg/mL	
	TSH	0.743 μIU/mL	
	FT_4	1.54 ng/dL	

表4 髄液検査

髄液	細胞数	9/μL	H
	単核球	9/μL	H
	TP	140.8 mg/dL	H
	Glu	21.4 mg/dL	L
	CRP	0.01 mg/dL	

FEurea 25.5%とhypovolemia（循環血液量減少）を指示する検査データが得られたことから，体液量減少を伴う低ナトリウム血症の存在が示唆された．尿中Na値は，低ナトリウム血症にもかかわらず53 mEq/Lと高値を示していたことから，腎から塩分喪失している可能性が示唆されたため**表2**の鑑別疾患の可能性が考慮された．

高齢で，これまで低ナトリウム血症の既往もなく，腎性喪失をきたすような薬剤使用歴も認められないことから，腎性塩類喪失症候群の可能性は低い．利尿薬の使用歴もないことから，中枢性塩類喪失症候群の可能性も考慮されたが，頭部画像所見からはくも膜下出血は明らかでなく，副腎不全の可能性が当初考慮された．

食思不振，歩行時のふらつきに関しても当初は低ナトリウム血症による影響が考慮された．

入院後経過

入院時，低ナトリウム血症を認め，ふらつきの原因としての可能性を考慮し，生理食塩水補液にて血清Na値の補正を開始した．

入院後の早朝採血時の血液検査では，副腎機能低下を示唆する所見は認められなかった（**表3**）．

血清Na値は緩徐に上昇していったが，臨床症状は，Na値の上昇と反比例するように悪化の一途をたどり，意識障害が認められるようになったため，亜急性に進行する髄膜炎の可能性を考慮し髄液検査を実施したところ，単核球優位の細胞増多に加えて，蛋白増加，糖値の低下が認められた（髄液糖値/血清糖値＝0.2）（**表4**）．

これらの髄液所見をきたす鑑別疾患として，癌性髄膜炎，結核性髄膜炎，真菌性髄膜炎の可能性があげられた．

癌性髄膜炎を考慮し，髄液細胞診（**図1**）を提出，また腫瘍マーカーとしてsIL-2R, CEA, CA19-9

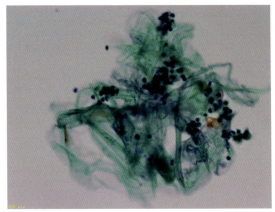

図1 髄液細胞診
癌細胞は認められない．

を測定したところ，sIL-2R 479 U/mL（正常値128〜682），CEA 3.5 ng/mL（正常値0〜6）と正常範囲であったが，CA19-9のみ49 U/mL（正常値0〜37）と軽度高値であった．しかし，原発巣検索目的に実施した頸部〜骨盤の単純・造影CTでは悪性疾患を示唆する所見を認めず，外来で実施された上部消化管内視鏡検査で再発は認められていなかったことから有意な変化でないと判断した．

真菌性髄膜炎の可能性を検査するために，髄液のGrocott染色，真菌培養，髄液クリプトコッカス抗原実施も，すべて陰性であり，β-D-グルカン 8.2 pg/mL（正常値0〜20以下）も低値であった．

結核性髄膜炎検索目的に，髄液抗酸菌染色，結核PCR検査実施も陰性，培養検査提出も陰性，髄液ADA 2 IU/Lと低値であった．しかし，T-スポット®検査（血液検査）は陽性，また悪性腫瘍検索目的で実施した胸部CTで，左下葉S6に一部樹枝状に描出される境界明瞭な小葉中心性病変が認められたため結核感染の可能性を考慮し，喀痰・胃液にて抗酸菌塗抹，結核・MACのPCR検査，培養検査を3回ずつ提出したがすべて陰性で

あった．

また，診断を示唆する臨床所見は認められないものの，血管炎，全身性エリテマトーデス（systemic lupus erythematosus：SLE），Sjörgen 症候群による髄膜炎の検索の一環として，各種血液検査を提出したが有意な所見は認められなかった（表5）．

各種検索を実施している間にも徐々に意識障害の進行が認められていたが，入院後 14 日目に急速な意識障害が進行したため，新規の頭蓋内疾患検索目的に，頭部 CT に加え，単純・造影頭部 MRI 検査を実施したところ，脳室拡大が認められ，さらに髄膜の異常造影効果が認められた（図2）．これらの所見から，髄膜炎により髄液吸収障害が生じ，二次性の水頭症をきたしていることが示唆された．同日，緊急の脳室ドレナージ術を実施したところ，やや意識障害の改善がみられた．

体外排泄用のドレナージチューブより，さらに追加の髄液検査を 2 回実施したが，やはり，細胞診，抗酸菌検査，真菌検査にて有意な所見は得られなかった．

上記とやや前後するが，入院 13 日目の時点で，考慮していた 3 疾患のうち，結核性髄膜炎の可能性が，諸検査から最も可能性が高いと判断し治療介入に踏み切った．抗結核薬 4 剤（イソニアジド，リファンピシン，ピラジナミド，エタンブトール）内服による治療を開始した．原因不明の慢性髄膜炎に対する抗結核薬の有効性を示した報告があり[1]，診断の難しさから診断的治療の有用性が期待されたが，状態は改善しなかった．その後，緑膿菌性敗血症をきたし，入院 40 日目に永眠となった．

最終臨床診断

①結核性髄膜炎
②緑膿菌敗血症
③中枢性塩類喪失症候群

臨床上の問題点

■髄膜炎の原因について

髄液所見より，単核球増多に加え，髄液中の糖の値が低下することを考慮すると，結核性，真菌性，癌性髄膜炎の可能性が考慮されたが，繰り返

表5 各種抗体検査

免疫	PR3-ANCA	1.0 IU/mL 未満
	MPO-ANCA	1.0 IU/mL 未満
	抗核抗体（FA）	40 倍
	抗 Sm 抗体（EIA）	7.0 U/mL 以下
	抗 ds-DNA IgG	10 IU/mL 未満
	抗 SS-A/Ro 抗体	0.5 U/mL 未満
	抗 SS-B/La 抗体	0.5 U/mL 未満
	抗カルジオリピン IgG	2 U/mL
	抗 CL-β_2GPI 複合体	1.3 U/mL 未満
	C3	74 mg/dL L
	C4	24 mg/dL
	CH$_{50}$	37 U/mL
	IgG	871 mg/dL
	IgA	415 mg/dL
	IgM	51 mg/dL

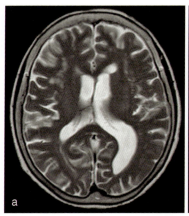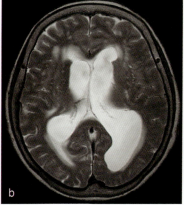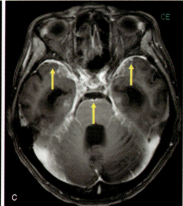

図2　入院時と入院 14 日目の頭部 MRI 所見
a：入院時，b，c：14 日後．両側側脳室〜第 4 脳室の拡大に加え，鞍状槽から両側大脳半球間裂部主体に左右対称の髄膜の異常造影効果が認められた（➡）．

す髄液検査にもかかわらず，確定的な所見が得られなかった．この状況で，結核性髄膜炎の可能性を考慮し治療を行ったが，臨床診断は正しかったのか．それとも，真菌や悪性腫瘍によるものだったのか．また，胸腹部 CT，上部内視鏡検査にて悪性疾患を示唆する所見は得られなかったが，各種臓器に悪性腫瘍は認められないか．

剖検所見―16 時間 10 分

【脳】脳底部の髄膜を中心に混濁が認められ（図3），髄液吸収を担う上矢状洞静脈洞に接した髄膜にも混濁が認められた．顕微鏡的に髄膜は一様

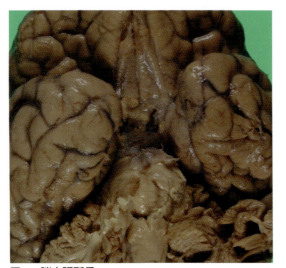

図3　脳肉眼所見
視床下部下面の髄膜が混濁している．

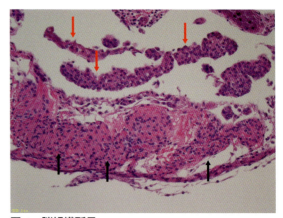

図4　脳組織所見
→ は癌細胞，→ は髄膜の肥厚を示している．

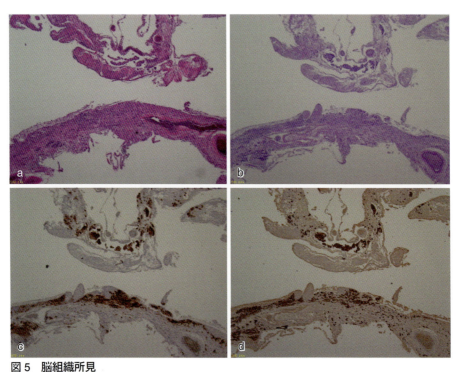

図5　脳組織所見
髄膜の同位置部位を各種抗体にて染色．抗 CEA 抗体，抗ケラチン（AE1/AE3）抗体で染色されている．
a：HE 染色，b：PAS 染色，c：抗 CEA 抗体染色，d：抗ケラチン（AE1/AE3）抗体染色．

に反応性の肥厚が認められ，癌細胞が認められた（図4）．細胞形態，免疫染色の所見（図5）から低分化腺癌と診断された．

【残胃】肝と残胃の癒着部にわずかに，癌細胞が認められた（図6）．

【肺，膵頭部リンパ節，腰椎骨髄】両肺には軽度の癌性リンパ管症を認め，一部結核の初期変化群と推定される所見も認められた．膵頭部リンパ節，腰椎脊髄にも転移が認められた．

臨床上の問題点に対する回答

■髄膜炎の原因について

髄膜への低分化型腺癌転移とともに，反応性の髄膜肥厚が認められ，癌性髄膜炎と診断される．上矢状静脈洞に接した髄膜の混濁も認められ，髄液の吸収障害が同部位の炎症により生じ水頭症発症に寄与したと推定される．残胃肝癒着部に癌細胞が認められ，胃癌術後9年目の再発と診断される．

肺には結核初期変化群が認められるが，上記所見から髄膜炎の原因ではなかったと考えられる．

剖検診断

1. 胃癌（低分化腺癌）術後9年後の再発転移［浸潤・転移］
   ①残胃と肝の癒着部（ごくわずか）
   ②癌性髄膜炎：脳底部の髄膜にめだつ．
     交通性水頭症＋VPシャント術の状態
   ③両肺：軽度の癌性リンパ管症
   ④脊椎骨髄
   ⑤リンパ節：膵頭部，右肺門

解説

頭蓋内への進行胃癌の転移は非常に珍しく，8,080人の進行胃癌患者のコホート研究でも，

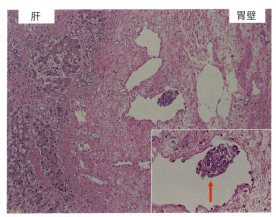

図6 胃組織所見
肝と残胃の癒着部にわずかに癌細胞を認める（→）．

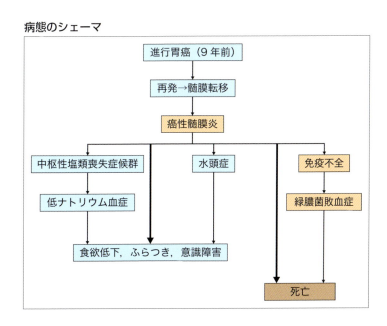

0.16％程度しか認められておらず[2]，術後9年目での癌性髄膜炎による再発はきわめてまれといえるが，本症例においては，癌性髄膜炎の可能性に関しては，髄液所見により当初から想定されていた．

明らかな原発巣となる病変が特定できなかったことが，診断をより困難にしていたが，3回もの髄液細胞診提出にもかかわらず，癌細胞の存在を確認できなかったことが，一番の要因となった．

本症例のような偽陰性を減らすための有用な方法として，以下の4つのポイントを意識することが重要とされている[3]．
① 1回の検体提出量を 10.5 mL 以上採取する．
②採取した検体は速やかに処理をする．
③検体採取部位は，画像所見にて髄膜炎が確認されている場所から採取する．
④陰性の場合は，繰り返し検体を採取する．

本症例においては，①の1回の検体提出量が 3 mL であったことが，偽陰性の要因として大きいと考えられた．

入院時に認められた中枢性塩類喪失症候群の原因としてはくも膜下出血が多いが，癌性髄膜炎での報告例[4]もあり，本症例もその一つであったと考えられる．

（十倉 満，手島伸一）

文献

1) Anderson NE, Willoughby EW. Chronic meningitis without predisposing illness—a review of 83 cases. Q J Med 1987；63：283-95.
   慢性髄膜炎患者83人の原因検討．
2) Kim M. Intracranial involvement by metastatic advanced gastric carcinoma. J Neurooncol 1999；43：59-62.
   進行胃癌患者 8,080 人の中で頭蓋内転移をきたした症例の retrospective な検討．
3) Glantz MJ, et al. Cerebrospinal fluid cytology in patients with cancer：minimizing false-negative results. Cancer 1998；82：733-9.
   癌性髄膜炎から髄液を細胞診のために採取するときに偽陰性を減らす方法が記載されている．
4) Oster JR, et al. Cerebral salt wasting in a man with carcinomatous meningitis. Arch Intern Med 1983；143：2187-8.
   癌性髄膜炎に中枢性塩類喪失症候群を合併した症例のケースレポート．

Keywords 進行性意識障害，髄膜炎，水頭症，中枢性塩類喪失症候群，低ナトリウム血症

Self-Assessment Question

Question 1

結核性髄膜炎に関して，誤っているものを1つ選べ

a. 髄液所見において，多核球優位になることはない．
b. 亜急性の経過で発症することが多いが，急性経過や慢性経過をたどることもある．
c. 髄液所見において，リンパ球優位の細胞増多，蛋白増加，糖濃度低下をきたす原因が特定できない髄膜炎に対しては，抗結核薬投与による診断的治療も考慮される．
d. 抗結核薬により治療開始当初は，臨床状態が一過性に悪化しうる．

Question 2

髄液細胞診提出のための手技として，誤っているものを1つ選べ

a. 低髄液圧症候群予防のために少量採取を心がける．
b. 採取した検体は速やかに処理する．
c. 検体採取部位は，可能であれば画像所見にて髄膜炎が確認されている場所からの採取が望ましい．
d. 陰性の場合，繰り返し検体を採取する．

Self-Assessment Answer

Question 1

Answer　a

髄液所見において，多核球優位になることはない．

　結核性髄膜炎を除外することはきわめて難しい．亜急性から慢性の経過をたどることが多いが，細菌性髄膜炎を考慮するような急性の経過をたどることもある．また，多くはリンパ球優位の細胞増多をきたすが，病初期と抗結核薬による治療開始初期は多核球優位のことがある．診断の鍵となる所見が得られなくても，臨床的に疑いがある場合，治療開始の遅れは致死率を高めるため，診断的治療を開始せざるをえないことも多い．このとき，治療開始初期はいったん臨床状態が一過性に悪化することは念頭におくべきである．

Question 2

Answer　a

低髄液圧症候群予防のために少量採取を心がける．

　癌性髄膜炎のゴールドスタンダードは，髄液中からの癌細胞の検出である．しかし，疑って検査した場合でも，癌細胞が認められないことがしばしば経験され，偽陰性をどのように減らすかが課題となる．検体量が多いほうが含まれる細胞の絶対数も増加するため，多めに採取することが望ましく，10.5 mL以上の採取が望ましいとされている．また，採取した検体の処理，画像所見にて髄膜炎が認められている部位からの採取，繰り返しの検体採取が，偽陰性を減らすうえで有効とされている．

（セルフアセスメント作成：十倉　満）

症例から学ぶ
―CPCの進め方・活かし方

その他
(リンパ節腫大, 移植, 不明熱, Ai)

症例20

リンパ増殖症の寛解後，難治性肺炎を呈した男性

【年齢，性】57歳，男性．
【主　訴】全身性瘙痒性発疹，リンパ節腫大．
【現病歴】約5年前，瘙痒を伴う全身性の発赤疹で皮膚科を受診，腋窩リンパ節腫大を指摘された．針生検が施行されたが，特異所見が得られず経過観察により自然消退した．その後，体重減少があり（7 kg/2か月），両側頸部リンパ節腫大が出現した．生検により加齢性Epstein-Barrウイルス（EBV）関連B細胞増殖症，臨床病期ⅢBと診断．R-CHOP 8コースで治療，完全寛解となった．その後5年間で5回の急性肺炎を呈し，入院治療を行ったが，いずれも治癒した．今回，肺門，縦隔リンパ節腫大を指摘，咽頭痛，夜間発熱，盗汗，体重減少（4.5 kg/3か月）を認め，再発が疑われ，入院となった．

入院時所見

【バイタルサイン】体温39.2℃．血圧105/71 mmHg．心拍数90 bpm．SpO_2 99％．
【身体所見】眼瞼結膜：貧血あり，黄疸なし．表在リンパ節腫大なし．肝脾腫なし．その他特記すべき所見なし．
【血液検査】表1に示す．
【CT検査】左鎖骨下，縦隔，肺門リンパ節腫大，右中葉，左上葉に肺炎様の陰影を認めた．
【PET検査】縦隔，肺門，肺野に異常集積を認めた．

表1　入院時の血液検査

血算	WBC	12,900/μL	H
	RBC	390×10^4/μL	L
	Hb	9.2 g/dL	L
	PLT	45.9×10^4/μL	
生化学	CRP	16.8 mg/dL	H
	TP	6.4 g/dL	L
	AST	23 IU/L	
	ALT	31 IU/L	
	ALP	1,005 IU/L	H
	LDH	203 IU/L	
	BUN	21 mg/dL	
	Cre	0.64 mg/dL	
その他	抗VCA IgG	640倍	H
	抗VCA IgM	<10倍	
	抗EA-DR IgG	80倍	H
	EBV-DNA	0.37 copy/10^6 cells	
	IL-6	379 pg/mL	H
	β-D-グルカン	14 pg/mL	H
	フェリチン	1135.7 ng/mL	H

入院時の臨床鑑別診断とその根拠

【肺炎】CT上両肺に肺炎と考えられる陰影がみられた．また，両肺に比較的充実性を示し，感染性肺炎と腫瘍浸潤などの非感染性病変の鑑別が問題となる病変を認めた．一般細菌検査は陰性であった．血液検査でβ-D-グルカン陽性であり，真菌感染も鑑別にあげられた．その後の喀痰細菌検査で非定型抗酸菌が検出された．

【リンパ増殖症の再発】リンパ節腫大，炎症所見からEBV関連B細胞増殖症の再発が疑われた．腫大した縦隔リンパ節に対する針生検では，異型細胞はなくEBV-encoded small RNA in situ hybridization（EBER-ISH）でEBV感染細胞は確認できなかった．また，初発時に高値を呈した血中EBV量（EBV-DNA 6.3 copy/10^6 cells）は低値であった．IL-6高値，高γグロブリン血症があり，臨床的には持続する発熱，炎症所見，リンパ節腫大がありCastleman病も鑑別にあげられた．

入院後経過

　組織学的には確定診断が得られなかったが，リンパ増殖症の再発が疑われた．発熱が主たる臨床症状であり，責任病変として肺炎が考えられ，各種抗菌薬や抗真菌薬による治療を行ったが，改善せず，ステロイド治療を併用した．ステロイド治

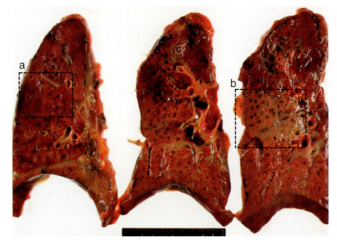

図1 右肺割面肉眼所見
肺は実質臓器様で,含気の不良な充実性変化を認める.びまん性に赤色調を呈するびまん性肺胞傷害病変(a)と,黄白色調で充実性の大葉性肺炎白色肝変期(b)の病変が混在する.

療の効果はなく,新たにびまん性にすりガラス状の間質性肺炎の所見が全肺野に展開し,呼吸不全が増悪した.喀痰細菌検査では非定型抗酸菌(*mycobacterium kansasii*)が検出された.

呼吸不全が進行し,腎機能の悪化,血圧が低下し,入院後60病日に呼吸不全で死亡した.

最終臨床診断

①EBV 関連 B 細胞増殖症再発
②感染性肺炎
③間質性肺炎,びまん性肺胞傷害

臨床上の問題点

■腫瘍再発について

リンパ節腫大や臨床症状からは EBV 関連 B 細胞増殖症の再発が考えられたが,組織学的に再発が示されるか?

■肺病変について

難治性肺炎で抗酸菌が検出された.肺病変は感染症か腫瘍の浸潤か?
感染性肺病変であれば病原体は何か?

剖検所見―死後5時間

【外表所見】 体格良好な中年男性(172 cm,56 kg)で,表在リンパ節は触知せず,浮腫,出血傾向,皮疹はなし.眼瞼結膜は貧血状で黄疸はなし.

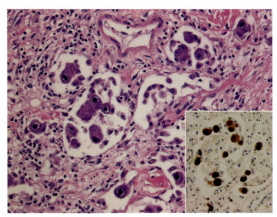

図2 図1aの組織所見
びまん性に肺胞壁の肥厚を認め,肺胞上皮の脱落が高度なびまん性肺胞傷害を認め,多数の CMV 封入体細胞を認める.CMV 免疫染色で大型封入体細胞は陽性である(inset).

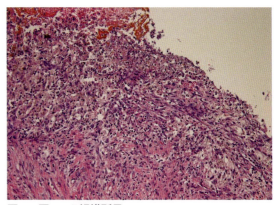

図3 図1bの組織所見
壊死を伴い,線維芽細胞,マクロファージの高度な増生を認め,肺胞構造が破壊・消失する慢性期の肉芽腫性病変を認める.

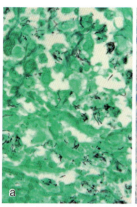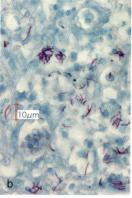

図4 壊死部分の組織所見
多数のグラム陽性大型桿菌を認め，Grocott 染色（a），抗酸菌染色（Ziehl-Neelsen 染色，b）で陽性を呈する．長径 10μm を超える大型糸くず状の桿菌である．

【開胸所見】両側胸腔に少量の漿液性胸水あり．縦隔，肺門部にわずかに腫大するリンパ節を少数認めた．

【開腹所見】腹水なし．腸間膜リンパ節，傍大動脈リンパ節，後腹膜リンパ節の腫大なし．

【肺】右 890 g，左 940 g．肺は緊満し，含気が不良で，実質臓器様の肉眼所見を示した（図1）．赤みの強い部分（図1a）と，白色調で斑状の大葉性肺炎を呈する部分（図1b）が混在した．組織学的に，赤色調の肺病変は肺胞域の含気が不良で，多数のサイトメガロウイルス（CMV）封入体を認めた（図2）．大葉性肺炎部分は，壊死を伴う肉芽腫性病変を認めた（図3）．この壊死部分には，Grocott 染色，抗酸菌染色で，いずれも陽性となる巨大な桿菌を多数認めた（図4）．この細菌はグラム染色でも陽性を呈した．

【リンパ節，脾】軽度に腫大する縦隔リンパ節は，濾胞構造は萎縮状で，傍濾胞域の拡大を認めた．散在性に壊死を伴う肉芽腫性病変がみられ，傍濾胞域には多数の CMV 封入体細胞を認めた（図5）．壊死部分には肺にみられたのと同様のグラム陽性，抗酸菌染色陽性の大型桿菌を認めた（図6）．異型細胞は明らかではなく，臨床的に疑われた EBV 関連 B 細胞増殖症の再発を示唆する EBV 感染細胞はみられなかった．脾にも，リンパ節と同様の白色の小壊死性病変を認めた．肉眼的にはリンパ腫の浸潤や感染性肉芽腫性病変が鑑別にあがったが，リンパ節，脾とも抗酸菌染色陽性の大

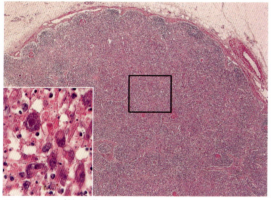

図5 リンパ節組織所見
腫大したリンパ節は，濾胞構造が不明瞭となり（□），拡大した傍濾胞域には多数の CMV 封入体細胞を認める（inset）．

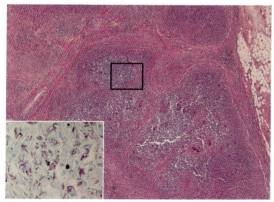

図6 リンパ節の壊死部分の組織所見
リンパ節には壊死を伴う肉芽性病変を散在性に認める（□）．この部位には明らかな異型細胞はなく，EBV 陽性細胞はみられない．多数の抗酸菌染色陽性桿菌を認める（inset：Ziehl-Neelsen 染色）．

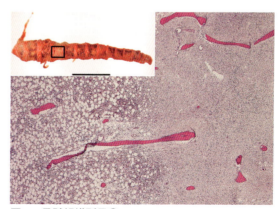

図7 骨髄組織所見①
脊椎骨は，胸椎，腰椎に多発散在性に髄腔が白色調変化を呈する．組織学的には，線維化の強い肉芽腫性病変からなる慢性骨髄炎の像を呈する．

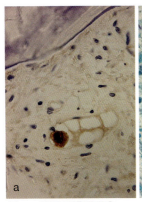
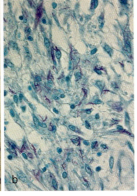

図8 骨髄組織所見②
骨髄には，少数のCMV封入体細胞を認める．また，肉芽腫性炎症部位には多数の抗酸菌染色陽性桿菌を認める．
a：CMV，b：Ziehl-Neelsen染色．

型桿菌による感染性肉芽腫性病変であった．

【骨髄】脊椎骨骨髄は，斑状に白色病変に占拠されていた．組織学的には，骨髄腔は多彩な炎症細胞と線維化に占拠される骨髄炎の像を呈した（図7）．骨髄炎病変は一部に壊死を認め，同部位にも抗酸菌染色陽性大型桿菌を認めた．少数のCMV封入体細胞も認めた（図8）．

【回腸】消化管には，出血，周堤の隆起する多発する小潰瘍を認めた．組織学的には多数のCMV封入体細胞と大型桿菌を伴う壊死性肉芽腫性病変を認めた．

【細菌の同定】全身諸臓器に壊死性肉芽腫性感染病変を形成する大型桿菌は，長径10μmを超える超大型で，形態的には糸状菌との鑑別を要する．グラム染色，Grocott染色，抗酸菌染色いずれも陽性で，放線菌属細菌と考えられる．放線菌属細菌は，嫌気環境下で増殖するActinomyces属と，肺などの好気環境下で増殖するNocardia属があり，本症例では後者の全身感染症と診断した．

臨床上の問題点に対する回答

■腫瘍再発について

腫大したリンパ節には，リンパ増殖症の再発所見はなく，CMV感染とNocardia感染がみられた．

■肺病変について

肺感染症は，画像上間質性肺炎様を呈した部位はCMV肺炎であり，リンパ増殖症の浸潤と鑑別が問題となった大葉性肺炎を呈した部位はNocardia肺炎であった．生前，非定型抗酸菌が喀痰から検出されているが，剖検肺では同定できなかった．

Nocardia感染症は免疫不全を背景とした日和見感染症で，肺を侵入門戸とし全身に撒布病変を形成したものと考えられた．CMV感染もまた日和見感染症である．

剖検診断

1. EBV関連B細胞増殖症，化学療法後再発なし
2. 全身性Nocardia感染症（肺，脾，骨髄，リンパ節，小腸）
3. 全身性CMV感染症（肺，脾，骨髄，リンパ節，小腸，副腎，胃）
4. びまん性肺胞傷害（両肺）

解説

本症例は，EBV関連B細胞増殖症の治療経過中に，再発を疑う臨床症状および画像所見を呈したが，確定診断に至らず肺病変の進行による呼吸不全で死亡した症例である．病理解剖で，全身性に日和見感染症であるNocardia感染とCMV感染を示し得た．

リンパ腫の一病型であるEBV関連B細胞増殖症の既往があり，治療により寛解が得られていたが，繰り返す肺炎の病歴がある．EBV関連B細胞増殖症は，免疫不全や先行するリンパ腫の既往がない比較的高齢の患者に発症することが多いEBV陽性B細胞性腫瘍で，原因を特定できない免疫不全を背景とするリンパ腫と考えられている[1]．

本疾患の再発診断は，臨床症状と画像所見が重要となる．リンパ腫の画像診断ではPET画像による評価が近年重視され，経過観察もPET検査で行われる場合が多い．PET検査はリンパ腫では感度の高い検査であり，ステージングや再発の評価には重要である[2]．ただし，PET検査は本症例のような炎症性病変でもしばしば陽性所見を呈し，またその他の悪性腫瘍の合併でも陽性所見が得られるため，確定診断には組織学的検討が必要である．本症例では，組織学的な確証が得られず，ウイルス量が初発時より明らかに低値であり，最

病態のシェーマ

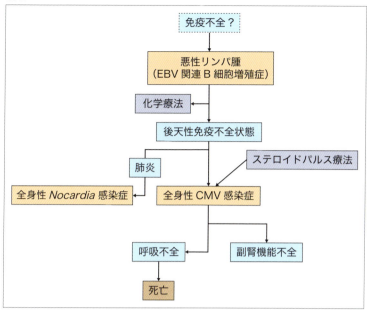

後まで臨床的に再発の有無が明らかでなかった．最終的に病理解剖では，いずれのリンパ節，臓器にも再発所見はみられなかった．

本症例の肺病変は，壊死を伴う肉芽腫性感染性肺病変であり，放線菌属と考えられるきわめて大型の桿菌を多数認めた．放線菌属細菌感染症は，口腔，顔面頸部や骨盤内に嫌気性感染を呈する放線菌症と，肺に化膿性膿瘍形成を呈する *Nocardia* が代表的である．

Nocardia は，グラム陽性，抗酸菌染色陽性の大型桿菌で，広く土中に分布し，肺に膿瘍を形成する．悪性腫瘍に対する化学療法や移植後免疫抑制状態，HIV 感染後の AIDS などによる日和見感染症の原因細菌として知られる．*Nocardia* は，吸引により感染し，健常者での発症はまれである．比較的緩徐な経過で膿瘍を形成し，肉芽腫性肺炎を呈する病原性細菌で，組織学的に菌の同定が可能である．本症例でみられた全身性播種性 *Nocardia* 感染症は，HIV 感染などの日和見感染での報告が多く，致死的である[3]．本症例は，先行する化学療法や EBV 持続感染を惹起する何らかの免疫不全状態が発症の背景になったと考えられた．

末期には肺野にびまん性すりガラス陰影が出現したが，組織学的には CMV 感染による間質性肺炎であった．CMV 感染は全身性に播種性病変を呈した．CMV 感染は免疫不全を背景に，肺では急性発症型のびまん性間質性肺炎を呈するが，腸管，膵，副腎，腎など全身諸臓器にも感染病変を呈し得る[4]．本症例では，臨床的に急速に進展する呼吸不全を呈し，間質性肺炎様の画像を示したことから，CMV 感染を疑い，抗ウイルス薬を投与する選択肢も考えられた．

本症例は，原因は特定できないが背景に何らかの免疫不全があり，リンパ腫の治療に関連したさらなる免疫不全状態が加わり，日和見感染症の背景病変となった．腫瘤を形成する肉芽腫性病変では，腫瘍の再発との鑑別が難しく，PET 検査でも取り込みがみられることもあるため，鑑別に注意を要する．

日和見感染症のなかには全身性肉芽腫性感染症を呈するものが多く，その鑑別は治療方針の決定に重要である．日和見感染症の多くは病原体が組織学的に確定されるため，ウイルス・細菌学的な検索と合わせ病理診断が重要となる．

（伊藤雅文）

文献

1) Oyama T, et al. Age-related EBV-associated B-cell lymphoproliferative disorders constitute a distinct clinicopathologic group : a study of 96 patients. Clin Cancer Res 2007 ; 13 : 5124-32.
2) Cheson BD, et al. Revised response criteria for malignant lymphoma. J Clin Oncol 2007 ; 25 : 579-86.
3) Peleg AY, et al. Risk factors, clinical characteristics, and outcome of Nocardia infection in organ transplant recipients : a matched case-control study. Clin Infect Dis 2007 ; 44 : 1307-14.
4) Jain M, et al. Cytomegalovirus infection in non-immunosuppressed critically ill patients. J Infect Dev Ctries 2011 ; 5 : 571-9.

Keywords　EBV 関連 B 細胞増殖症，*Nocardia* 感染，CMV 感染，リンパ節腫大，呼吸不全

Self-Assessment Question

Question 1

誤っているものを 1 つ選べ

a. *Nocardia* 感染は真菌感染症である．
b. *Nocardia* 全身感染は HIV 感染に合併する日和見感染症でみられる．
c. *Nocardia* 感染は肺感染症が多いが，全身性播種を呈する場合がある．
d. 全身性（播種性）*Nocardia* 感染症は致死的感染症である．

Question 2

誤っているものを 1 つ選べ

a. サイトメガロウイルス（CMV）感染症は，健常者でもみられる場合がある．
b. 全身性（播種性）CMV 感染症は，免疫不全状態に発生する日和見感染症である．
c. CMV 既感染では抗体ができるため，全身感染症が発症しにくい．
d. CMV 感染の病理診断に免疫染色は有用である．

Self-Assessment Answer

Question 1

Answer　a
Nocardia 感染は真菌感染症である．

　Nocardia は放線菌科に属するグラム陽性大型桿菌である．吸入，皮膚への直接摂取により感染し，最も多いヒト病原菌は *Nocardia asteroides* であり，肺感染症が一般的であるが，血中に移行しやすく全身性（播種性）感染症を起こす場合がある．HIV 感染や，悪性腫瘍などへの化学療法後，臓器移植後などの免疫不全状態で，全身性播種性感染を呈する．全身感染症の予後は不良である．病理組織学的には，肉芽腫性，壊死性肺炎を呈し，病変部には特徴的な大型桿菌を認める．グラム染色で明瞭な陽性所見を呈し，PAS 染色や Grocott 染色で陽性となるため，真菌感染と誤る場合がある．抗酸菌染色で陽性となることから，組織学的に菌種の確定が可能な感染症である．

Question 2

Answer　c
CMV 既感染では抗体ができるため，全身感染症が発症しにくい．

　CMV はヒト感染症を発症するヘルペスウイルス科に属する DNA ウイルスで，直径約 180 nm，230 kbp からなり，ヘルペスウイルス科では最大である．CMV 感染症は CMV の初感染，再感染あるいは再活性化により全身臓器に発症する．CMV は通常，幼少期に不顕性感染し，生涯潜伏感染する．免疫不全状態などにより，再活性化することで感染症状を呈する場合が多い．感染症は，胎児，未熟児，移植患者，HIV 感染などの後天性免疫不全患者，化学療法後などで発症する日和見感染症である．肺，消化管，肝，脾などリンパ組織，副腎，膵，中枢神経など全身臓器に感染症を呈する．両染性を呈する大型核内封入体を呈し，感染細胞の巨大化を呈することで，組織学的に診断可能である．ほかのヘルペスウイルスと異なり，細胞質内にも封入体を形成する特徴がある．免疫染色で感染細胞を同定可能であり，組織診断が重要なウイルス感染症である．

（セルフアセスメント作成：伊藤雅文）

症例 21
生体腎移植後に腹部腫瘤，下血をきたし難治性の経過で死亡した 30 歳代後半男性

【年齢，性】30 歳代後半，男性．
【主　訴】下腹部腫瘤，下血．
【既往歴】ABO 型一致の母親をドナーとした生体腎移植（死亡 6 年前）．
【服薬歴】免疫抑制薬としてタクロリムス，ミコフェノール酸モフェチル，プレドニゾロンの 3 剤併用．
【家族歴】特記事項なし．
【生活歴】機会飲酒，喫煙歴なし．
【その他】海外渡航歴なし，蚊アレルギーなし．
【現病歴】当院入院 13 か月前，下血および腹部腫瘤を自覚し近医を受診した．CT で上行結腸に腫瘤を指摘され，右半結腸切除術を施行された．病理診断は B 細胞性悪性リンパ腫（組織型不明）であった．2 か月後，腹腔内に多発腫瘤として再発し，化学療法を施行されるも治療効果は PD（progressive disease）であった．加療のため当院に転院した．

入院時所見

【バイタルサイン】意識清明．体温 37.4°C．血圧 102/54 mmHg．脈拍 80 bpm・整．
【身体所見】身長 169.5 cm，体重 62 kg．神経学的異常なし．表在リンパ節触知せず．
【血液検査】表 1 に示す．
【腰椎穿刺，骨髄穿刺】リンパ腫の浸潤なし．
【胸腹部CT検査】腹水および右上腹部，膵鉤部尾側，右後腹膜，腸間膜内，膀胱腹側，直腸左側に軟部腫瘤を指摘された．

入院時の臨床鑑別診断とその根拠

【腹腔内腫瘍】腎移植症例の悪性腫瘍発症頻度は，一般人口の数十倍高いことが知られている．わが国の腎移植後悪性腫瘍としては，胃癌や大腸癌，肝癌などの消化器癌が多いことが特徴であり，臨床症状から大腸癌が鑑別にあがる．また，移植後リンパ増殖性疾患（posttransplant lymphoproliferative disorder：PTLD）も成人では節外病変で発生することが多く，重要な鑑別疾患である．本症例は，経過から末梢血 Epstein-Barr ウイルス（EBV）DNA copy 数の上昇や，前医右半結腸切除検体で B 細胞性悪性リンパ腫の組織診断（EBV-encoded small RNA in situ hybridization〈EBER-ISH〉は未検討）が得られており，PTLD が最も考えられる．

表 1　入院時の血液検査

血算	WBC	4,500/μL	
	好中球	65%	
	芽球	（−）	
	異型リンパ球	（−）	
	Hb	8.2 g/dL	
	PLT	14.1×10^4/μL	
凝固系		明らかな異常所見なし	
生化学	Na	141 mEq/L	
	K	4.9 mEq/L	
	BUN	29 mg/dL	
	UA	6.5 mg/dL	
	Cre	1.9 mg/dL	H
	LDH	317 IU/L	H
	CRP	1.5 mg/dL	H
	トランスアミナーゼ	明らかな異常所見なし	
	LDH	明らかな異常所見なし	
	ALP	明らかな異常所見なし	
	γ-GTP	明らかな異常所見なし	
	sIL-2R	2,228 U/mL	H
ウイルス	EBV 抗 VCA IgG	320 倍	
	EBV 抗 VCA IgM	<10 倍	
	EBV 抗 EBNA	80 倍	
	EBV-DNA	2.0×10^4 copy/μgDNA	

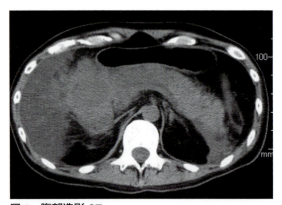

図1　腹部造影CT
膵頭部腫大，主膵管拡張，膵周囲脂肪濃度上昇を認める．

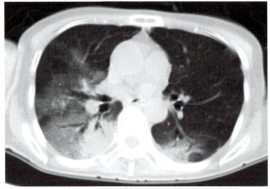

図2　胸部単純CT
右肺優位に下葉背側に air bronchogram（気管支含気徴候）を伴う浸潤影を認める．

入院後経過

　難治性腫瘍に対し，R-CHOP療法に抵抗性の経過からCHASE-Rによるサルベージ化学療法が開始された．治療効果としてはSD（stable disease）であった．当院入院5か月後に急激な上腹部痛を自覚した．悪性リンパ腫による腸閉塞・穿孔や，化学療法中であることから細菌性腸炎，抗癌剤による腸管穿孔なども鑑別となったが，血清アミラーゼ上昇，CTで膵腫大，膵周囲脂肪濃度上昇を指摘され（図1），急性膵炎と判断された．メシル酸ナファモスタット持続投与を開始された．急激な上腹部痛，臨床的に発症の契機としてリンパ腫増悪，浸潤に伴う膵管圧迫による二次性膵炎が考えられたため化学療法が早期再開された．
　化学療法を再開するも骨髄抑制からの回復が遅延し，当院入院6か月後より発熱，低酸素血症をきたし，胸部CTで右下肺浸潤影を指摘された（図2）．化学療法中でもあることから感染症が疑われた．ほかにPTLDの肺浸潤，薬剤性肺障害，抗癌剤の心毒性に伴ううっ血性心不全なども鑑別として考えられた．本症例では腎移植に伴う免疫抑制状態下である点，リツキシマブ併用化学療法による骨髄抑制中であること，サイトメガロウイルス（CMV）抗原血症（C7HRP）が$16/5 \times 10^4$ WBCと陽性であることからCMV肺炎が疑われた．β-D-グルカンの上昇はみられなかったが，骨髄抑制状態であり細菌感染や，真菌との複合感染の可能性も考慮され，ガンシクロビルおよびイミペネム，ミカファンギン投与が開始された．呼吸不全は進行し，入院7か月後に永眠した．

最終臨床診断

① PTLD
② 急性膵炎
③ CMV肺炎

臨床上の問題点

■移植後リンパ増殖性疾患（PTLD）について
　経過，末梢血EBV-DNAのcopy数上昇からPTLDとしたが，組織学的にEBVとの関連は示されるか？

■急性膵炎について
　急性膵炎の成因としてPTLDの浸潤や膵周囲リンパ節腫大による膵管圧迫を疑ったが，組織学的にPTLDの関与が考えられるか？

■肺病変について
　直接死因は呼吸不全で，その原因としてCMV抗原血症陽性であったことからCMV肺炎を想定していたが，組織学的に合致するか？

剖検所見　—死後6時間35分

【胸・腹腔】腹水は暗赤色で1,350 mL，胸水は黄褐色淡明で左400 mL，右400 mLであった．腹腔内リンパ節・縦隔リンパ節，前縦隔，大網，腸間膜に2 cm大の結節を散見した．組織学的には，一部bizarreな核を有する中〜大型のlymphoid cellのびまん性増殖を認めた（図3）．免疫染色でこ

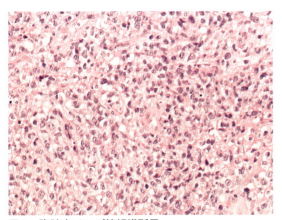

図3　腹腔内リンパ節組織所見
核縁不整な中〜大型 lymphoid cell のびまん性増殖を認める．HE 染色．

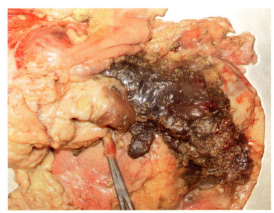

図5　剖検時の腹腔内肉眼所見
膵体部，尾部に暗黒色の融解性壊死性病変を認め，後腹膜に達する脂肪壊死がみられた．

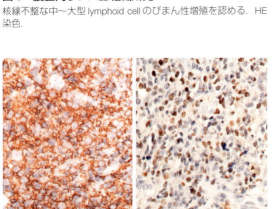

図4　腹腔内リンパ節組織所見
a：CD79a，b：EBER-ISH
EBV 関連の B 細胞性リンパ増殖性疾患で，びまん性大細胞型 B 細胞リンパ腫に相当する組織所見．免疫染色．

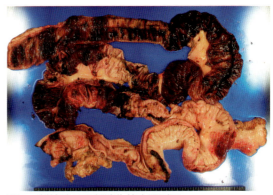

図6　剖検時の下部消化管肉眼所見
空腸から横行結腸に虚血性変化を認めた．

れらの細胞は CD20 陰性，CD79a 陽性（**図 4a**），EBER-ISH で核に陽性所見を認めた（**図 4b**）．
【膵】膵体部，尾部に暗黒色の融解性壊死性病変を認め，後腹膜に達する脂肪壊死を伴っていた（**図 5**）．組織学的には広範な壊死を認め，膵頭部に腫瘍細胞の浸潤を認めた．
【消化管】空腸から横行結腸に虚血性変化を認めた（**図 6**）．組織学的には漿膜下層にリンパ節と同様の腫瘍細胞の浸潤を認めた．虚血性変化を示す回腸血管内には菌糸状真菌塊を認めた．
【肝】重量は 2,310 g．腫瘍細胞のびまん性浸潤を認めた．また，Glisson 鞘の門脈内に菌糸状真菌塊を認めた．
【肺】重量は左 380 g，右 470 g．割面は暗赤色，

うっ血調であった．組織学的には，肺出血とともに，血管内に菌糸状真菌塊を認めた（**図 7 inset**）．また，下肺の浸潤影を示した部分に，軽度の間質肥厚を伴う部位があり，Cowdry type A の核内封入体を含む腫大した核を有する細胞が認められた（**図 8**）．これらの細胞は免疫染色で CMV 抗原陽性であった（**図 8 inset**）．
【移植腎】重量 185 g．組織学的には，糸球体の硬化像を散見し，一部に間質の線維化を認めた．明らかな慢性拒絶反応や BK ウイルスなどのウイルス感染の所見は認めなかった．リンパ節と同様の腫瘍細胞の浸潤を認めた．
【レシピエント腎】機能糸球体の遺残はなく一様に球状硬化を示していた．尿細管の萎縮もびまん性に高度にみられた．

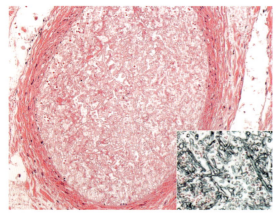

図7 肺出血部分の組織所見
気管支周囲の血管内に Grocott 染色（inset）で黒染する菌糸を多数認めた．HE および Grocott 染色．

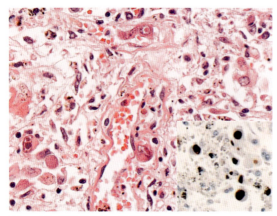

図8 肺下葉浸潤影の組織所見
肺下葉は Cowdry type A の核内封入体を有する腫大した核を有する細胞が認められた．核内封入体を含む細胞は CMV 抗原（pp65）の免疫染色陽性を示す（inset）．HE および pp65 免疫染色．

臨床上の問題点に対する回答

■移植後リンパ増殖性疾患（PTLD）について

　EBV 関連のびまん性大細胞型 B 細胞リンパ腫の像を示しており，monomorphic PTLD として矛盾しない．CD20 は陰性化しており，リツキシマブ併用化学療法に対する難治性経過の一因と考えられた．進展臓器として，縦隔リンパ節，腹腔内リンパ節，腸間膜，十二指腸，回腸，横行結腸，肝，膵，膀胱，移植腎に腫瘍を認めた．

■急性膵炎について

　急性壊死性膵炎の組織像で，膵頭部にリンパ腫の浸潤を認め，これに伴う膵管閉塞が発症の契機となった可能性が考えられた．

■肺病変について

　肺を含む多臓器に血管侵襲型の侵襲性アスペルギルス症を認め，それに伴う肺出血を認めた．また，下肺の浸潤影については CMV 肺炎の所見を認めた．呼吸不全の主たる要因は侵襲性アスペルギルス症に伴う肺出血と考えられた．

剖検診断

1. EBV 関連 monomorphic PTLD（びまん性大細胞型 B 細胞リンパ腫）
   ・生体腎移植後，化学療法後状態
   ・進展臓器：縦隔リンパ節，腹腔内リンパ節，腸間膜，十二指腸，回腸，横行結腸，肝，膵，膀胱，移植腎
2. 血管侵襲性アスペルギルス症
   両肺，肝，回腸
3. CMV 肺炎
   両肺
4. 急性壊死性膵炎
5. 腔水症（左胸水 400 mL，右胸水 400 mL，腹水 1,350 mL）
6. 末期慢性腎不全生体腎移植後状態（IgA 腎症，レシピエント腎）

解説

　本症例は，生体腎移植 5 年後に発症した PTLD で，難治性の経過を経て呼吸不全で永眠した症例である．PTLD の組織型としては，びまん性大細胞型 B 細胞リンパ腫に相当する monomorphic PTLD であった．腎移植後免疫抑制状態に加え，難治性の経過から繰り返す化学療法による遷延性骨髄抑制状態を背景に発症した，侵襲性アスペルギルス症，CMV 肺炎による呼吸不全が主たる死因と判断した（**病態のシェーマ**参照）．

　腎移植患者の悪性腫瘍は腎不全や免疫抑制療法の影響を大きく受けるため，一般人口と内訳が大きく異なる．また，年齢，地域差，人種間差も大きく，注意が必要である．わが国での腎移植後悪性腫瘍では，成人では透析関連腎癌や胃癌，大腸癌，輸血に伴う B 型肝炎ウイルス（HBV）や C

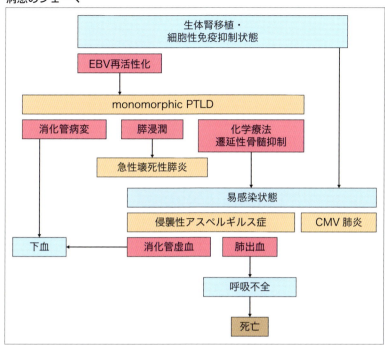

病態のシェーマ

型肝炎ウイルス（HCV）関連肝細胞癌が多いとされている．近年の強力な免疫抑制薬の登場によりPTLDはわが国のみならず世界的に増加傾向にある．

　PTLDは，一般的には臓器移植後に生じることが多いが，同種造血幹細胞移植後でもまれながら生じる．PTLDの頻度は同種骨髄移植全体で1％未満であるが，anti-thymocyteや抗CD3抗体によるT細胞除去を行った移植では12〜24％に達するため，造血幹細胞移植後のPTLDの組織診断では，免疫抑制薬や前処置についての臨床情報を得る努力が必要である．固形臓器移植では，複数内臓移植13〜33％，小腸移植7〜11％，心臓・肺移植9.4％，肺移植1.8〜7.9％，心臓3.4％，肝移植2.2％，腎移植1％と免疫抑制の強度の順に発生頻度が高い[1,2]．

　PTLDの症状は発熱，リンパ節腫大，肝脾腫，下痢・下血などである．小児例では節性病変が多く，成人例では節外臓器病変が主となる．末梢血，骨髄に異型リンパ球，M蛋白が検出されることもある．臨床症状は非特異的なものが多く，特に深部臓器病変は見逃されやすいため臨床診断は必ずしも容易でない．

　多くの症例でEBV感染が証明され，リンパ腫発生に重要な役割を果たしていると考えられている．移植後のウイルス特異的抗体産生不良や，感染症予防のために用いられるγグロブリンなどのため，EBV関連抗体価の測定による血清学的診断は役に立たないことが多い．PTLD発症時には，末梢血単核球中のEBV-DNAが指数関数的に増加するため，定量的PCR法によるEBV-DNAの測定がハイリスク症例での前方視的モニタリングに有用である[3]．ハイリスク症例として重要なものは，移植時EBV seronegative（血清反応陰性）であることで，PTLDが若年例に多いこととも関連する．しかし，EBV陰性のPTLDも約1/3の症例にみられ，その場合のリンパ腫発生にかかわる機序は明らかではない．

　PTLDの確定診断は病理組織学的に行われる．疾患スペクトルとして反応性病変，境界領域病変，およびリンパ腫を包括する概念（**表2**）で，大部分がB細胞性であるが，T/NK細胞性リンパ増殖性疾患（LPD）もまれながら存在する[2]．monomorphic PTLDは通常のリンパ腫分類に基づ

表2 移植後リンパ増殖性疾患（PTLD）の病理分類

分類	組織像 基本構造の消失	組織像 所見	EBV	抗原受容体遺伝子再構成
early lesions（早期病変）：plasmacytic hyperplasia（形質細胞性過形成）・infectious mononucleosis-like PTLD（伝染性単核球症様 PTLD）	なし	小リンパ球 形質細胞 ±免疫芽球 ±過形成性胚中心	しばしば陽性	多くはポリクローナル[*1]
polymorphic PTLD（多形性 PTLD）	あり	地図状壊死 多彩な細胞成分を背景に少数の bizarre cell[*2]	しばしば陽性	多くはモノクローナル
monomorphic PTLD（単形性 PLTD）	あり	intermediate〜high grade NHL の組織像	さまざま	モノクローナル[*3]
classical HL type PTLD（古典的 Hodgkin リンパ腫型 PTLD）	あり	古典的 HL の組織像	陽性	多くの場合ポリクローナル

[*1] マイナークローンが証明されることがある．
[*2] Hodgkin-Reed Sternberg 細胞様の細胞が出現することがある．
[*3] T, B バイクローナルが証明されることがある．
PTLD：posttransplant lymphoproliferative disorder, HL：Hodgkin リンパ腫, NHL：非 Hodgkin リンパ腫, EBV：Epstein-Barr ウイルス

いて分類されるが，濾胞性リンパ腫や MALT リンパ腫などの低悪性度リンパ腫は PTLD とは見なさない．移植臓器に発生することもまれではなく，腎移植でも拒絶，BK ウイルスなど感染症とともに PTLD は graft loss の要因として注意が必要で，T 細胞性 PTLD と細胞性拒絶反応との組織学的鑑別が時に問題となる．

PTLD の初期段階では，免疫抑制薬の減量により退縮が期待できる．しかし，拒絶や移植片対宿主病（graft-versus-host disease：GVHD）発症・増悪が懸念されるため，免疫抑制薬の減量が困難なことも多い．抗ウイルス薬の有効性は証明されていない．また，化学療法に対する抵抗性をもつことが多い．近年，ヒト型の CD20 モノクローナル抗体であるリツキシマブが EBV 関連 PTLD に用いられ，その有用性が認められている．しかし，本症例のように低ガンマグロブリン血症によるウイルス再活性化や，CD20 陰性化による再発難治性 PTLD が問題となる．

（本間圭一郎，和田直樹，森井英一）

文献

1) Preiksaitis JK. New developments in the diagnosis and management of posttransplantation lymphoproliferative disorders in solid organ transplant recipients. Clin Infect Dis 2004；39：1016-23.
2) Swerdlow SH, et al. WHO Classification of Tumours of Haematopoietic and Lymphoid Tissues. 4th ed. Lyon：International Agency for Research on Cancer（IARC）；2008.
3) Riddler SA, et al. Increased levels of circulating Epstein-Barr virus（EBV）-infected lymphocytes and decreased EBV nuclear antigen antibody responses are associated with the development of posttransplant lymphoproliferative disease in solid-organ transplant recipients. Blood 1994；84：972-84.

Keywords 移植後リンパ増殖性疾患，急性膵炎，サイトメガロウイルス肺炎，下血，呼吸不全

Question 1

誤っているものを1つ選べ

a. 抗CD20抗体リツキシマブの導入によりB細胞性移植後リンパ増殖性疾患の治療成績の改善が得られている．
b. HBVキャリアのB細胞性リンパ腫症例でリツキシマブを使用する際，HBs抗原が陰性化していれば非キャリアと同様の対応でよい．
c. リツキシマブ併用CHOP療法後に高度の貧血を認めた場合，パルボウイルスB19（エリスロウイルスB19）のDNA検査を行う．
d. リツキシマブは通常の抗癌剤と異なり骨髄抑制を起こしにくいが，晩期の好中球減少に注意する必要がある．

Question 2

移植後リンパ増殖性疾患（PTLD）について正しいものを選べ

a. 固形臓器移植後のPTLD発生リスクとしてレシピエントの低年齢，OKT3の使用，移植前のEBV抗体陽性があげられる．
b. EBVの潜伏感染様式としてLatency type 0～type IIIの4型が知られており，PTLDの場合，Latency type IIが一般的である．
c. PTLDは主に組織診断によってなされ，EBV感染細胞の証明はEBERs発現細胞を *in-situ* hybridization (ISH)法で検出するEBER-ISHで行う．
d. 健常人の末梢血中EBV-DNAはほぼ10^2 copies/μg DNA以下であり，移植後にこの数値以上の高ウイルス血症を認めればPTLDと診断できる．

Question 1

Answer　b

HBV キャリアの B 細胞性リンパ腫症例でリツキシマブを使用する際，HBs 抗原が陰性化していれば非キャリアと同様の対応でよい．

　リツキシマブは移植後リンパ増殖性疾患を含む B 細胞性リンパ腫に対する有効性が確立しており，広く用いられている．また，移植医療においても ABO 血液型不適合移植や HLA 抗体陽性例の前処置や，抗体関連拒絶反応の治療にも用いられる．その一方，高度に液性免疫が抑制されることによるウイルスの再活性化が問題となる．サイトメガロウイルス，水痘・帯状疱疹ウイルス，パルボウイルス B19（エリスロウイルス B19）による赤芽球癆などが知られているが，特に注意が必要となるのが HBV ウイルスの再活性化である．既往感染例の再活性化は通常の B 型肝炎と異なり，高率に劇症化し致死率が高いため，HBV キャリアに対するリツキシマブ使用においては，HBV 再活性化への対処が必要となる．HBs 抗原陰性例であっても，HBc 抗体あるいは HBs 抗体陽性例は HBV-DNA のモニタリングが必要となる．また，リツキシマブ投与後に遅発性に発症する好中球減少症（late onset neutropenia）が知られており，抗癌剤を併用しない腎移植における使用例でも注意が必要である．発症機序として，リツキシマブにより枯渇した B 細胞プールの回復の際，好中球やその前駆細胞に対する自己抗体産生クローンが出現することが推測されている．

Question 2

Answer　c

PTLD は主に組織診断によってなされ，EBV 感染細胞の証明は EBERs 発現細胞を in-situ hybridization (ISH) 法で検出する EBER-ISH で行う．

　EBV 感染細胞は細胞傷害性 T 細胞 (CTL) や NK 細胞によって排除されるため，細胞性免疫抑制下では EBV 感染細胞が排除されず，増殖，臓器浸潤する免疫不全関連リンパ増殖性疾患をきたすようになる．PTLD 発症のリスクとして，細胞性免疫を高度に抑制する OKT3 の使用，EBV 未感染の可能性の高い低年齢，EBV 抗体陰性例が知られている．EBV は潜伏感染する細胞の状態に応じてウイルス遺伝子の発現パターンを変化させる．潜伏感染様式として Latency type 0〜type III の 4 つの型に分類される．Latency type 0 は健常人のメモリー B 細胞に感染しているときにみられる型で，EBERs のみ発現している．EBERs は non-coding RNA ですべての潜伏感染の型に発現がみられる．Latency type I は endemic type の Burkitt lymphoma にみられる型で，EBERs に加え，BARTs と EBNA-1 が発現している．Latency type II はさらに LMP-1, LMP-2A, LMP-2B の発現がみられ，Hodgkin lymphoma や lymphoepithelial carinoma にみられる型である．Latency type III は PTLD に代表される型で，EBNA-2, 3A, 3B, 3C, LP などのすべての潜伏関連遺伝子の発現がみられる．EBNA-2 は感染 B 細胞の細胞増殖，不死化に強く関与するが，免疫原性が強く CTL の標的となるため，その発現は免疫不全状態（移植後や AIDS 患者など）に限られる．PTLD の臨床診断は困難で，診断確定は病理組織学的になされる．EBERs はすべての潜伏感染様式で発現している唯一の遺伝子であり，EBER-ISH は EBV 感染細胞の検出において，感度，特異度ともに優れた方法で PTLD 診断におけるゴールデンスタンダードとなっている．PTLD 発症時には末梢血単核細胞中や血清の EBV-DNA が指数関数的に増加するため，定量 PCR によるモニタリングがハイリスク症例の PTLD の早期診断に有用となる．しかし移植後症例は PTLD 非発症例でも EBV 再活性化による持続的高 EBV DNA 血症がみられることがある．こうした高 EBV DNA 血症が将来の PTLD 発症の予測因子となるかは議論のあるところである．このためワンポイントの EBV DNA 高値で PTLD と診断するのではなく，モニタリングによる変動をみることが重要である．

（セルフアセスメント作成：本間圭一郎）

症例 22

原因不明の発熱と汎血球減少症を呈した高齢男性

【年齢, 性】70歳代後半, 男性.
【主 訴】発熱.
【既往歴】高血圧症, 胸腺腫摘出術（60歳時）.
【服薬歴】エチゾラム, ファモチジン, テルミサルタン, トリクロルメチアジド. 近々の服薬内容の変更なし.
【家族歴】特記事項なし.
【その他】飲酒・喫煙歴なし. 海外渡航歴なし.
【現病歴】当院受診2か月前から特に誘因なく38℃台の発熱あり. 近医を受診して血液検査を施行され, 貧血と血清LDH, フェリチン高値が指摘された. また, 腹部超音波で脾腫が認められ, 発熱の原因検索として上下部消化管内視鏡検査, ガリウムシンチグラフィ検査を実施したが, いずれも異常所見を認めなかった. 頸部から骨盤までの造影CT検査では脾梗塞を認めた. 骨髄穿刺検査で血球貪食像を認めた. プレドニゾロンが開始されたが, 近医での対応が困難なために当院血液内科に転院となった.

入院時所見

【バイタルサイン】意識レベルJCS 0. 体温36.6℃. 血圧103/59 mmHg. 脈拍70 bpm. SpO₂ 97%（室内気）. 呼吸数12/分.
【身体所見】中肉中背. 頭頸部に明らかな異常なし. 胸部聴診上, 呼吸音清で複雑音なし. 心音異常なし. 腹部は平坦・軟で腸蠕動音亢進減弱なし. 肝脾触知しない. 四肢に皮疹や紫斑なし. 浮腫なし.
【血液検査】表1に示す.
【骨髄検査】軽度の低形成性骨髄で, 顆粒球と赤芽球の比はほぼ1：1である. 巨核球は少数みられる. 組織球による血球貪食像を認める（図1）. 小型で異型のないリンパ球を少数認め, 免疫染色でCD8陽性細胞, CD20陽性細胞, CD56陽性細胞がいずれも少数みられるが, 悪性リンパ腫の浸潤を疑う所見はない.

表1 入院時の血液検査

血算	WBC	6,200/μL	生化学	AST	49 IU/L	H	免疫	IgG	2,172 mg/dL	H
	好中球	67.1%		ALT	47 IU/L	H		IgA	347 mg/dL	
	リンパ球	20.1%		LDH	534 IU/L	H		IgM	33 mg/dL	
	単球	12.4% H		γ-GTP	43 IU/L			可溶性IL-2R	5,100 U/mL	H
	好酸球	0.2% L		TP	6.8 g/dL		感染症	プロカルシトニン	0.23 ng/mL	H
	RBC	365×10⁴/μL		Alb	2.7 g/dL	L	尿検査	pH	6.0	
	Hb	9.7 g/dL L		BUN	20.6 mg/dL	H		比重	1.018	
	MCV	78.4 fL		Cre	1.15 mg/dL			蛋白	(±)	
	PLT	10.4×10⁴/μL		Na	130 mEq/L	L		糖	(−)	
凝固系	PT-INR	1.23		K	4.3 mEq/L			ケトン体	(−)	
	APTT	31.3秒		Cl	97 mEq/L	L		潜血	(−)	
	Fbg	498.4 mg/dL		Ca	8.5 mg/dL			細菌	(−)	
	FDP	9.2 μg/mL		IP	3.4 mg/dL			WBC	1〜4/HPF	
	D-dimer	0.0 μg/mL		CRP	5.579 mg/dL	H		RBC	5〜9/HPF	
生化学	CK	26 IU/L		Glu	166 mg/dL	H				
	T-Bil	0.6 mg/dL		HbA1c	5.9%（NGSP）					

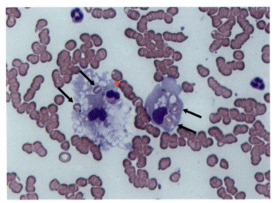

図1　骨髄塗抹像
組織球による赤血球貪食像（→）や好中球貪食像（▶）がみられる．

表2　追加検査

喀痰・血液・尿・髄液培養	陰性
抗酸菌	培養陰性
	ツベルクリン反応陰性
	T-SPOT 陰性
EBV	EBV-IgG 80
	EBV-IgM 10 未満
	EBV-EBNA 80
HHV6	IgM 陰性
CMV	IgM：陰性
	IgG：陽性
HIV1/2	陰性
抗核抗体	40 未満
経胸壁心エコー	疣贅なし

表3　血球貪食症候群（HPS）の診断基準

以下（A）（B）の1もしくは2項目を満たす
（A）HPSを示唆する遺伝子異常を有する
（B）下記8項目のうち，5項目以上が陽性である
1．発熱（38.5℃以上）
2．脾腫
3．2血球系統以上にみられる血球減少 　　（Hb 9.0 g/dL 未満，血小板 10万/μL 未満，好中球 1,000/ 　　μL 未満）
4．高トリグセリド（TG）血症または低フィブリノゲン（Fbg） 　　血症（空腹時 TG 265 mg/dL 以上，Fbg 150 mg/dL 未満）
5．NK活性低値または欠損
6．血清フェリチン高値（500 ng/mL 以上）
7．可溶性 IL-2 レセプター高値（2,400 U/mL 以上）
8．骨髄，リンパ節，脾臓に血球貪食像あり（悪性所見なし）

＊文献2）をもとに筆者作成

【骨髄染色体検査】G-band 法で t(2;3)(p12;q27)，t(3;14)(q27;q32) などを含む複雑型の染色体異常あり．FISH 法で BCL6 転座が 100 細胞中 4.0% 陽性．

入院時の臨床鑑別診断とその根拠

【血球貪食症候群（hemophagocytic syndrome：HPS）】原因不明の発熱，血清フェリチン，LDH高値，脾腫，骨髄検査の結果から HPS との診断となった．HPS の原因として EB ウイルス，サイトメガロウイルス，ヘルペスウイルス，HIV をはじめとしたウイルス感染症および腫瘍の検索を行ったが，原因を特定できなかった（表1～3）．一方で，骨髄の染色体検査では，悪性リンパ腫をはじめとした血液悪性腫瘍を疑わせる結果を認めた．画像上は同定できなかったが，何らかの血液悪性腫瘍が潜在している可能性は否定しきれなかった．

【脾梗塞，脾腫】前医での胸腹部造影 CT 検査にて脾梗塞所見を認めていた．その原因として細菌感染症（敗血症）の可能性を強く疑い，繰り返し血液培養したが，陰性であった．また，感染性心内膜炎も鑑別にあげ，心臓超音波検査を施行したが，有意な所見なし，血栓性の脾梗塞の可能性はホルター心電図で不整脈を認めず除外された．15 cm 大の脾腫もあり，脾が増大する過程での梗塞発症と考えた．

入院後経過

特発性 HPS の診断のもとに免疫抑制療法（デキサメタゾン，シクロスポリン）を開始した．シクロスポリン内服後に腎機能障害が出現したため，内服5日目で中止した．デキサメタゾンは2週間内服後減量したが，血球減少の改善乏しく，フェリチンも持続高値を認め，治療抵抗性と判断した．入院16日目にエトポシド（VP-16）を投与したが，その後も血球数は改善せず，白血球低値の状態が続き VP-16 による骨髄抑制と考えた．顆粒球コロニー刺激因子（G-CSF）製剤投与を行うも改善なく，入院17日目に発熱性好中球減少症を発症したため抗菌薬セフェピム投与を開始した．その時点での血液培養は陰性で，比較的速やかに解熱して全身状態は安定していたが血球数は改善なく低値が持続した．入院26日目に再度発熱を認め，この際に採取した血液培養でメチシリン耐性黄色ブドウ球菌（MRSA）を検出した．さ

らに入院30日目にクロストリジウム関連腸炎を発症し，バンコマイシン散の内服加療を開始したが，血球数の改善がみられないまま徐々に全身状態が悪化．播種性血管内凝固症候群（disseminated intravascular coagulation：DIC）および，多臓器不全となり入院34日目永眠となった．

最終臨床診断

① 特発性 HPS
② MRSA 敗血症，敗血症性ショック
③ 多臓器不全
④ DIC

臨床上の問題点

■HPS の原因について

　成人の HPS は一般的に悪性腫瘍，感染症などが原因となって発症する[1]．治療は VP-16 をはじめとした免疫抑制療法が推奨されているが[2]，原疾患の治療が重要である．本症例では血清学的検査や，繰り返す血液培養，画像検査，肝生検，骨髄生検などの侵襲的検査を行ったが原因特定に至らなかった．しかし，原因不明の HPS はきわめてまれであり，骨髄検査で染色体異常を指摘されたことから，背景に何らかの血液悪性疾患が隠れていた可能性はないか？

■化学療法の選択について

　特発性 HPS と診断し，デキサメタゾン，シクロスポリン，VP-16 による治療を行ったが，VP-16 投与後急激に血球減少が進行した．その後，感染症を併発し致死的となったが，HPS の病態が悪化したのか，それとも化学療法による有害事象として血球減少が起こったのか？

剖検所見—死後 13 時間

【骨髄】赤色が減じ，細胞密度が低い肉眼像を呈した（図2）．顕微鏡的には組織球（マクロファージ）のびまん性増生で占められ，顆粒球や赤芽球の幼若球はほとんど認められなかった．組織球は形態的に成熟しており，細胞質は豊富で明るく，核は小型類円形で，N/C 比は低い．核クロマチンは凝集し，核小体は目立たない（図3a，4）．組織球による血球貪食像が多数認められた．貪食された血球で最も目立つのは赤血球で，血小板，顆粒球，リンパ球などの貪食像もみられた．種々の大きさの空胞を有する組織球もみられた．組織

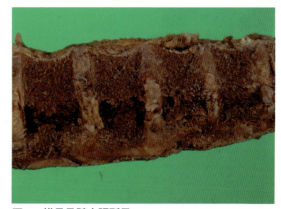

図2　椎骨骨髄肉眼所見
細胞密度が低く赤色が減じている．

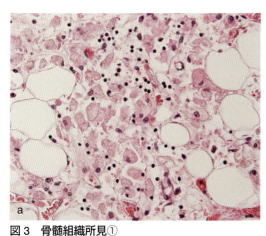

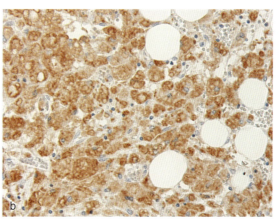

図3　骨髄組織所見①
組織球が占拠している（a）．組織球は CD68 陽性である（b）．

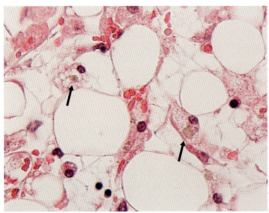

図4 骨髄組織所見②
3系統の造血細胞は著減し組織球が増加している．組織球による赤血球の貪食像がみられる（→）．

球は免疫組織学的にはCD68陽性（**図3b**），リゾチーム陽性であった．ランゲルハンス組織球症との鑑別を要したがS100は陰性であった．
【リンパ節，脾，肝】全身のリンパ節腫脹がみられたが，リンパ濾胞はむしろ萎縮し，洞には骨髄と同様の成熟した大型の組織球が増生し，血球貪食像が認められた．CD68陽性である．脾は310gと腫大し，一部に梗塞がみられた．白脾髄は萎縮し，赤色髄が拡大している．脾洞には脾線維が減少し，CD68陽性組織球が増生し，血球貪食像がみられた．肝では類洞に同様の組織球が散見された．
【肺】左640g，右910g．うっ血が認められ，高度の好中球浸潤による化膿巣が両肺全葉に散見された．グラム陽性球菌（＋）．

臨床上の問題点に対する回答

■HPSの原因について
脾や骨髄を含め全身に悪性リンパ腫を疑う所見は認められず，ほかにHPSの原因となる所見は認めなかった．EBウイルス，サイトメガロウイルス，ヘルペスウイルス，HIVなどの感染は病理学的に証明されなかった．骨髄でのEBER in situ hybridizationは陰性であった．最終的にHPSの原因を特定できず，原発性とみなされた．

■化学療法の選択について
VP-16投与時に血球減少が進行したが，薬剤の副作用による骨髄抑制ではなく，HPSの進行に伴う組織球の増生と血球貪食による造血細胞の消失と考えられる．

剖検診断

1. 原発性HPS
   骨髄，脾，リンパ節，肝の組織球の増生と血球貪食像
   ＋著明な低形成性骨髄
   ＋脾腫（310g）
   ＋全身のリンパ節腫大
2. 肺化膿症（640g：910g）
   ＋心外膜炎
   ＋敗血症
3. 出血傾向
4. 腔水症（胸水1,000mL/600mL，腹水1,400mL，心囊水50mL）
5. 脾梗塞
6. 腎混濁腫脹（176g：160g）
7. 胸腺腫術後18年

解説

HPSは，骨髄やリンパ節など網内系における組織球（マクロファージ）による血球貪食を特徴とする症候群である[1]．一次性（原発性）と二次性（反応性）に大別され，一次性HPSは小児に発症し，家族性，Chédiak-Higashi症候群，Griscelli症候群などが知られている．一方，成人に発症するHPSは，感染症，悪性腫瘍，自己免疫疾患などを基礎疾患として発症することが多い．HPSの診断が得られれば，基礎疾患の特定を行うことが重要であるが，特定困難な症例もまれにみられる．本症例は，骨髄の染色体検査でBCL6転座が陽性であったが，他部位を含めて悪性リンパ腫を疑わせる所見がなかったことや，陽性率が低かったことから偽陽性と判断した．FISH法では陽性率が低い場合には偽陽性のことがあり，注意を要する．また，G-bandで認められた染色体異常からは，背景に骨髄異形成症候群を有していた可能性を示唆するが，経過中の所見からは憶測の域を出ない．以上から基礎疾患の同定には至らなかった．HPSの治療方法について定まったものはないが，化学療法や免疫抑制療法が推奨され

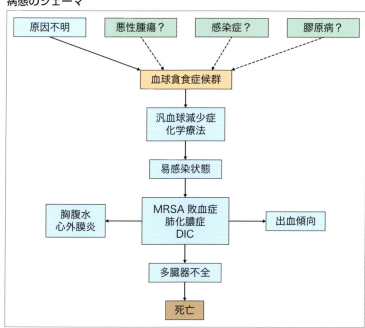

病態のシェーマ

ている[3]．ウイルス関連 HPS は予後良好なものが多く，自然軽快する例もある．しかし，リンパ腫関連 HPS は予後不良で，早期に強力な化学療法を開始する必要がある．

本症例は，HPS に対して標準的治療を行うもコントロール不良であり，易感染性の状態に MRSA 敗血症を併発し多臓器不全に至った一例である．急激な経過で汎血球減少の増悪を認めたが，VP-16 による骨髄抑制か HPS の進行によるものなのかの鑑別が治療経過で判然としなかった．そのため，追加化学療法を施行できなかった．しかし剖検の結果，高度の HPS であったことを考慮すると，経過中に頻回に骨髄検査を施行して病勢を把握し，仮に汎血球減少の改善がなくてもより積極的に HPS の治療をする選択肢もあったと反省させられた．

剖検での骨髄などへの組織球の広がりから，組織球肉腫やランゲルハンス細胞組織球症も剖検後の鑑別にあがった．組織球肉腫は，全身性・進行性で，かつ急激な経過を示す疾患で，網内系組織内に異型を有する組織球が増殖する疾患である．近年，その免疫学的・遺伝学的研究によって悪性リンパ腫との異同が問題となっている．本症例は，増生する組織球に異型を認めず，また CD68 や S100 などの免疫組織学的結果からもランゲルハンス組織球症，組織球肉腫，悪性リンパ腫は否定された．

本症例は，胸腺腫術後 18 年経過している．胸腺腫術後に時として軽度の免疫抑制状態の報告（Good 症候群）をみるが，本症例でもそれが HPS の誘因となった可能性は否定できない．しかし，本症例での免疫抑制状態は証明できなかった．また，可能性は低いものの，薬剤による HPS の可能性も完全には除外できなかった．本症例は最終的に特発性 HPS との診断になった．しかし，当初，特発性 HPS と診断されても，治療経過で悪性リンパ腫が明らかになってくる症例もあり，病態については不明なことが多い疾患群である．

（角谷拓哉，玉井洋太郎，田中江里，手島伸一）

文献

1) Ramos-Casals M, et al. Adult haemophagocytic syndrome. Lancet 2014；383：1503-16.
2) Henter JI, et al. HLH-2004：Diagnostic and therapeutic guidelines for hemophagocytic lymphohistiocytosis. Pediatr Blood Cancer 2007；48：124-31.
3) Tsuda H. Hemophagocytic syndrome（HPS）in children and adults. Int J Hematol 1997；65：215-26.

Keywords 不明熱，汎血球減少，血球貪食症候群，脾腫

Self-Assessment Question

Question 1

誤っているものを1つ選べ

a. 血球貪食症候群(HPS)では，汎血球減少に加えて凝固異常や肝機能障害を伴うことがある．
b. HPSでみられる貧血は，通常，正球性貧血である．
c. HPSでは，血清フェリチンは正常のことが多い．
d. 骨髄癌腫症では，汎血球減少を呈することがある．

Question 2

誤っているものを1つ選べ

a. HPSの三大基礎疾患として，感染症，悪性リンパ腫，内分泌疾患がある．
b. 感染症に続発するHPSは，EBウイルスなどによるウイルス関連HPSの頻度が高い．
c. 悪性腫瘍関連HPSの大部分は悪性リンパ腫である．
d. リンパ腫関連HPSの臨床的特徴として表在リンパ節が腫れるといった節性病変に乏しく，診断が困難な例が多い．

Self-Assessment Answer

Question 1

Answer　c
HPSでは，血清フェリチンは正常のことが多い．

　汎血球減少をきたす疾患には，再生不良性貧血，骨髄異形成症候群，白血病，骨髄癌腫症，全身性エリテマトーデス，重症感染症などが知られている．HPSは，骨髄をはじめとした網内系での組織球やマクロファージによる血球貪食を特徴とする疾患であり，発熱，リンパ節腫脹，肝脾腫，汎血球減少，凝固異常，肝機能障害，高LDH血症，高フェリチン血症などを呈する．

Question 2

Answer　a
HPSの三大基礎疾患として，感染症，悪性リンパ腫，内分泌疾患がある．

　HPSは，原発性と基礎疾患に起因して発症する二次性HPSに分類される．成人に発症する場合には二次性であり，感染症，悪性リンパ腫，自己免疫疾患が三大基礎疾患である．わが国では，感染症に続発するHPSの半数以上がEBウイルス関連である．自己免疫疾患を基礎疾患としたHPSでは，全身性エリテマトーデスや成人Still病をはじめ，多くの自己免疫疾患またはリウマチ性疾患に続発することが知られている．悪性腫瘍に発症するHPSのほとんどが悪性リンパ腫で，T細胞，NK細胞およびB細胞のいずれの病型においても生じる．臨床的に節外病変を形成し，診断が困難な例が多い．

（セルフアセスメント作成：玉井洋太郎）

症例 23

急速増大を示した両肺多発結節影を Ai-CT で認めた肺癌術後患者

【年齢，性】70 歳代後半，女性．
【主　訴】呼吸困難．
【既往歴】右上葉肺癌，2 型糖尿病（インスリン使用），脂質異常症，胆嚢摘出術（胆嚢結石）．
【服薬歴】ウルソデオキシコール酸，フェノフィブラート，エチゾラム，ポラプレジンク．
【現病歴】入院の約 3 年前に右肺腺癌の診断にて上葉切除を施行されたが，約 1 年前には癌性胸膜炎として再発し，ゲフィチニブ内服が開始された．その後，多量に胸水が貯留するため，タルクにて胸膜癒着術が施行された．胸水量のコントロール不良による呼吸困難が出現したため化学療法（アファチニブ）が開始された．しかし，副作用と思われる下痢や口内炎の出現により化学療法は中断された．化学療法中断後に下痢や口内炎は改善したが，頭痛や腰背部痛（座位で増悪し臥位では改善），悪心が出現した．頭部造影 MRI や胸腹部単純 CT，血液検査ではそれらの原因が特定できず，精査・加療目的にて入院となった．

入院時所見

【バイタルサイン】意識レベル清明．血圧 117/91 mmHg．心拍数 105 bpm．体温 35.6℃．SpO$_2$ 96％．
【身体所見】呼吸音：右減弱，左異常なし．腹部：平坦，圧痛なし．腸雑音正常．
【血液検査】表 1 に示す．
【胸腹部・骨盤部 CT 検査】右上葉切除部に胸水貯留（胸水量は入院前より増減なし），肺野に新規病変はなく，間質性肺炎を疑う像もない（図 1a）．肋骨，胸椎および腰椎に骨転移なし．
【頭部 MRI 検査】脳転移なし．

入院時の臨床鑑別診断とその根拠

【呼吸困難】胸水貯留が呼吸困難の原因と判断された．腫瘍マーカーの上昇から肺癌の再発が，KL-6 値の上昇から化学療法の副作用である間質性肺炎も鑑別にあがったが，入院時の胸部 CT 画像では肺野に明らかな病変を確認できなかった．
【頭痛，後頸部痛，腰背部痛】骨転移や脳転移，癌性髄膜炎が鑑別にあがったものの，入院時頭部造影 MRI や胸腹部 CT 画像では，脳や骨をはじめとして他臓器への転移は認められなかった．頭痛や腰背部痛の原因として，癌性髄膜炎の可能性を否定できず，腰椎穿刺や脊髄造影 MRI，骨シンチなどの精査が必要と考えられた．

脊髄造影 MRI にて髄膜の造影効果を認めた．

表 1　入院時の血液検査

血算	WBC	5,890/μL	
	RBC	508×10^4/μL	H
	Hb	14.7 g/dL	
	Ht	43.3%	
	PLT	31.8×10^4/μL	
生化学	CRP	0.18 mg/dL	
	TP	6.9 g/dL	
	Alb	4.4 g/dL	
	AST	21 IU/L	
	ALT	10 IU/L	
	ALP	193 IU/L	
	LDH	232 IU/L	H
	T-Bil	0.6 mg/dL	
	BUN	23.3 mg/dL	H
	Cre	0.4 mg/dL	L
	AMY	61 IU/L	
	CK	59 IU/L	
	UA	3.5 mg/dL	
	Na	135 mEq/L	L
	K	4.2 mEq/L	
	Cl	94 mEq/L	L
	Ca	10.0 mg/dL	
	HbA1c	6.5% (NGSP)	H
腫瘍・線維化マーカー	CEA	85.6 ng/mL	H
	KL-6	1,279 U/mL	H
凝固系	PT	12.0 秒	
	PT-INR	1.0	
	APTT	26.4 秒	

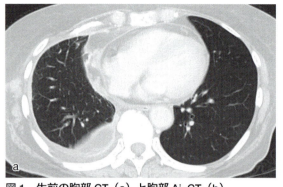
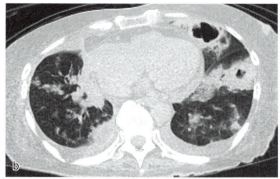

図1 生前の胸部CT（a）と胸部Ai-CT（b）
a：生前の胸部CT画像では胸水貯留を認めるが，肺野に結節性病変を認めなかった．
b：胸部Ai-CT画像では多発結節影を認め，一部に空洞形成もみられた．

また，腰椎穿刺による髄液細胞診では腺癌細胞を認めたことから，癌性髄膜炎と診断した．

入院後経過

癌性髄膜炎に対してデキサメタゾン，オピオイドなどによる鎮痛を試みたが，効果は乏しかった．このため，髄液への移行性を考慮してエルロチニブの内服を開始したが，髄膜炎所見の改善は認められず，全身状態は急速に悪化し，入院後1か月で死亡した．

Ai-CT（autopsy imaging-CT）では，多発する大小不同の斑状影を両肺に認めた（**図1b**）．

最終臨床診断

①右上葉肺癌術後
②癌性髄膜炎（髄膜癌腫症）
③2型糖尿病

臨床上の問題点

■肺の多発結節影について

肺の多発結節影の鑑別診断を**表2**に示す．本症例は肺癌患者であったことから，Ai-CTで認めた多発する斑状影を肺癌転移巣と判断した．この場合，転移巣が入院後わずか1か月の間に急速に増大したことになるため，肺の感染症の合併も考慮された．肺の多発結節影を肺癌転移巣とした判断が妥当であったのか．

■肺癌の広がりと病変の状態について

癌性髄膜炎と診断したが，実際の肺癌の広がりと病変の状態はどの程度か．

表2 多発肺結節影の鑑別診断

悪性病変		転移性悪性腫瘍
		リンパ腫
		Kaposi肉腫
良性病変	感染症	膿瘍
		敗血性塞栓
		真菌感染症
		寄生虫症
		抗酸菌感染症
	非感染症	多発血管炎性肉芽腫症
		肺動静脈奇形
		塵肺

剖検所見―死後8時間

【肺】 上葉切除後の右肺重量は375g．胸膜癒着術後のため全面が胸壁，横隔膜，心外膜と強固に癒着しており，特に臓側胸膜の肥厚が目立った．割面では，中葉に存在する最大径5cm大の壊死を伴う結節をはじめとして，散在性に1～3cm大の白色結節を多数認めた（**図2**）．白色結節の組織像は，多量のグラム陽性球菌感染を伴う化膿性炎症巣であった．中葉の結節には膿瘍形成がみられた（**図3**）．

左肺重量は570g．左胸腔には100mLの黄色透明の胸水が貯留していた．割面では舌区に最大径3cm大の空洞を伴う結節を認めた．また，左肺全体に直径1～3cm大の白色結節が散見された．一部の結節の周囲には出血がみられた（**図4**）．空洞形成を示す結節内にはアスペルギルスと考えられる真菌菌糸が多量に増殖し，血管侵入像もみられた（**図5**）．空洞周囲では，グラム陽性球菌感染を伴う肺膿性肺炎像を認めた．空洞形成のみられない左上葉結節では，真菌菌糸の増

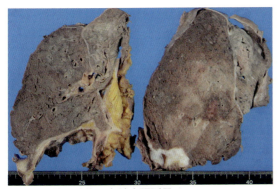

図2 上葉切除後の右肺肉眼所見
胸膜癒着術後のため肺全体が胸壁，横隔膜，心外膜と強固に癒着していた．散在性に1〜3cm大の白色結節を多数認めた．

殖と血管侵入のため，出血性梗塞を起こしていた．結節部分ではない左上葉肺でも肺胞内に壊死物や好中球が充満し，多数のアスペルギルス菌糸とシュウ酸カルシウムの沈着を認めた．菌糸の多くは肺胞腔にとどまっていたが，わずかに細気管支壁へ侵入する像もみられた（**図6**）．左肺下葉の出血を伴う結節は，右肺の結節と同様にグラム陽性球菌感染を伴う化膿性炎症巣であったが，アスペルギルス菌糸がごく少数混在する結節もあった（**図7**）．

【胸膜，横隔膜】肥厚した臓側胸膜や葉間胸膜に腺

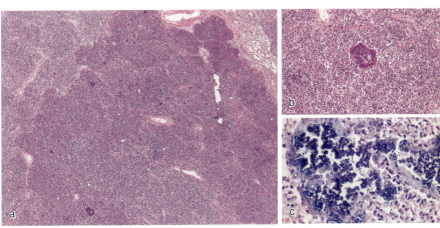

図3 白色結節の組織所見
グラム陽性球菌感染を伴う化膿性肺胞性肺炎．
a：化膿性肺胞性肺炎の弱拡大像．HE染色．
b：化膿性肺胞性肺炎の強拡大像．細菌塊を認めた．HE染色．
c：細菌塊はグラム陽性球菌であった．グラム染色．

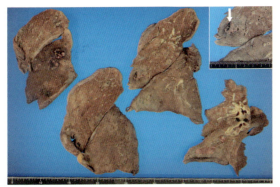

図4 左肺肉眼所見
白色充実性結節が全体に広がっていた．空洞形成を認める結節もみられた（inset：→）．

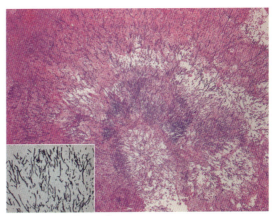

図5 左肺組織所見①
肺胞壁や血管へ侵襲性に増殖するアスペルギルスを認めた．HE染色．inset：Grocotto染色．

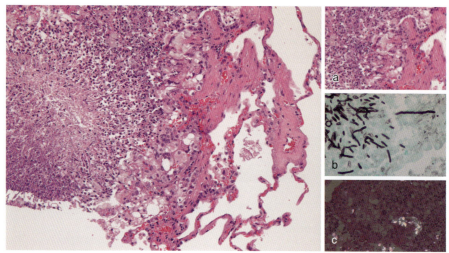

図6 左肺組織所見②
壊死物とともに多量のアスペルギルス菌糸を肺胞腔に認め，それらはわずかに肺胞壁へ侵入していた．シュウ酸カルシウムの沈着もみられた．
a：肺胞壁の強拡大像．HE 染色．
b：肺胞壁の強拡大像．アスペルギルス菌糸が肺胞壁へ侵入している．Grocott 染色．
c：同部位の偏光．シュウ酸カルシウムが緑色に光ってみられる．

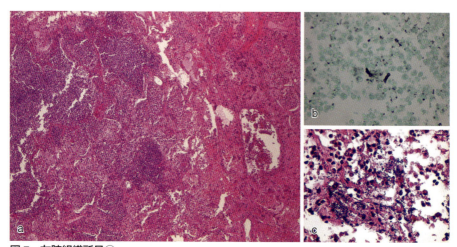

図7 左肺組織所見③
グラム陽性球菌感染による化膿性炎症巣にアスペルギルスが重複感染していた．
a：化膿性炎症巣の弱拡大像．HE 染色．
b：同部位の強拡大像．アスペルギルス菌糸がみられた．Grocott 染色．
c：同部位にはグラム陽性球菌もみられた．グラム染色．

癌の浸潤増生を認めた．肺門部の血管での脈管侵襲像やリンパ節転移巣，縦隔脂肪組織や心嚢膜への浸潤，胸膜と横隔膜との癒着部にも多数の腺癌細胞がみられた（**図8**）（原発巣である右上葉肺腺癌と比較してほぼ同様の組織像であることから，癌性胸膜炎の再発と考えた）．

【脊髄】遺族から開頭の承諾が得られなかったため，胸腰髄を部分的に取り出した．組織では脊髄

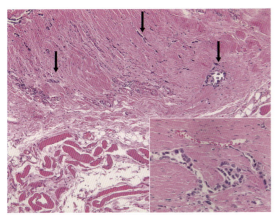

図8　胸膜・横隔膜癒着部の組織所見
胸膜癒着術後の癒着部には多数の腺癌細胞（→）が浸潤増生していた．

い．

剖検診断

1. 右上葉肺腺癌術後再発
   ① 癌性胸膜炎：右臓側および壁側胸膜から心嚢および心外膜脂肪組織へ浸潤する．
     左胸水貯留（100 mL）を伴う．
   ② リンパ節転移：気管傍節（#4），肺門部節（#10R）
   ③ 癌性髄膜炎
2. 両側化膿性肺炎および肺アスペルギルス症
3. 左胸水貯留（100 mL）
4. 両側腎急性尿細管壊死
5. 軽度肝うっ血
6. 胆嚢摘除後（胆嚢胆石症のため）胆嚢，虫垂，子宮および両側付属器切除後
7. ［糖尿病］

解説

アスペルギルスは宿主の免疫力に応じて，さまざまな臨床病理像を呈することが知られている[1]．本症例のように糖尿病を基礎疾患にもち，悪性腫瘍を合併する患者は，軽度の免疫抑制状態に相当し，慢性肺アスペルギルス症（chronic pulmonary aspergillosis）のリスクがある[2]．

肺アスペルギルス症の臨床像を，図9にあげる[3]．アスペルギローマや侵襲性アスペルギルス症，アレルギー性アスペルギルス症がよく知られているが，宿主の免疫力や基礎疾患に応じて，複数のアスペルギルス症の病理組織学所見が混在することがある．

比較的まれな病態として，血管侵襲像や出血梗塞巣がないものの，肺胞腔内に菌糸が増殖し，時に肺胞間質にわずかに侵入する慢性肺アスペルギルス症や，多量の好中球が反応し化膿性肺炎像を呈する diffuse pneumonic and suppurative aspergillosis がある．特に diffuse pneumonic and suppurative aspergillosis では，細菌感染による膿瘍にアスペルギルス感染が重複して認められる．これらの病態は indolent であるものの，数週のうちに急速に進行する場合もある．

本症例では典型的な侵襲性アスペルギルス症の

軟膜に腺癌の播種巣を認めた．

臨床上の問題点に対する回答

■肺の多発結節影について

Ai-CT で認めた多発する斑状影を肺癌転移巣とした判断は妥当であったか．

Ai-CT で確認された結節から多数の標本を作製したが，明らかな腫瘍細胞を確認できなかったことから，転移巣とは考えられない．右肺の結節は化膿性肺胞性肺炎巣や膿瘍であり，グラム陽性球菌が起因菌と考えられる．左肺の結節では右肺同様の化膿性肺胞性肺炎巣や膿瘍に加えて，アスペルギルスと考えられる真菌の混合感染がみられた．空洞形成を伴う結節は典型的な侵襲性アスペルギルス症の像であるが，肉眼的に空洞や結節を認めない領域の肺胞や細気管支粘膜にも真菌感染がみられた．

なお，剖検時には感染症を強く疑わなかったため，検体を細菌培養検査へ提出していない．

■肺癌の広がりと病変の状態について

癌性髄膜炎と診断したが，実際の肺癌の広がりと病変の状態はどの程度か．

剖検組織標本では，腺癌細胞は胸膜肥厚部や葉間胸膜，胸膜癒着部，縦隔脂肪組織，心嚢膜および横隔膜へ浸潤増生している．加えて，脊髄軟膜にも多数の腺癌播種巣を認めることから，癌性胸膜炎および癌性髄膜炎として再発していたと判断する．なお，約1年間にわたり化学療法が施行されていたが，その治療効果はほとんど認められな

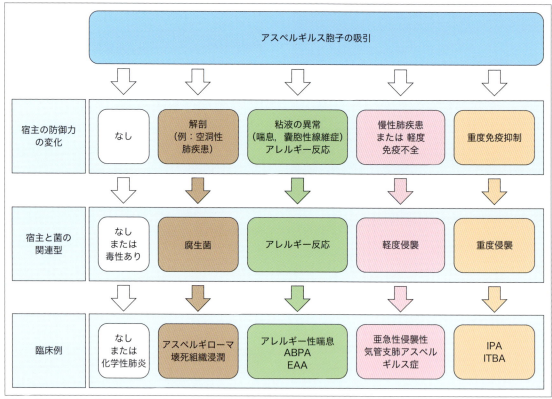

図9 肺アスペルギルス症のスペクトラム
ABPA：allergic bronchopulmonary aspergillosis（アレルギー性気管支肺アスペルギルス症），EAA：extrinsic allergic alveolitis（外因性アレルギー性肺胞炎），IPA：invasive pulmonary aspergillosis（侵襲性肺アスペルギルス症），ITBA：invasive trancheobroncial aspergillosis（侵襲性気管気管支アスペルギルス症）
*文献3）参照

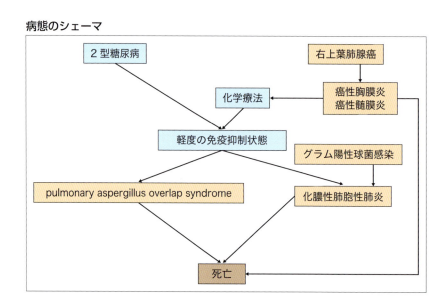

像がみられたが,このほかにグラム陽性球菌感染巣の膿瘍を背景に,アスペルギルス菌糸が混在する diffuse pneumonic and suppurative aspergillosis の像と,肺胞腔の菌糸がわずかに細気管支壁へ侵入する慢性肺アスペルギルス症もみられたことから,本症例の病態は pulmonary aspergillus overlap syndrome と考えた.

本症例が肺癌患者であることから,多発肺結節は肺内転移巣と第1に考えられる.しかし,生前の胸部 CT 画像と Ai-CT 画像との間に大きな解離があることから,病理解剖時にはあらゆる病態を考慮すべきであった.正しい病態解明につなげるために,Ai-CT 画像を大いに活用して,肉眼像と対比しながら多数の箇所から組織標本を作製し,病理学的検索を行うことが重要だと考えられる.

病理解剖は医学の進歩と患者への質の高い医療を提供することに貢献してきた.しかし,その検査費用と検査時間,遺体損壊のために遺族に承諾を得ることが難しい,また病理解剖報告書の作成までに時間がかかる,あるいは第三者による追試が困難であるなどの欠点から,現在の日本の剖検率は約3%にとどまっている.

Ai は死亡時画像診断であり,死亡前の画像,検査,臨床情報と対比しながら総合的に行う画像診断である.Ai では遺体の損壊はなく,検査結果も数時間で提供可能であり,第三者による評価や検査結果の保存も可能といった病理解剖の欠点を補う検査法といえる.しかし,Ai は病理解剖に取って代わる検査ではなく,従来の病理解剖と併用することで画像診断と病理診断の双方の質を高める,相互補完関係にあるといえる(**表3**)[4].

Ai の本格的な活用は,2012年に交付された,

表3 病理解剖と Ai との比較

項目	病理解剖	Ai
遺族の承諾	遺体損壊のため承諾を得にくい	ほぼ100%得られる
遺族への情報提供までの時間	数か月	数時間
第三者による評価	追試不可能	追試可能
検査費用	高価(1体20万円)	廉価(CT/MRI 5万円前後)
検査時間	半日以上	CT 1分,MRI 30分
遺体状態の保存	不可	保存可能
遺族への情報提示	刺激が強く提示困難	提示可能

*文献4)参照

いわゆる死因究明二法に伴う死因究明や身元確認,犯罪死の見逃し防止に始まった.2014年から小児 Ai モデル事業が開始され,今後は小児医療の向上や児童虐待の発見,さらに高齢者医療の向上,被災者への身元確認など多岐にわたる Ai の活用が期待される.

島根大学医学部附属病院では,2011年から原則として全院内死亡例に対して Ai-CT を施行している(2013年で98.3%).放射線科医は多忙であるため,主治医が Ai-CT 画像を読影しているが,十分に読影されているとはいえない.読影不十分であった症例には,DIC の原因となったと推定される大腿動脈瘤,敗血症の責任病巣と考えられた人工関節置換術後感染巣,および門脈内ガス塞栓症の症例が含まれる.いずれも病理解剖後に病理医が Ai-CT 画像を見直していて発見したものであり,前二者では解剖時に検索がなされていない.後者は病理解剖では診断困難な病変とされている.今回の例も含めてこのような症例を経験すると,病理解剖と Ai の両者を施行することで,より正確な病態や死因の把握が可能になり,CPC の際にも大いに役立つものと考えている.

(荒木亜寿香,原田祐治,丸山理留敬)

文献

1) Hasleton P, Flieder DB, editors. Spencer's Pathology of the Lung. 6th ed. Cambridge, UK：Cambridge University Press；2013. p.228-39.
2) Kousha M, et al. Pulmonary aspergillosis：a clinical review. Eur Respir Rev 2011；20：156-74.
3) Krenke R, Grabczak EM. Tracheobronchial manifestations of Aspergillus infections. Scientific World Journal 2011；11：2310-29.
4) 今井 裕ほか編. Autopsy imaging ガイドライン. 第3版. ベクトル・コア；2015.

Keywords 多発肺結節, アスペルギルス症, 肺癌, Ai（autopsy imaging）

Self-Assessment Question

Question 1

誤っているものを1つ選べ

a. 宿主の免疫力や基礎疾患に応じて複数のアスペルギルス症の病理組織学的所見が混在してみられることがある．
b. diffuse pneumonic and suppurative aspergillosis では多数の好中球が浸潤し，化膿性肺炎の像を呈する．
c. アスペルギローマは既存の空洞性病変にアスペルギルスが感染して増殖し，菌球を形成した，一種の慢性肺アスペルギルス症である．
d. アスペルギルスは隔壁をもたない，鋭角に分岐した菌糸が特徴であり，条件によっては分生子頭の形成がみられる．

Question 2

誤っているものを1つ選べ

a. Ai (autopsy imaging) は遺族の承諾が得やすく，検査時間が短く，検査費用も少ない検査法であるが，撮像した画像を誰が読影するのかなどの問題点が残されている．
b. Ai は死因究明のほか，犯罪死の見逃し防止，災害時の身元確認，児童虐待の発見などへの活用が考えられている．
c. Ai を行えば，病理解剖を行う必要はない．
d. Ai はルーチンの解剖範囲外の病変や空気塞栓症などの通常の病理解剖では検索が難しい病変に対する検出力の向上を期待しうる．

Self-Assessment Answer

Question 1

Answer d

アスペルギルスは隔壁をもたない，鋭角に分岐した菌糸が特徴であり，条件によっては分生子頭の形成がみられる．

　アスペルギルスは深在性感染を生じうる代表的な非酵母型真菌である．菌糸は隔壁と分枝の形成が特徴であり，好気的条件下ではほうき状の分生子頭の形成がみられる．わが国では約90%が *Aspergillus fumigatus* による感染であり，ついで *A. niger* が多い．

　アスペルギルスは菌の病原性，宿主の免疫状態，局所の解剖学的構造によって種々の臨床病理像を呈する．肺の場合，悪性腫瘍，化学療法・免疫抑制療法中などの好中球減少状態では，著明な血管侵襲を伴う侵襲性肺アスペルギルス症を示し，予後不良である．細菌性の肺膿瘍にアスペルギルス感染を合併して認められることが多い diffuse pneumonic and suppurative aspergillosis では著明な好中球浸潤を伴い，化膿性肺炎の像を示す．肺胞腔内を菌の増殖の主座とする慢性肺アスペルギルス症では，時に結核性空洞などの既存のスペースに菌球を形成し，アスペルギローマとしての病像を示す．菌に対するアレルギー性機序によるアレルギー性気管支肺アスペルギルス症では，難治性の気管支喘息症状を呈する．これらの異なった病態のアスペルギルス症が複数混在して出現することもある．

Question 2

Answer c

Ai を行えば，病理解剖を行う必要はない．

　Ai は死亡時画像診断の意である．死亡時に CT や MRI などの画像診断を用いて，遺体を検索し，死因究明などに役立てる検査手法である．死亡前の画像，検査，臨床情報も加味して総合的に行われる画像診断でもある．Ai では死体の損壊がなく，遺族の承諾が得られやすいほか，検査時間が短く，検査費用も少ないなどの利点のある検査法である．

　オートプシー・イメージング学会（Ai 学会）が策定した「Ai 適用ガイドライン」では，Ai は死因究明だけでなく，小児医療の向上，児童虐待の防止，在宅医療など高齢者医療の向上，犯罪の見逃し防止，被災者の身元確認などのさまざまな社会的課題への対応に有効な方策とされている．

　Ai には，ルーチンの解剖範囲外の病変や空気塞栓症などの通常の病理解剖では検索が難しい病変についての検出が可能であるといった利点があるが，本症例のように Ai 画像，肉眼像と対比させた病理学的検索を行うことによって真の診断に至る場合もあり，必ずしも Ai が病理解剖に取って代わる検査ではない．Ai と病理解剖の実施について定められた運用方法はないが，Ai と病理解剖を併用することで画像診断と病理診断の双方の質を高める，相互補完的な関係にあるといえる．

（セルフアセスメント作成：中塚伸一）

keywords 索引

※各症例のkeywordsから症例Noを調べられる索引とした.

あ
アスペルギルス	症例1
アスペルギルス症	症例23
意識障害	症例8, 17
意識消失発作	症例10
異状死	症例7
移植後リンパ増殖性疾患	症例21
うっ血性心不全	症例9
壊死性筋膜炎	症例13

か
ガス壊疽	症例13
肝機能異常	症例9
間質性肺炎	症例2
間質性肺炎急性増悪	症例5
乾性咳嗽	症例5
関節リウマチ	症例5
感染症	症例11
気腫性腎炎	症例13
気腫性膀胱炎	症例13
急性心筋梗塞	症例10
急性心不全	症例7
急性膵炎	症例21
急性副腎不全	症例8
巨細胞性心筋炎	症例9
劇症型心筋炎	症例9
下血	症例21
血球貪食症候群	症例22
血栓	症例14
血痰	症例12
幻覚	症例18
顕微鏡的多発血管炎	症例1, 12
抗好中球細胞質抗体（ANCA）	症例14
好酸球性多発血管炎性肉芽腫症（EGPA）	症例14
好酸球増多	症例14
甲状腺クリーゼ	症例7
呼吸不全	症例1, 6, 11, 20, 21

さ
細菌性髄膜炎	症例17
サイトメガロウイルス	症例1
サイトメガロウイルス肺炎	症例21
湿性咳嗽	症例4
縦隔癌	症例4
常染色体優性多発性囊胞腎（ADPKD）	症例15
漿膜炎	症例16
ショック	症例10
進行性意識障害	症例19
腎障害	症例11
振戦	症例18
心内膜炎	症例14
心囊水貯留	症例10
腎不全	症例11
水頭症	症例19
髄膜炎	症例19
全身性エリテマトーデス	症例16
全身性強皮症	症例2

た
多発性肝囊胞	症例15
多発性囊胞腎	症例15
多発肺結節	症例23
中枢性塩類喪失症候群	症例19
低ナトリウム血症	症例19
突然死	症例7

な
内膜肉腫	症例3
難治性腹水	症例15, 16
ネフローゼ症候群	症例16

は
肺炎	症例1
肺炎球菌	症例17
肺癌	症例23
肺血管炎	症例12
敗血症	症例11, 13

肺高血圧症 …………………………………… 症例 2, 3
肺小細胞癌 …………………………………… 症例 4
肺静脈閉塞症 ………………………………… 症例 6
肺浸潤影 ……………………………………… 症例 12
肺動脈血栓塞栓症 …………………………… 症例 3
肺動脈腫瘍 …………………………………… 症例 3
肺動脈性肺高血圧症 ………………………… 症例 6
肺非結核性抗酸菌症 ………………………… 症例 10
発熱 …………………………………………… 症例 17
汎血球減少 …………………………………… 症例 22
半月体形成性糸球体腎炎 …………………… 症例 12
脾腫 …………………………………………… 症例 22
びまん性肺胞出血 …………………………… 症例 12
副腎皮質出血 ………………………………… 症例 8
浮腫 …………………………………………… 症例 9
不明熱 ………………………………… 症例 3, 8, 22
放射線性肺臓炎 ……………………………… 症例 4
放射線誘発癌 ………………………………… 症例 4

ま
慢性腎障害 …………………………………… 症例 12
メチシリン耐性黄色ブドウ球菌（MRSA）
……………………………………………… 症例 1
免疫不全宿主 ………………………………… 症例 17

門脈圧亢進 …………………………………… 症例 15

ら
リウマチ関連肺疾患 ………………………… 症例 5
リウマチ肺 …………………………………… 症例 5
リツキシマブ ………………………………… 症例 1
リンパ節腫大 ………………………………… 症例 20
ループス腎炎 ………………………………… 症例 16
労作時呼吸困難 ……………………………… 症例 3

欧文
Ai（autopsy imaging） ……………………… 症例 23
Alzheimer 病 ………………………………… 症例 18
Basedow 病 …………………………………… 症例 7
CMV 感染 …………………………………… 症例 20
EBV 関連 B 細胞増殖症 …………………… 症例 20
Lewy 小体型認知症 ………………………… 症例 18
MPO-ANCA 陽性 …………………………… 症例 1
MRSA 腎炎 ………………………………… 症例 11
Nocardia 感染 ……………………………… 症例 20
Parkinson 病 ………………………………… 症例 18
Raynaud 現象 ………………………………… 症例 2
Raynaud 症状 ………………………………… 症例 3

索 引

あ

悪性腫瘍	78
アスペルギルス菌糸	209
アスペルギルス肺炎	20
胃潰瘍	69
移植後リンパ増殖性疾患	191
移植後リンパ増殖性疾患の病理分類	196
医療事故調査制度	6
ウイルス性肝炎	128
ウィルヒョウ	2
壊死性筋膜炎	124
壊死性軟部組織感染症	123
エンドトキシン	128

か

ガス壊疽	119, 122
活動性 Basedow 病	72
化膿性髄膜炎	160
肝硬変	159
間質性肺炎	17, 25, 29, 49, 103, 184
癌性髄膜炎	174, 177, 208
関節リウマチ	49
感染後糸球体腎炎	107
感染性胃腸疾患	78
感染性心内膜炎	80
冠動脈硬化症	97
気管支喘息	18, 131
器質化肺炎	53
気腫性腎炎	119, 120
気腫性膀胱炎	120
急性呼吸促迫症候群	103
急性心筋梗塞	97
急性膵炎	192
急性尿細管障害	151
急性両側性副腎出血	80
急性ループス肺臓炎	151
急速進行性糸球体腎炎症候群	108
急速進行性腎炎症候群	129
強皮症腎	30
巨細胞性心筋炎	89
劇症型心筋炎	89
結核性髄膜炎	174
血管侵襲性アスペルギルス症	194
血球貪食症候群	200
限局性皮膚硬化型全身性強皮症	29
顕微鏡的多発血管炎	17, 112
抗 DNA 抗体陽性	145
抗 dsDNA 抗体価	151
抗 RNP 抗体	26
抗核抗体陽性	145
抗カルジオリピン抗体	81
高血圧性脳症	78
膠原病	33
抗好中球細胞質抗体	108
抗好中球細胞質抗体関連血管炎	17
好酸球性多発血管炎性肉芽腫症	18, 127
好酸球増多症	127
甲状腺機能亢進症	69
甲状腺クリーゼ	72, 80
甲状腺クリーゼの診断基準	72
抗リン酸化 α-シヌクレイン抗体	167
抗リン脂質抗体症候群	80

さ

細菌感染関連糸球体腎炎	108
細菌感染関連腎炎	105
細菌性髄膜炎	158
サイトメガロウイルス	149
サイトメガロウイルス肺炎	51
自己免疫性肝炎	128, 157
縦隔癌	44
縦隔腫瘍	41
縦隔に発生する腫瘍	46
シュウ酸カルシウム結晶	139
消化管出血	79
上行大動脈解離	95
小細胞癌	41
常染色体優性多発性囊胞腎	138

常染色体優性多発性囊胞腎診療
　　ガイドライン ………………………… 140
常染色体劣性多発性囊胞腎 ………………… 140
食道静脈瘤 …………………………………… 140
ショック ……………………………………… 93
心機能低下 …………………………………… 87
心筋炎 ………………………………… 78, 89
心筋炎の分類 ………………………………… 89
心筋梗塞 ……………………………………… 79
真菌性髄膜炎 ………………………………… 174
心筋壁運動異常 ……………………………… 87
深在性真菌症 ………………………………… 106
心室破裂 ……………………………………… 97
心臓突然死 …………………………………… 69
腎不全 ………………………………………… 104
膵炎 …………………………………………… 81
髄膜炎 ………………………………… 80, 174
スーパー抗原関連腎炎 ……………………… 105
全身性エリテマトーデス ………… 78, 145
全身性炎症反応症候群 ……………………… 103
全身性強皮症 ………………………………… 25
全身性硬化症 ………………………………… 29
臓器病理学 …………………………………… 2

た
多発血管炎性肉芽腫症 ……………………… 18
多発性肝囊胞 ………………………………… 137
多発性囊胞腎 ………………………………… 137
胆道感染 ……………………………………… 87
中枢神経原性ショック ……………………… 79
中枢性塩類喪失症候群 ……………………… 175
中毒 …………………………………………… 80
中葉症候群 …………………………………… 97
直接 Coombs 試験 …………………………… 151
通常型間質性肺炎 …………………………… 29
低ナトリウム血症 …………………………… 173
低ナトリウム血症の鑑別 …………………… 174
低補体血症 ……………………………… 145, 151
電撃性紫斑病 ………………………………… 119
糖尿病 ………………………………………… 114
特発性 HPS ………………………………… 201
特発性好酸球増多症候群 …………………… 131

特発性細菌性腹膜炎 ………………………… 161

な
内科専門医制度 ……………………………… 9
日本病理剖検輯報 …………………………… 2
ニューモシスチス肺炎 ………… 51, 103
ネフローゼ症候群 ……………… 108, 145
脳幹型 Lewy 小体 …………………………… 169

は
肺アスペルギルス症 ………………………… 211
肺炎球菌性髄膜炎 …………………………… 159
敗血症 ………………………… 19, 78, 79, 119, 159
敗血症性ショック …………………………… 159
肺血栓塞栓症 ………………………………… 87
肺高血圧症 ……………………… 26, 29, 37, 58
肺高血圧症の分類 …………………………… 63
肺梗塞 …………………………………… 69, 79
肺小細胞癌 …………………………………… 44
肺静脈閉塞症 ………………………………… 59
肺腺癌 ………………………………………… 207
肺塞栓症 ……………………………………… 78
肺動脈幹原発内膜肉腫 ……………………… 35
肺動脈性肺高血圧症 ………………………… 58
肺動脈内腫瘤 ………………………………… 34
肺動脈内膜肉腫 ……………………………… 34
肺日和見感染症 ……………………………… 21
肺胞性肺炎 …………………………………… 208
肺毛細血管炎 ………………………………… 111
播種性血管内凝固 ……………… 147, 157
播種性血管内凝固症候群 …………………… 201
半月体形成性壊死性糸球体腎炎 …………… 17
半月体形成性糸球体腎炎 …………………… 131
非結核性抗酸菌症 …………………………… 96
皮質型 Lewy 小体 …………………………… 169
ビシャー ……………………………………… 2
脾腫 …………………………………………… 200
肥大型心筋症 ………………………………… 71
非特異性間質性肺炎 ………………………… 29
びまん性大細胞型 B 細胞リンパ腫 ……… 194
びまん性肺胞出血 …………………………… 111
びまん性肺胞出血の原因 …………………… 116

びまん性肺胞傷害	27, 51, 105, 150, 184	Ai（autopsy imaging）	8
びまん性汎細気管支炎	57	Ai-CT（autopsy imaging-CT）	208
びまん性皮膚硬化型全身性強皮症	29	Alzheimer 病	168
病院剖検率	8	ANCA	18, 108
日和見感染症	51, 186	ANCA 関連血管炎	22, 116
フェリチン高値	199	ARDS	103
副腎不全	79, 80	ARPKD	140
不明熱	78	Basedow 病	69
プロカルシトニン	128	BNP 高値	103
剖検	3	Brugada 症候群	69
放射線肺線維症	44	B 細胞性悪性リンパ腫	191
放射線肺臓炎	41	CEL	132
放線菌属細菌	186	Churg-Strauss 症候群	18, 116, 127
蜂巣炎	119	CMV 肺炎	19, 192, 194
本態性高血圧症	25	CPC 司会	10
		CPC の一般的時間配分	11
ま		DAD	27, 51, 150
慢性好酸球性白血病	132	dcSSc	29
慢性肺アスペルギルス症	211	DIC	147, 157, 159, 201
慢性ループス腹膜炎	150	DLB	165
メチシリン感受性黄色ブドウ球菌	103	DPB	57
モルガーニ	2	EBV 関連 B 細胞増殖症	183
門脈圧亢進	139	EBV 関連 monomorphic PTLD	194
		EGPA	116, 127, 131
や		eosinophilic granulomatosis with polyangiitis	116
薬剤性肝障害	127, 151	Epstein-Barr ウイルス	191
薬物性致死性不整脈	69	Good 症候群	203
溶血性貧血	151	GPA	116
溶連菌感染後急性糸球体腎炎	107	granulomatosis with polyangiitis	116
		HES	131
ら		HPS	200
リウマチ関連の肺病変	54	HPS の診断基準	200
リウマチ関連肺疾患	54	IgE 高値	127
リウマチ肺	54	immunocompromised host	120
流行性脳脊髄膜炎症双球菌	81	IRGN	108
臨床研修指定施設	3	ISN/RPS 分類	150
ループス抗凝固因子	81	KL-6	50, 103
ループス腎炎	146	KL-6 値	207
		Klebsiella pneumoniae	122
欧文・ギリシャ文字		Lady Windermere 症候群	98
Addison 病	80	lcSSc	29
ADPKD	138, 140	Lewy 小体型認知症	165

Lewy 小体病	167
MAC 菌	98
MPA	17
MPO-ANCA	111
MPO-ANCA 陽性	17, 127
MRSA	20
MRSA 腎炎	108
MRSA 敗血症	21
MSSA	103
Nocardia 肺炎	186
NSIP	29
NSTI	123
NTM	96
PAH	58
Parkinson 病	165
POMR	10
PSAGN	107
PTLD	191
pulmonary capillaritis	111
PVOD	59
Raynaud 現象	25, 145
Raynaud 症状	33
RPGN	108
SBP	161
SIRS	103
Still 病	33
UIP	29
von Meyenburg complex	139
Wegener 肉芽腫症	18, 116
WF 症候群	80
α-シヌクレイノパチー	169

中山書店の出版物に関する情報は，小社サポートページを御覧ください．
http://www.nakayamashoten.co.jp/bookss/define/support/support.html

臨床病理検討会の進め方・活かし方
CPC の作法

2016 年 8 月 10 日　初版第 1 刷発行Ⓒ　〔検印省略〕

総編集　———　青笹克之，菅野祐幸
　　　　　　　（あおざさかつゆき）（かんのひろゆき）

発行者　———　平田　直

発行所　———　株式会社 中山書店
　　　　　　　〒112-0006 東京都文京区小日向 4-2-6
　　　　　　　TEL 03-3813-1100（代表）　振替 00130-5-196565
　　　　　　　http://www.nakayamashoten.co.jp/

装丁　———　臼井弘志（公和図書デザイン室）

印刷・製本　———　三報社印刷株式会社

Published by Nakayama Shoten Co.,Ltd.　　　Printed in Japan
ISBN 978-4-521-74408-7
落丁・乱丁の場合はお取り替え致します

本書の複製権・上映権・譲渡権・公衆送信権（送信可能化権を含む）は株式会社中山書店が保有します．
JCOPY ＜㈳出版者著作権管理機構 委託出版物＞
本書の無断複写は著作権法上での例外を除き禁じられています．複写される場合は，そのつど事前に，㈳出版者著作権管理機構（電話 03-3513-6969，FAX 03-3513-6979，e-mail: info@jcopy.or.jp）の許諾を得てください．

本書をスキャン・デジタルデータ化するなどの複製を無許諾で行う行為は，著作権法上での限られた例外（「私的使用のための複製」など）を除き著作権法違反となります．なお，大学・病院・企業などにおいて，内部的に業務上使用する目的で上記の行為を行うことは，私的使用には該当せず違法です．また私的使用のためであっても，代行業者等の第三者に依頼して使用する本人以外の者が上記の行為を行うことは違法です．

鑑別フローチャートと病理像で役に立つ, 活用できる病理学シリーズ!

癌診療指針のための病理診断プラクティス

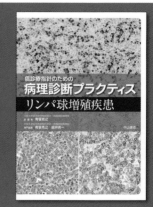

総編集 ● 青笹克之（大阪大学名誉教授）

B5判／並製／オールカラー／各巻 284〜420 頁

癌診療に携わるすべての医療者が活用できる実用的プラクティス

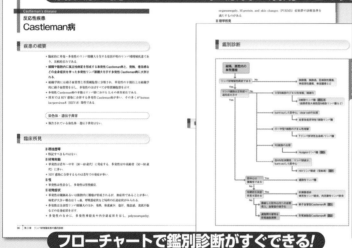

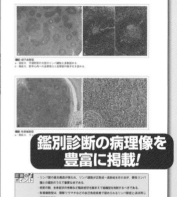

鑑別診断の病理像を豊富に掲載!

フローチャートで鑑別診断がすぐできる!

治療方針の決定に役立つ「診断のポイント」

シリーズの構成と専門編集

※タイトルなどは諸事情により変更する場合がございます。

リンパ球増殖疾患
専門編集：青笹克之, 森井英一（大阪大学）　　定価（本体18,000円+税）

肺癌
専門編集：松原 修（防衛医科大学校）　　定価（本体18,000円+税）

乳癌
専門編集：黒住昌史（埼玉県立がんセンター）　　定価（本体18,000円+税）

食道癌・胃癌
専門編集：藤盛孝博（獨協医科大学）　　定価（本体18,000円+税）

大腸癌
専門編集：八尾隆史（順天堂大学）　　定価（本体18,000円+税）

脳腫瘍
専門編集：中里洋一（群馬大学）　　定価（本体19,000円+税）

骨・軟部腫瘍
専門編集：小田義直（九州大学）　　定価（本体19,000円+税）

肝・胆・膵腫瘍
専門編集：坂元亨宇（慶應義塾大学）
副 編 集：平岡伸介（国立がん研究センター中央病院）尾島英知（慶應義塾大学）
定価（本体19,000円+税）

婦人科腫瘍
専門編集：本山悌一（がん研究会がん研究所）　　定価（本体20,000円+税）

【以後続刊】　腎・尿路/男性生殖器　唾液腺・口腔腫瘍
　　　　　　皮膚腫瘍　　　　　　内分泌腫瘍

中山書店　〒112-0006 東京都文京区小日向4-2-6　TEL 03-3813-1100　FAX 03-3816-1015
https://nakayamashoten.jp/